高职高专护理专业"十二五"规划教材
总主编　王维利

护理学导论

HULIXUE DAOLUN

主　编　王维利　谢　晖
副主编　赵　梅
编　者　（以姓氏笔画为序）
　　　　王维利（安徽医科大学护理学院）
　　　　王雪琴（皖南医学院护理系）
　　　　牛　霞（安徽医科大学护理学院）
　　　　邵芙蓉（安徽中医学院护理学院）
　　　　张秀云（安徽理工大学医学院护理系）
　　　　陈素琴（皖西卫生职业学院护理系）
　　　　赵　梅（安徽医科大学护理学院）
　　　　谢　晖（蚌埠医学院护理系）

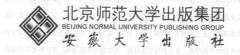

北京师范大学出版集团
BEIJING NORMAL UNIVERSITY PUBLISHING GROUP
安徽大学出版社

图书在版编目(CIP)数据

护理学导论/王维利,谢晖主编. —合肥:安徽大学出版社,2011.8(2017.7重印)
ISBN 978-7-5664-0107-6

Ⅰ.①护… Ⅱ.①王…②谢… Ⅲ.①护理学 Ⅳ.①R47

中国版本图书馆CIP数据核字(2011)第076045号

护理学导论

王维利 谢 晖 主编

出版发行:	北京师范大学出版集团 安 徽 大 学 出 版 社 (安徽省合肥市肥西路3号 邮编230039) www.bnupg.com.cn www.ahupress.com.cn
印　　刷:	合肥远东印务有限责任公司
经　　销:	全国新华书店
开　　本:	184mm×260mm
印　　张:	13.75
字　　数:	343千字
版　　次:	2011年8月第1版
印　　次:	2017年7月第5次印刷
定　　价:	22.00元

ISBN 978-7-5664-0107-6

策划统筹:李 梅 钟 蕾　　　　　　　　　装帧设计:李 军
责任编辑:钟 蕾 叶婷婷　　　　　　　　　责任印制:赵明炎

版权所有　侵权必究

反盗版、侵权举报电话:0551—65106311
外埠邮购电话:0551—65107716
本书如有印装质量问题,请与印制管理部联系调换。
印制管理部电话:0551—65106311

编写说明

受安徽大学出版社之邀，安徽医科大学护理学院携手全省高校护理学院(系)、医学专科院校护理系的教师和部分医院临床高级护理人员，共同编写了这套护理学专科专业教材。编写这套教材的目的很明确：一是为安徽省护理专业的教材建设打下基础；二是为安徽省护理专业教师提供一个教学交流的平台；三是为安徽省护理学科"十二五"规划的完成与发展做出贡献。编写全程都做了精心的设计。本套教材的编写思路和要求如下：

● **态度知识技能并重**　学做人——是教育的基本要求，也是职业教育的重点；尊重他人与自己、认知社会与职业，提高学生的情商反映在教学的每一个环节；教师有责任以课堂教学为平台、以教材为媒介，帮助学生提高情商，帮助学生认知护理专业的职业价值；这在每册教材的每一章学习目标和内容中都有所体现。学知识——是学生的主要任务；能提高学生获取知识的积极性是优秀教材的特性之一；本套教材期望通过新颖活泼的编写方式来予以体现。学技能——是学生应用知识从事护理职业的关键。技能按其性质和表现特点，可区分为动(操)作技能和智力技能(如归纳、演绎、分析、写作之类)两种。护理专业学生的操作技能培养与教材中操作原则、流程的编写密切相关，而智力技能涉及教材内容编写的方方面面，我们强调在教材编写中，注意各种技能之间的相互影响，努力以学生已形成的技能来促进其新技能的形成，即技能正迁移；在教材内容编写中做到明确、准确、精确、有意义、有逻辑、有系统，前后呼应，融会贯通，避免学生已形成的技能阻碍了新技能的形成，即技能负迁移，这是本教材努力追求的。

● **编写体例新颖活泼**　学习和借鉴优秀教材特别是国外精品教材的写作思路、写作方法以及章节安排；摒弃传统护理专业教材中知识点表述按部就班、理论讲解抽象和枯燥无味的弊端；学习和借鉴优秀人文学科教材的写作模式，风格清新活泼。抓住学生的兴趣点，让教材为学生所用，便于学生自学，尤其是避免学生面对教材、面对专业课程产生畏难情绪。

● **注重人文知识与专业知识的结合** 教材中适当穿插一些有趣的历史和现实事例；注重教材的可读性，改变专业教材艰深古板的固有面貌，以利于学生在学习护理专业知识的同时，提高其人文素质素养，起到教书育人的作用。

● **以学生及职业特征为本** 现代教育观和职业教育规范要求我们教师在编写这套教材时，努力做到以学生为中心，以学生未来从事的护理职业特征为本，并且考虑到医疗卫生改革的现状和临床护理发展变化的趋势。在教材编写中多设置提问、回答等互动环节，为学生参与教学提供必要条件；教材发挥的作用是在学生听教师授课的同时，还要自己动手、动脑；强调锻炼学生的思维能力以及运用知识解决问题的能力。

● **与时俱进更新教材内容** 将最新的知识吸收到教材中。教材中用到的示意图、实物图、实景图、流程图、表格、思考题等都要注重其前沿性，让学生开拓知识视野。

目前，我国护理学已由原来医学一级学科下设的二级学科增列为国家一级学科，这为我国护理专业的发展提供了很好的契机。在这套教材出版后，我们期望全体参加编写教师仍然能保持团队合作的精神，安徽医科大学护理学院愿意继续携手安徽省医学院校护理专业各学科教师，以校际学科教研组的形式开展学科学术研究和教学合作与交流，共同讨论使用本套教材时发现的问题与解决问题的方法，为这套教材再版做好准备。

王维利

2011 年于合肥

前　言

护理学导论是护理专业的入门课程。本书紧紧围绕高职高专护理专业的培养目标，同时结合最新的全国执业考试要求，介绍了当前护理学中先进的专业思想、基础理论及基础学科框架。在内容选择及安排上，注重体现"以人为中心"的护理理念及护理学科多元化融合的特点，全书共 10 章，内容包括护理学与护理专业、护理学的基本概念、护士素质与行为规范、医疗卫生服务体系、护士与病人、护理学相关理论、护理理论与模式、护理程序、护理与法律、护理职业防护。本书的编写强调理论与实践结合，并增加了相关案例及分析、学习目标和课后思考题，以便于学生对护理学导论的学习和理解。考虑到多数高职高专院校《护理学导论》课时相对较少，本书力求内容及文字简明精炼、重点突出、安排合理。

在编写过程中，参阅了大量相关教材和文献，博采众长。同时得到各位编者和编辑的大力支持，在此一并致以诚挚的谢意。此外，感谢安徽医科大学护理学院赵江、汪苗、梁丰、董旭婷四位研究生在教材编写和统稿过程中的帮助。也向使用本教材的师生表示诚挚的谢意。

鉴于时间仓促，水平有限，本书难免会有疏漏甚或错误之处，诚恳希望使用本教材的各位老师和同学提出宝贵意见，使本书能够日臻完善。

王维利
2011 年 5 月于合肥

目录

1　第一章　护理学与护理专业

第一节　护理学的发展 …………………………………… 1
一、西方护理学的发展过程 ……………………………… 2
二、中国护理学的发展过程 ……………………………… 5

第二节　护理学概述 ……………………………………… 8
一、护理学的概念与性质 ………………………………… 8
二、护理学的范畴 ………………………………………… 9
三、护理学的任务和职责 ………………………………… 10
四、护理学的工作方式 …………………………………… 11

第三节　护理专业 ………………………………………… 13
一、专业 …………………………………………………… 13
二、护理专业特征 ………………………………………… 13
三、护理专业的发展方向 ………………………………… 14

第四节　学习护理学导论的意义与方法 ………………… 16
一、学习护理学导论的意义 ……………………………… 16
二、学习护理学导论的方法 ……………………………… 16

18　第二章　护理学的基本概念

第一节　人 ………………………………………………… 19
一、人的基本特性 ………………………………………… 19
二、人的自我概念 ………………………………………… 20
三、护理中人的范围 ……………………………………… 22

第二节 健康 ………………………………………………… 23
一、健康的概念 …………………………………………… 23
二、亚健康的概念 ………………………………………… 25
三、影响健康的因素 ……………………………………… 25
四、健康测量 ……………………………………………… 27
五、疾病 …………………………………………………… 28
六、健康模式 ……………………………………………… 31

第三节 环境 ………………………………………………… 32
一、环境的概念和范畴 …………………………………… 32
二、人与环境相互依存 …………………………………… 34
三、环境对健康的影响 …………………………………… 34
四、护理与环境的关系 …………………………………… 36

第四节 护理 ………………………………………………… 36
一、护理的概念 …………………………………………… 36
二、护理的内涵 …………………………………………… 37
三、护理与健康的关系 …………………………………… 38

第三章 护士素质与行为规范

第一节 素质的概念 ………………………………………… 40
一、素质的概念 …………………………………………… 40
二、护士素质的概念 ……………………………………… 41
三、护士素质的重要性 …………………………………… 41

第二节 护士素质的基本内容 ……………………………… 42
一、思想品德与职业道德素质 …………………………… 42
二、科学文化素质 ………………………………………… 42
三、专业素质 ……………………………………………… 43
四、身体心理素质 ………………………………………… 44

第三节 护士素质的形成与提高 …………………………… 44
一、护士素质的形成 ……………………………………… 44
二、护士素质的提高 ……………………………………… 44

第四节 护士的行为规范 …………………………………… 45
一、护士的语言行为规范 ………………………………… 45
二、护士的非语言行为规范 ……………………………… 47

52　第四章　医疗卫生服务体系

第一节　我国医疗卫生体系 ………………………………………… 52
一、我国医疗卫生体系的组织结构与功能 ………………………… 53
二、城乡医疗卫生网组织结构与功能 ……………………………… 54
三、我国护理组织与功能 …………………………………………… 56

第二节　医院 …………………………………………………………… 57
一、医院的性质 ………………………………………………………… 57
二、医院的任务 ………………………………………………………… 58
三、医院的类型 ………………………………………………………… 59
四、医院的组织结构 …………………………………………………… 60

第三节　社区 …………………………………………………………… 61
一、社区卫生服务概述 ………………………………………………… 61
二、社区护理 …………………………………………………………… 63

66　第五章　护士与病人

第一节　角色概述 ……………………………………………………… 67
一、角色的基本概念 …………………………………………………… 67
二、角色的特征 ………………………………………………………… 67
三、角色的扮演 ………………………………………………………… 68

第二节　护士角色 ……………………………………………………… 69
一、现代护士的角色 …………………………………………………… 69
二、护士的权利与义务 ………………………………………………… 71

第三节　病人角色 ……………………………………………………… 74
一、病人角色特征 ……………………………………………………… 74
二、病人的权利与义务 ………………………………………………… 77
三、常见的病人角色适应问题 ………………………………………… 79
四、影响病人角色适应的因素 ………………………………………… 80
五、护士在帮助病人角色适应中的作用 ……………………………… 81

83 第六章 护理学相关理论

第一节 系统理论 …………………………………………………… 84
一、概述 ……………………………………………………………… 84
二、系统理论在护理实践中的应用 …………………………………… 85

第二节 需要理论 …………………………………………………… 86
一、概述 ……………………………………………………………… 86
二、需要的相关理论 ………………………………………………… 87
三、需要理论在护理实践中的应用 …………………………………… 89

第三节 压力与适应理论 …………………………………………… 90
一、压力理论 ………………………………………………………… 90
二、适应理论 ………………………………………………………… 93
三、压力与适应理论在护理实践中的应用 …………………………… 94

第四节 成长与发展理论 …………………………………………… 96
一、概述 ……………………………………………………………… 96
二、成长与发展理论在护理实践中的应用 …………………………… 98

100 第七章 护理理论与模式

第一节 奥瑞姆的自理理论 ………………………………………… 101
一、奥瑞姆的自理理论 ……………………………………………… 101
二、奥瑞姆的自理理论与护理的四个概念 …………………………… 103
三、奥瑞姆的自理理论在护理实践中的应用 ………………………… 104

第二节 罗伊的适应模式 …………………………………………… 104
一、罗伊的适应模式 ………………………………………………… 105
二、罗伊的适应模式与护理的四个概念 ……………………………… 107
三、罗伊的适应模式在护理实践中的应用 …………………………… 107

第三节 纽曼的健康保健系统模式 ………………………………… 108
一、纽曼的健康保健系统模式 ……………………………………… 109
二、纽曼的健康保健系统模式与护理的四个概念 …………………… 111
三、纽曼的健康保健系统模式在护理实践中的应用 ………………… 112

113　第八章　护理程序

第一节　概述 …… 114
一、护理程序的发展历史 …… 114
二、护理程序的概念 …… 114
三、护理程序的理论基础 …… 114

第二节　护理程序的步骤 …… 114
一、护理评估 …… 115
二、护理诊断 …… 118
三、护理计划 …… 122
四、护理实施 …… 125
五、护理评价 …… 127

第三节　护理工作中的思维与方法 …… 129
一、整体护理 …… 129
二、批判性思维 …… 130
三、循证护理 …… 131

134　第九章　护理与法律

第一节　护理立法 …… 135
一、法律概述 …… 135
二、卫生法律法规 …… 138
三、护理法的概念和分类 …… 138
四、护理立法的意义及基本原则 …… 139

第二节　护理相关法律法规 …… 141
一、与护士注册有关的法律法规 …… 141
二、与护士临床工作相关的法律法规 …… 145

第三节　护理违法的种类及责任 …… 148
一、护理违法的种类 …… 148
二、护理违法的责任 …… 149
三、医院护理质量缺陷及管理 …… 151

第四节　护理工作常见的法律问题及应对 …… 153
一、护理工作中常见的法律问题 …… 153

二、举证倒置与护士的法律责任 …………………………………… 155
三、护理工作中常见法律问题的应对方法 …………………………… 156

159 第十章 护理职业防护

第一节 概述 ………………………………………………………… 159
一、基本概念 ………………………………………………………… 159
二、护理职业防护的意义 …………………………………………… 160
三、护理职业防护的原则 …………………………………………… 160

第二节 护理职业伤害的因素及应对措施 ………………………… 161
一、生物性因素及防护 ……………………………………………… 161
二、化学性因素及防护 ……………………………………………… 161
三、物理性因素及防护 ……………………………………………… 165
四、心理社会性因素及防护 ………………………………………… 167
五、行为和语言因素及防护 ………………………………………… 168
六、运动功能性因素及防护 ………………………………………… 170

172 中英文核心词汇对照索引

175 附录

附录一　入院病人护理评估表 ……………………………………… 175
附录二　NANDA护理诊断一览表 ………………………………… 180
附录三　护士条例 …………………………………………………… 186
附录四　护士执业注册管理办法 …………………………………… 191
附录五　护士执业资格考试办法 …………………………………… 194
附录六　医疗事故处理条例 ………………………………………… 197

206 参考文献

第一章 护理学与护理专业

案例

1854年3月,英、法、俄之间爆发了克里米亚战争。战争中,由于条件及人员的限制,英军伤员病死率高达42%,消息引起英国政府及国民的极大震惊和不满。1854年11月,南丁格尔自愿带领精心挑选的38名护士抵达战地医院。她们克服重重困难,为病员改善医院卫生条件,做好清洁消毒工作;为病员改善膳食,增加营养;建立图书馆、文艺室,替伤病员写家信,尽量满足他们的需求,给他们以精神上的慰藉。南丁格尔常常手提油灯巡视病房,如慈母般地照顾伤病员。由于南丁格尔夜以继日地辛勤工作,半年后,英军士兵的病死率降至2.2%。士兵们出于对她的感激和敬重,称她为"提灯女神"、"克里米亚天使"。

问题:
1. 南丁格尔的精神及工作方式对现代护理学有何影响?
2. 护理学是一门什么样的学科?

本章学习目标

1. 掌握护理学的范畴、任务和工作方式;南丁格尔对护理学的贡献。
2. 熟悉护理学的概念与范畴。
3. 了解中外护理学的发展史;护理专业特征及发展方向。
4. 理解护理学科和护理专业,在学习和实践中树立牢固的专业思想。

护理学是生命科学领域中一门运用护理学的理论以及相关知识和技能来维护、恢复人类健康的综合性应用学科。护理学的概念及范畴是随着护理专业的不断发展而发展与完善的,它根据当时的社会需求及环境变化而不断发展及演变。

第一节 护理学的发展

护理学既是最古老的学术与艺术,也是最年轻的专业。护理作为人类生存的需要可以追溯到原始社会,但直到19世纪中叶才形成护理专业,并逐渐成为一门独立的学科。伴随着人类历史的发展、社会的改革、科学的进步,护理逐步从原始初级的简单活动发展成具备科学理论的高级活动。

一、西方护理学的发展过程

在19世纪中叶以前,世界各国均没有正规的护理专业,护理医院也很少,医疗与护理没有明显的分别,治疗与护理多由教会担任,由修女出于爱心及宗教意识对护理对象提供生活照料及精神安慰。因此,护理在当时不必接受正规教育,也没有科学系统的内容。

(一)人类早期的护理

自从有了人类以来就存在护理活动,护理源于人类生存的基本需要。人类的原始生活是以家族为中心的部落式形态,尤其在母系氏族社会中,妇女除了要养育子女、管理家庭事务外,还必须担负照顾家中生病者的责任。每当孩子生病发热时,母亲就会把水洒在孩子的额头上用以降温。受伤时,人们就会到溪流边用水冲洗受伤部位的血垢,以防止感染等。

古代人类对自然界的变化、人体的生理现象以及生病的原因无法理解,认为人的生老病死、天灾人祸都是神的旨意而无法抗拒,于是就产生了迷信和宗教。一种称为"巫"的职业应运而生,巫师采用念咒、画符、祈祷、捶打、按摩等方式为病人减轻病痛,与此同时也有一些人在祈祷和施巫术之外,应用草药、石针等方法治病。巫术逐渐融入医疗、护理之中,相互配合运用达数千年之久。因此,人类早期护理是与医、药、迷信混为一体的。

公元前4世纪医学之父希波克拉底(Hippocrate,460~377BC)就曾提出了血液、黄胆汁、黑胆汁、黏液四种体液与人体疾病产生的关系学说。他认为人体各部分是相互联系的统一体,局部的疾病可引起全身的反应;他强调人体与自然的统一,外界的环境因素会影响身体的健康。因此,他教导年轻医生,到陌生的城市行医时,要研究该地的气候、土壤、水以及居民的生活方式;他注重研究致病原因,亲自照顾病人,除诊断、治疗外,还负责饮食调配、按摩,为高热病人拭浴、铺床等。他要求年轻医师既做诊疗也做护理工作,特别提到沐浴时,勿过分暴露病人以免受凉。他在那个年代所提倡的医学伦理与理论,直到今天仍有很高的价值,他也被世界各国公认为医学鼻祖。

随着社会发展,在治疗伤病的过程中,经过实践和思考,一些人摒弃了祈求、献祭和巫术,只给病人用草药和一些简单的治疗手段,加上饮食调理和生活照顾。这些人成为了集医、护、药于一身的原始医生,从而使医巫分开。公元初期基督教兴起,从事医、护工作的人大多是信奉基督教的僧侣、修女、祭司、传教士或信徒,他们中多数受过高等教育。随着基督教会的活动,西方各国建立了许多孤儿院、养老院、医院、麻风病院等慈善机构,受到基督慈悲与怜悯等因素影响,部分妇女参与护理工作,并把照顾病人视为神职。尽管在当时从事护理工作的人员没有受过专门正式的医学教育,缺乏相关的护理知识和技能,但由于其工作认真、爱护病人,因而受到人们高度尊敬,这阶段护理事业得以迅速发展,护理工作范围逐渐扩大,已略具护理的雏形。

(二)中世纪的护理

中世纪的护理发展受到宗教和战争的影响。13~14世纪罗马天主教皇在各地广建教堂和修道院,并在修道院内设医院收治病人。同时,由于连年战乱,伤病者增多、疫病流行,不少医院应运而建,但多数条件很差,管理混乱。这些医院的护理工作主要由修女承担。因当时医院条件很差,床位不足,加上医疗水平落后,护理工作人员少,且缺乏护理知识,又无足够的护理设备,护理工作大多仅限于简单的生活照料,如洗澡、喂饭、给药等勤杂工作。

公元10世纪至12世纪之间,为了减少长期远征而导致的伤亡数,非宗教的男性开始参与护理工作,组成以基督教会人员为主的"圣约翰骑士团"、"条顿骑士团"等军队护理社团,这成为军队护理之始。正是由于护理社团的积极活动和良好服务,护理工作的重要性因此得到社会的认可,这种非宗教性的护理工作又使护理事业向前推进一步。

(三)文艺复兴时期的护理

从14世纪开始,由于文艺复兴、宗教改革及工业革命的影响,医学领域有了很大的发展及进步,出现了一批医学科学家。如比利时的维萨留斯(Vasalius)医生写出了第一部人体解剖学书;英国的威廉哈威(William Harvey)发现了血液循环的原理。从此,近代医学开始朝着科学的方向发展,并逐渐演变成了一门独立的专业。

但是,护理事业却由于受重男轻女、宗教改革及工业革命的影响,而落入了长达200年的低谷期。当时的妇女得不到良好的教育,医院中的修女因为宗教改革不能留在医院或其他医疗场所继续照顾病人;工业革命在促进了经济繁荣的同时,也增强了人们的拜金意识,削弱了其爱心、奉献及自我牺牲精神,这些原因使得这一时期的护理工作不再由充满爱心的神职人员来担任,而主要由一些贫困人家的妇女迫于生计而担任。护士既没有接受过护理训练,也没有护理经验,更缺乏工作热情及爱心,爱慕钱财,服务态度恶劣,致使护理学科的发展陷入了停滞状态。

(四)现代护理学的发展历程

1. 现代护理学的诞生与南丁格尔的贡献

19世纪后期,随着科学的不断发展,欧洲相继开设了一些护士训练班,护理的质量及地位有了一定的提高。1836年,德国牧师西奥多·弗里德尔(Fliendner)在斯瓦茨建立了世界上第一个较为正规的护士训练班。然而,现代护理学的正式发展是从南丁格尔时代开始的。

(1)南丁格尔的社会背景:1820年5月12日,南丁格尔在父母旅行欧洲的途中,于意大利的佛罗伦萨城出生。她父母以此城为名为她取名。佛罗伦萨·南丁格尔生于一个名门富有之家,家境优裕。她的父亲威廉·爱德华是一个博学、有教养的人,是一名统计师。母亲芬妮·史密斯也出生于英国望族,不但家道富裕,更是世代行善,名重乡里。南丁格尔毕业于剑桥大学,谙熟数学,精通英、法、德、意四门语言,除古典文学外,还精于自然科学、历史和哲学,擅长音乐与绘画。她自幼就对贫病者具有同情心,经常给予他们一些力所能及的帮助。她在上流社会非常活跃,但她认为自己的生活应该更有意义。她曾在1837年的日记中写道:"我听到了上帝在召唤我为人类服务。"

(2)南丁格尔的护理经历:通过对英、法、德国医院护理工作的考察,1850年南丁格尔在德国弗里德夫妇创办的训练班接受了3个月的护理训练,开始了她的护理生涯。1853年,她又去法国学习护理组织工作。回国后,她被任命为英国伦敦妇女医院的院长。她强调新鲜的空气,舒适、安静的环境对护理对象恢复的重要性。但当时的护理以家务劳动及生活护理为主。1854~1856年,英、法等国与俄国爆发了克里米亚战争,南丁格尔带领38名护士,自愿到前线护理伤病员,在她们的努力下,伤病员的病死率由42%下降到2.2%。南丁格尔卓有成效的工作和她所取得的功绩,使她名扬四海。士兵们出于对她的感激和敬重,称她为"提灯女神"、"克里米亚天使"。她们的行为及工作效果,不仅震惊了全英国,而且也改变了人们对护理的看法。经过克里米亚战争的护理实践,南丁格尔更加坚信护理是一门科学,她终身未婚,将一生都奉献给了护理事业。

(3)南丁格尔的主要贡献:南丁格尔对护理发展的贡献主要表现在以下几个方面:首先,她被公认为现代护理事业的奠基人。她认为护理是一门艺术,具有组织性、务实性及科学性,她也确定了护理学的概念和护士的任务,提出了公共卫生的护理思想,重视护理对象的生理及心理护理,并发展了自己独特的护理环境学说。其次,她创建了世界上第一所护士学校。她坚信护理是一门科学事业,护士必须接受严格正规的科学训练。第三,她专门撰写著作,指导护理工作。她的代表作《医院札记》、《护理札记》被译成多种文字。她的理论核心是环境概念,由于历史和战地医院工作经验的局限性,使她的理论被限制在以疾病护理为中心的阶段。第四,她创立了一套护理制度,并提出护理要采用系统化的管理方式。她强调在设立医院时必须先确定相应的政策,使护士担负起护理护理对象的责任;要求适当授权,以充分发挥每位护士的潜能;要求护士必须受过专门的培训;在护理组织的设立上,要求每个医院必须设立护理部,并由护理部主任来管理护理工作;提出了医院设备及环境方面的管理要求,提高了护理工作效率及护理质量。

上述内容的描述初步回答了案例中的问题,南丁格尔对护理所做出的贡献是巨大的且有深远的意义。她用慈爱之心和科学知识为病人解决痛苦,维护和尊重病人的利益,她认为护理既是一门科学又是一门艺术。她所阐述的护理哲学理念和医院管理的思想在现在仍有深远的影响和指导作用。南丁格尔对待工作严谨认真,勇于进行开拓和改革;面对困难和阻力,意志坚定,坚忍不拔;她以最高贵的奉献精神把一生献给了护理事业,为护理事业奋斗终生。作为一名护士,应学习和发扬南丁格尔精神,"燃烧自己,照亮别人"。

自南丁格尔开创了近代护理学以来,护理学经历了以清洁卫生为中心、以疾病为中心、以病人为中心、以人的健康为中心的发展历程,逐渐形成了自己特有的理论和实践体系,成为一门独立学科。为了表彰南丁格尔对护理事业做出的贡献,国际护士会将她的生日5月12日定为国际护士节,并成立了南丁格尔国际护士基金会,此基金会主要为各国的优秀护士继续学习提供奖学金。在南丁格尔逝世后第二年,国际红十字会正式确定南丁格尔奖是国际护士的最高奖项。

2. 现代护理学的发展

自南丁格尔创建护理专业以来,至今已有100多年的历史,护理学科不断变化和发展。从护理学的实践和理论研究来看,现代护理学的发展主要经历了三个阶段,即以疾病为中心、以病人为中心、以健康为中心的护理阶段。

(1)以疾病为中心:此阶段是现代护理学发展的初期。协助医生诊断和治疗疾病成为这一时期指导和支配护理工作的基本理论观点。此时护理学的特点:护理已成为一个专业的职业,护士从业前需经过专业的训练;护理从属于医疗,护士是医生的助手,护理工作的主要内容是执行医嘱和各项护理技术操作;护理关心的只是人体局部病灶,忽视人的整体性,不能从生物、心理、社会多个层面满足病人健康需求;护理教育类同于医学教育,涵盖较少的护理专业内容,护理研究领域十分局限,护理专业的发展受到一定限制。

(2)以病人为中心:1948年,世界卫生组织(WHO)提出了新的健康定义:"健康不仅仅是没有躯体疾病,还要有完整的生理、心理状态和良好的社会适应能力。"新的健康观,为护理提供了广阔的研究领域。1955年,美国护理学者莉迪亚·海尔(L·Hall)首次提出了"护理程序"这一概念。她用系统论的观点解释护理工作,把科学的方法应用于护理领域,使护理专业有了革命性的发展。20世纪60年代后,相继出现了一些护理理论,提出应重视人是一个整体,即在疾病护理的同时注意人的护理。1977年,美国医学家恩格(G. l. Engel)提出"生物—心理—社会医学模式"。这一新的医学模式引起了健康科学领域认识观的根本变革,对所有与健康相关的专业都产生了深远的影响。护理学科也不例外,从"以疾病为中心"开始转向"以病人为中心"的模式。

此时期的护理特点:强调护理是一个专业,医护双方为合作伙伴关系,护士不再是单纯被动地执行医嘱和护理技术操作,而是按护理程序的工作方法主动地对病人实施系统的护理,解决病人的健康问题,满足病人的健康需求;护理教育开始摆脱了类同医学教育课程设置的模式,建立了以病人为中心的护理教育与临床护理实践相结合的教育模式,丰富并完善了护理研究内容。但此阶段护理工作的范围仍局限于病人,工作场所局限于医院。

(3)以人的健康为中心:WHO于1978年提出了"2000年人人享有卫生保健"的战略目标,这一目标成为了世界各国健康保健人员的努力方向,同时,它也对护理学科的发展产生了重要影响。此时期的护理特点是:护士将成为向社会提供初级卫生保健的最主要力量;护理工作的范畴从原有对病人的护理,扩展到对人的生命全过程的护理,从个体到群体的护理;护理的工作场所从医院扩展到社会和家庭;护理教育内容包括了自然科学、社会科学理论和护理自身独具的理论与护理技术操作;护理研究覆盖了预防、治疗、保健、康复、计划生育、健康教育、健康促进等多学科领域,护理学科得到快速的发展。

二、中国护理学的发展过程

(一)祖国医学与护理学的发展

在祖国医学发展史、丰富的医学典籍及历代名医传记中,有护理技术和理论的记载,许多内容对现代护理仍有指导意义。祖国医学强调"三分治七分养",养生即护理。例如,我国最早的一部医学经典《黄帝内经》,阐述了许多生理和病理现象、治疗和护理原则。其中记载着疾病与饮食调节、精神因素、自然环境和气候变化的关系。如"肾病勿食盐"、"病热少愈,食肉则复,多食则遗,此其禁也"、"怒伤肝,喜伤心,思伤脾,悲伤肺,恐伤肾"等,并提出"扶正祛邪",即加强自身抵抗力以防御疾病,及"圣人不治已病治未病"的预防观点。杰出医药学家孙思邈著有《千金药方》。他提出病人"凡衣服、巾、栉、枕、镜不宜与人同之"的预防、隔离观点。宋朝名医陈自明的《妇人十全良方》中对孕妇产前、产后护理提供了许多宝贵资料。明清时期曾有瘟疫流行,先后出现不少研究传染病防治的医学家,他们在治病用药的同时,十分重视护理。如胡正心提出用蒸气消毒法处理传染病人的衣物。当时还流行用燃烧艾叶、喷洒雄黄酒消毒空气和环境。

祖国医学历史悠久,其特点是将人看成一个整体,建立了自己独特的理论体系及治疗方法。尽管在祖国医学中的医、护、药是不分的,但这并不影响现代护士汲取祖国医学之精华,丰富和发展现代护理科学。

(二) 中国近代护理学的发展

我国近代护理学的形成和发展,主要受西方护理的影响,当时医院的环境和护士的服装、护理操作规程、教科书及护理的宗旨均带有西方的文化色彩。

1. 中国近代护理的起步

鸦片战争前后,随着各国军队、宗教和西方医学的进入,我国的护理事业渐渐兴起。1835 年,英国传教士巴克尔(Parker P)在广州开设了第一所西医院,两年后该医院即以短训班的方式培训护士。1884 年美国妇女联合会派到中国的第一位护士麦克尼(Mckechnie E)在上海妇孺医院推行"南丁格尔"护理制度。1888 年,美籍护士约翰逊女士(Johnson E)在福州医院创办了我国第一所护士学校。1900 年,随着外国传教士、医生、护士陆续来到中国,并在各大城市开办了许多教会医院等慈善机构,各地相继开设护士训练班或护士学校,为中国培养了最早的护士,并逐渐形成了我国护理专业队伍。

2. 中国早期的护理学术团体

1909 年,中国护理界的群众性学术团体"中华护士会"在江西牯岭正式成立(1936 年改为"中华护士学会",1964 年改为"中华护理学会")。1920 年护士会创刊《护士季报》(为我国第一份护理专业报刊,报道全国各地医院护理教育、护理技术及专业发展等,1931 年改名为《中华护士季刊》,至 1949 年停刊时共出版 25 卷)。1921 年北京协和医院开办高等护理教育,学制 4~5 年,五年制的学生毕业时授予理学士学位。1922 年"中华护士会"加入国际护士会,成为国际护士会第 11 个会员国,取得了国际护理学科交流的平等地位。1934 年,教育部成立护理教育委员会,将护理教育改为高级护理职业教育,招收高中毕业生,护理教育纳入国家正式教育体系。1941 年 5 月 12 日在延安成立了"中华护士学会延安分会",护理工作备受重视,推动了护理学术和护理质量的提高,促进了中国当代护理学的发展。

从 1860 年南丁格尔创办世界第一所正式护士学校,到 1884 年第一位南丁格尔式美国护士麦克尼到华从事护理工作;从 1909 年"中华护士会"成立到 1949 年新中国诞生,中国护理在这一阶段,完成了西方近代护理向中国传入、根植和发展的历史过程,也开创了中国近代护理发展的新纪元。

(三) 中国现代护理学的发展

1. 实践活动的扩展

护理实践是从事护理职业的人们所进行的具体内容。自 1950 年以来,临床护理工作一直以疾病为中心,护理技术操作常规多围绕完成医疗任务而制定,医护分工明确,护士为医生的助手,护理工作处于被动状态。改革开放以来,我国护士积极汲取国内外先进的护理理念、先进经验,并积极探索,由传统单一的"以疾病为中心"的功能制护理模式逐步转变为"以病人为中心"、"以人的健康为中心"的系统化整体护理模式,都促进了护理质量的提高。护士应用护理程序为病人提供积极、主动的护理服务,护理工作的内容和范围不断扩大。同时,器官移植、显微外科、重症监护、介入治疗、基因治疗等专科护理,中西医结合护理、社区护理等,促进了护理学科的发展,加快了我国护理专业与国际接轨的步伐。

2010年卫生部提出"优质护理服务示范工程",其主题是:"夯实基础护理,提供满意服务。"强调建立健全有关规章制度,明确护士岗位职责;要求护士切实落实基础护理职责,改善护理服务;继续深化"以病人为中心"的理念,丰富工作内涵;要求医院充实临床护士队伍,加强人力资源管理;完善临床护理质量管理,持续改进质量;要高度重视临床护理工作,保障措施到位。

2. 教育体系的完善

新中国成立后,随着卫生事业的发展,我国护理工作进入了一个崭新的时期。1950年卫生部召开了第一届全国卫生工作会议,将护理教育列为中专教育之一,纳入正规教育体系。1961年,北京第二医学院恢复了高等护理教育。1966年~1976年十年"文革"期间,护理教育遭受重创,校址被占用,教师队伍被解散,护理教育处于停顿状态。1976年后,我国护理教育进入恢复、整顿、加强和发展的新阶段。1983年,天津医学院率先在国内开设了五年制护理本科专业,毕业授予学士学位。1985年全国11所医学院校设立了护理本科专业。1992年~1993年,北京医科大学、上海第二军医大学护理学系开始了护理学硕士研究生教育。2003年,上海第二军医大学护理学系被批准为护理学博士学位授予点,2004年开始招收护理博士研究生。由此,完善了我国中专、大专、本科、硕士、博士等多个教育层次,形成了科学的护理教育体系。

3. 研究水平的提高

随着高等护理教育的恢复和发展,以及多元化继续护理教育的开展,护士的科研能力、学术水平不断增强。在护理科学研究选题的先进性、方法的科学性、结果的准确性、讨论的逻辑性等方面均有较大提高;护理研究论文的数量和质量逐步增加和提高;护理科普文章如雨后春笋般涌现;高质量的护理论著、护理教材相继出版。1993年中华护理学会设立了护理科技进步奖,每两年评选一次。通过此项活动,极大鼓励了广大护士投身于护理科研与实践。

4. 管理体制的健全

卫生部医政司设立了护理处,制定有关政策法规,负责全国的护士管理;各省市自治区卫生厅(局)在医政处下设护理中心,对管辖范围内的护理工作进行管理。1979年国务院批准卫生部颁发的《卫生技术人员职称及晋升条例(试行)》,明确规定了护士的技术职称为"主任护师"、"副主任护师"、"主管护师"、"护师"和"护士"五个级别。1993年卫生部颁发了新中国成立以来第一个关于护士执业和注册的部长令与《中华人民共和国护士管理办法》。1995年6月全国举行了首届护士执业考试,考试合格者获执业证书方可申请注册成为执业护士。至此,我国护士执业管理正式走上法制轨道。

5. 学术交流的增多

上世纪50年代初,中华护理学会就积极开办各种专题讲座,组织国内的学术交流。并与前苏联、前南斯拉夫、冰岛等国家的同行进行了护理学术交流,推动了护理学科的发展。1977年中华护理学会恢复与世界各国的护理学术交流活动。国内的各种护理杂志逐年增多,据不完全统计,全国各级各类护理杂志有30多种。改革开放以后,我国大陆与台湾、港、澳地区的学术交流亦日趋活跃。1985年全国护理中心在北京成立,进一步取得世界卫生组织对我国护理学科发展的支持。通过国际学术交流,开阔了视野,活跃了学术氛围,架起了中国护理与国际先进护理交流的桥梁,给中国护理事业带来了新的发展契机。

第二节 护理学概述

一、护理学的概念与性质

(一)护理学的概念

护理(Nursing)一词来源于拉丁文"Nutricius",原意为哺育小儿,包含保护、养育、供给营养、照顾等各种含义,后来扩展为对老人和病人的照顾。19世纪初,随着医学科学的发展和社会对护理的迫切需求,护理工作的地位有所提高,护理工作的内容也有了较大的丰富,并开始出现一些慈善姊妹会及训练护士的教育机构。19世纪中叶,佛罗伦萨·南丁格尔(Florence Nightingale)首创了科学的护理事业,现代护理学理论和技能从此逐步形成与发展。

许多护理学者对护理学提出了不同的定义,但都认为护理学是一门独立的学科。我国著名学者周培源说:"护理学是一门独立的学科,与医疗有密切的联系,相辅相成,相得益彰。"我国护理专家林菊英说:"护理学是一门新兴的独立学科,护理理论逐渐自成体系,有其独立的学说和理论,有明确的为民众服务的职责。"总之,护理学是以自然科学和社会科学为基础的综合性应用科学,其研究目标是人类健康,不仅是病人,也包括健康人;研究范畴包括促进与维护人类健康的护理理论、知识和技能及其发展规律。护理工作在预防保健、疾病防治、减轻疼痛、恢复健康、促进健康等人类活动中,发挥了重要作用。以上内容可以进一步帮助我们解答案例问题2,深刻认知护理学。

(二)护理学的性质

1. 帮助性与服务性

随着物质生活水平的提高,人们的健康需求也日益增长。护士和病人的关系,已经由帮助者和被帮助者的关系,慢慢走向服务者和被服务者的关系。这就要求护士运用自己所掌握的知识、技能和技巧,以良好的态度,为护理对象提供帮助与服务,满足其特定的健康需求。

2. 独立性与综合性

随着社会的进步、科技的迅猛发展、人民生活水平的提高以及健康需求的增长,护理学与护理相关的医学及人文社会学科理论为基础,以护理理论为指导,以护理实践内容为依据,已逐步形成其独立并科学的理论知识体系和规范的技术技能。护理学科已经由简单的人类医学辅助学科逐渐发展成为健康科学中一门独立的学科。同时,护士在护理工作中必须综合并灵活运用自然学科和人文社会学科的知识。解剖学、组织胚胎学、生理学、生物学、生物化学、病理学等自然学科的学习,能帮助护士系统地观察护理对象生理与病理的变化,提供正确的病情记录,协助医生做出正确的判断,实施有效的治疗与护理。通过心理学、伦理学、社会学等人文社会学科的学习,能帮助护士全面了解和认识影响健康的诸多因素,从而为护理对象解法因疾病产生的心理社会问题,并以良好的护理职业素养,提供优质服务,满足护理对象的心理社会需求。

3. 理论性与实践性

护理学是一门实践性较强的学科,在护理实践中逐渐形成护理理论;在实践中形成规范的护理操作技术,如:基础护理技术,专科护理技术等。护士运用这些理论和技术来帮助病人解除病痛,恢复健康。

二、护理学的范畴

护理学的范畴可以分为理论范畴与实践范畴两个方面。

(一)护理学的理论范畴

护理学理论范畴将随着护理实践的不断深入而逐渐发展,主要有以下几个方面:

1. 护理学的理论体系

护理学理论是在一定的历史条件下,在护理实践中建立与发展的。自上世纪60年代起,护理学界开始致力于护理理论与护理模式的研究。护理理论主要包括护理的基本概念、护理模式和护理学发展中涉及的其他学科,例如社会学、伦理学、心理学、教育学等在护理学中的应用理论。这些理论的研究着力于用科学的方法注释护理现象,说明护理工作性质、护理知识的范围和体系,确立护理理念和价值观,指导护理专业的发展方向。

2. 护理学与社会发展的互动关系

一方面从护理学的角度研究护理在社会中的作用、地位和价值;另一方面研究社会文化和生态环境的变化对护理学的影响和要求。如社会的老龄化,使护理照顾对象的重点逐渐转向老年的慢性疾病病人;高科技的发展,使护理专业的业务和管理信息化和计算机网络化。护理学与社会发展关系的研究,有利于护理学适应社会不断发展变化的需求。

3. 护理学分支学科的形成和学科交叉

早期护理学的分支学科,主要是护理学与医学的融合,形成了内科护理学、外科护理学、妇产科护理学、儿科护理学等。如今,专科护理的发展又促成了老年护理学、急救护理学、肿瘤护理学等护理分支学科。同时,在现代科学向高度分化和综合发展的新形势下,护理学逐步与人文学科相互渗透,在理论、方法、技术上相互影响,形成了护理伦理学、护理心理学、护理美学、护理教育学、护理管理学等一大批交叉学科。这些学科的建设与发展推动了护理学科体系的构建和完善。

(二)护理学的实践范畴

护理学的实践范畴根据护理工作范围可分为临床护理、社区护理、护理教育、护理管理和护理科研等。

1. 临床护理

临床护理的对象主要是病人。临床护理以护理学及相关学科理论、知识、技能为基础,指导临床护理实践,其内容包括基础护理、专科护理等。

（1）基础护理:是内、外、妇、儿等各临床专科护理的基础,是以护理学的基本理论、基本知识、基本技能来满足病人的各项基本需要。如静脉输液、口腔护理等各项基本护理操作、饮食护理、排泄护理、病情观察、健康教育、临终关怀及医疗文书的记录书写等。

（2）专科护理:专科护理是以护理学和各医学专科理论、知识、技能为基础,结合临床各专科病人的特点及诊疗要求,为病人进行身心整体护理。主要包括各专科护理常规、护理技术,如各类疾病的护理与抢救,心、肾、肺、脑功能的监护及器官移植等的护理。随着科学技术的发展,各专科护理水平日趋提高,如重症监护、器官移植、显微外科、烧伤、多脏器衰竭等病人的护理,这些都需要具有较宽厚专业知识和熟练技能的临床护理专业人员来完成。

2. 社区护理

社区护理的对象是一定范围的居民和社会群体。社区护理是以临床护理的理论知识、预防医学的相关知识和护理操作技能为基础,以整体观为指导,结合社区的特点,深入到社区内个体、家庭和群体进行护理。社区护理以预防保健为重点,包括防病、保健咨询;护理科普宣教和预防接种;心理卫生指导;计划生育、优生、优育指导;职业病防治和家庭访视护理等。

3. 护理教育

是以护理学和教育学理论为基础,贯彻党的教育方针和卫生工作方针,培养德、智、体、美全面发展、人格健全的护理人才。分为基本护理教育（中专、专科、本科）、毕业后护理教育（研究生、规范化培训）和继续护理教育（继续教育是向在职护士提供以学习新理论、新知识、新技术、新方法为目标的终身性的在职教育）。

4. 护理管理

是运用现代管理学的理论和方法,对护理工作中的诸要素如人、物、财、时间、信息等进行科学地计划、组织、指挥、协调和控制等,以确保护理工作场所能提供正确、及时、安全、有效、完善的护理服务,提高护理工作效率和质量。如组织实施临床护理工作、为病人创造舒适的休养环境、建立良好的护患关系、有效地提高护理质量等。

5. 护理研究

护理研究基于护理实践,又推动护理学科的发展。护士通过运用科学的观点和方法、创造与创新的思维、先进的知识技术来丰富护理学的理论和实践内容,创建护理学科体系新领域。护理学理论的构建、护理理论与护理实践的结合、护理器具的改革、护理管理模式的建立等,也都依赖于护理学科研究的出现。随着护理科研领域的拓宽与深入,护理学的内容和范畴还将不断丰富和完善,这也对护士的护理理论、知识、技能、素质修养等提出了更高的要求。

三、护理学的任务和职责

1965年修订的《护士伦理国际法》中提出护士的基本职责有三个方面:保护生命,减轻痛苦,促进健康。为人类服务是护士首要职能,护理服务是全人类的需要。1977年,世界卫生组织（World Health Organization,WHO）在第30届世界卫生大会提出"2000年人人享有卫生保健"的战略目标。1978年,世界卫生组织又指出:"护士作为护理的专业工作者,其唯

一的任务就是帮助病人恢复健康,帮助健康人促进健康。"综上所述,护理学的任务包括:

（一）减轻痛苦

减轻病人的痛苦是护士的基本职责和任务。通过护理实践,对病情危重或生命垂危（晚期癌症等）的人,护理的任务就是尽量减轻其痛苦或使之平静、安宁、有尊严地死去;对存在心理疾患的人,则是提供心理疏导和精神安抚及支持,减轻或消除心理上的焦虑、恐惧、抑郁等负性情绪,帮助病人保持精神愉悦,促进康复,提高生命质量。

（二）恢复健康

从疾病的诊断治疗期一直到康复期,帮助病人发现患病或影响健康的因素,改善其健康状况是护士的主要职责和任务。护理的任务是在对病人情况进行评估和诊断后,制定相应的护理计划,开展护理活动,如:执行药物治疗、进行生活护理、观察生命体征、留取各类标本等,并和其他卫生保健专业人员共同负责病人的健康问题,指导病人的各项活动,帮助其达到最佳身心状态。

（三）预防疾病

对尚未有健康问题但处于危险因素中的人,帮助他们维持健康是护士的重要职责和任务。护理的任务是帮助人们预防疾病,并维持现有的健康,避免向不健康的方向转化。如提供疾病自我预防与监测技术;开展各种形式的健康教育或治疗性沟通,增强保健意识;评估医疗机构、临床和社区的保健设施;预防各种传染病的发生等。

（四）促进健康

人们需要不断地获取维持和增进健康所需要的知识和资源,提供这些帮助也是护士的职责和任务。护理的任务是通过护理实践活动教育人们形成健康的生活方式。尤其是帮助人们认识规律生活起居、合理膳食结构、构建和谐关系和加强身体锻炼对提高生命质量的重要作用。此外,还要宣传保护环境、提倡无烟区的建立、鼓励戒烟、预防药物成瘾、预防意外伤害等,提供信息以帮助人们利用健康资源等。

四、护理学的工作方式

我国各医院现有几种不同的工作方式,各有利弊。各医院或各病房的护士应该以提高工作效率和护理服务质量为原则,结合实际情况,如病人的人数及病情轻重、护士的数量及教育水平、工作能力等,采取适宜的工作方式。

（一）个案护理（case nursing）

由一名护士专门护理1~2个病人,适用于某些特殊病人、各种监护病房病人或抢救的危重病人,也适用于临床教学需要。

优点:能掌握病人病情的全部情况,对病人实施细致、全面的护理,满足其各种需要,责任明确。

缺点：耗费人力，对护士的经验、能力等要求高。

（二）功能制护理（functional nursing）

以完成各项医嘱和常规的护理工作为主要工作内容的一种流水作业式工作方法。护士被分为"办公室护士/主班护士"、"治疗护士"、"护理护士"等不同类型，分别完成护理工作不同阶段的工作。适用于护士人力不足的情况。

优点：节省人力，分工明确，易于管理，易于在限定时间内完成所承担的任务。可根据护士的经验、能力和知识水平来分配不同的任务。

缺点：由于参与同一病人护理工作的人员过多，每位护士都无法掌握病人的整体情况，容易忽视病人的心理、社会需求。

（三）小组护理（team nursing）

以分组护理的方式对病人进行整体护理。将护士分成若干组，每组由不同专业水平的护士组成，选择一位业务能力强、经验丰富的护士任组长，小组成员共同为一组病人提供全部的护理服务。

优点：可充分发挥小组内不同专业水平护士的作用和团队精神，较好满足病人需要，经过充分沟通后，护理小组可较好满足本组病人需要，因人施护。在一定程度上弥补功能制护理之不足。

缺点：对病人来说，提供的服务依然是比较零散的。同时，如果组长的管理能力有限，不能合理地组织和安排小组内的护理工作，易使一些病人的需要被忽视。病人没有一位固定的护士负责，护士的个人责任感下降。

（四）责任制护理（primary nursing）

责任制护理是由于功能制护理和小组护理不能满足病人需要而产生的。是由一名护士以护理程序的工作方法为病人提供系统整体化护理的一种工作方式，该名护士被称为责任护士。护士长可根据每个责任护士的能力，分配3～6位病人。要求责任护士8小时在班，24小时负责。责任制护理的实质是以病人为中心，以护理程序为核心内容，以责任制为特点，对病人体现24小时负责。

优点：适应了医学模式的转变。病人有固定的护士负责。可增强护士的责任感、权威性和工作的满意度。

缺点：需要较多高水平的护士。24小时负责过于理想化，有时流于形式。

（五）综合护理（modular nursing）

综合护理是指为了最有效地利用人力资源，同时又能为护理对象提供低成本、高效率、高质量的护理服务，而综合选择应用上述几种工作方式。各医疗机构的护士可根据其机构的特性和资源配置情况，决定符合自身特点的工作方式和流程，最终目标是促进病人康复，维持其最佳健康状态。

在运用综合护理的过程中，各医疗机构首先应该根据自身的实践环境、病人的需求来决定护士应具备的能力,并加以培训。在实际工作中要明确不同层次的护士以及与护理相关的辅助系统,如后勤、医技、药房等,各自不同的角色和职责,这样才能保证具有不同经验、能力、学历层次的护士在工作中得到合理的分配和使用,最佳地使用人力资源并促进其发展。

总之,护理工作方式的转变是有继承性的,每种工作方式都有自己的优缺点,并且在护理学发展的不同时期都起着重要作用。值得一提的是,自上个世纪以来护理工作方式的转变都是为了更好地实践整体护理观念。目前,在我国加强医院临床护理工作,为人民群众提供优质的护理服务,是深化医药卫生体制改革、落实科学发展观的重要举措。

第三节 护理专业

一、专 业

学者们从不同角度界定了专业的特征,认为职业只有具备了某些特征,才能被称为是一门专业(profession)。一种职业要成为一种专业应具备以下几项专业标准:其一,具有完备的专业知识系统和依此而形成的专业技能;其二,具有合理的工作自主权和专业自治组织;其三,具有行业独特性和不可替代性;其四,专业知识和技能的养成要经过长期的学习和培训并具有不断发展的开放性;其五,具有行业所要求的明确的道德规范。

二、护理专业特征

护理是一门具有理论体系的专业还是一种技术性的职业?这个问题曾经被许多人关注过。作为护理工作者应该明确:随着社会的进步和科学的发展、护理教育水平的不断提高、护理研究的广泛开展、护理实践复杂性的不断增强、护理知识体系的不断完善和扩展,护理学已经成为了一门独立的专业。护理学家们对护理专业(nursing profession)的特征描述如下:

(一)护士为人类社会提供不可缺少的健康服务

护理学是健康科学的重要组成部分。护理学的任务就是减轻痛苦、恢复健康、预防疾病、促进健康。护理和健康有着十分密切的关系,在健康服务领域中有着明显的优势。随着社会的发展、健康观念的转变、医疗卫生体制的改革、人口结构和疾病谱的变化,护理将在卫生保健服务中发挥越来越重要的作用。

(二)护理学科具有专门的理论知识体系

护理专业作为现代健康医学领域中一个重要的组成部分,经过一百多年的发展,建立了自己稳定独特的专业知识体系。具体内容包括基础理论知识部分如生理学、生化学、病理学等一些医学基础理论知识和专业理论知识部分如护理学导论、护理学基础、内科护理学、外科护理学等。

(三)护理实践者必须达到一定的专业水准

护理虽然是一门独立的学科专业,但在过去整个医学健康领域中层次较低,重要的原因之一是护士受教育的程度相对较低。在我国,20世纪末,大部分护士的教育程度为中专。因此,提高护士的教育层次,将护理教育纳入高等教育主流之中,与临床医学等其他卫生专业人员处于同一水平,是护理发展的关键。目前,越来越多的国家要求护士具备高等教育水平。随着医疗卫生改革的发展,我国高等护理教育愈来愈受到重视,21世纪以来,高等护理教育正在快速发展。

(四)护理实践者具有合理的自主性

随着社会的发展,护理学已经由一门医学辅助学科发展成为一门独立学科。护士可针对病人的护理领域的问题提出护理诊断,制定相应的护理计划,并实施具体的护理措施,帮助解决病人与护理相关的健康问题。随着护理专业自主性的提高,各国相继建立了护士执业注册制度,以保证进入护理队伍的人员达到合格的标准,提高护理质量;并通过执业注册制度保证护士的终身教育。护士是在政策法规监督下从事护理专业活动。护理相关的政策法规的颁布和实施不仅规范了护理活动、维持了专业水准、保证了护理人力资源的合理使用,也维护了护士合法的执业权益。

(五)护理实践者有伦理准则和道德规范指导

护理专业的护理对象是人,这就决定了一切护理实践活动都必须在伦理准则和道德规范的指导下进行。护理专业要求护士不仅要系统学习专业知识与技能,而且要在护理实践中遵守与护理相关的伦理准则和道德规范。

(六)护理学术团体促进护理学术发展

各国不同层次的护理专业团体之间的往来,可促进不同层次护士之间的交流,提升护士在全球基本保健需要中的作用,与其政府有关部门保持密切关系,可维持护士的社会、经济福利等权益,促进护理专业的法制健全。

(七)护理实践者可以将护理作为终生的事业

本世纪70年代以来,世界上一些发达国家或发展中国家的护理已达到或正在达到专业标准,即护理已成为或正在成为一门独立的专业。我国的护理专业也在国际护理发展的大环境下,逐步成熟和完善,护理专业已被愈来愈多的有识之士选择为终生的事业。

三、护理专业的发展方向

(一)护士高学历化

在护理专业向国际化迈进和市场竞争日益激烈的情况下,护士必须不断地学习新的知识和技能来提高自己的能力和水平,护理教育高层次化正是适应了这种变化。20世纪末是护理学本科教育发展的加速期,进入21世纪,护理学研究生教育将加速发展。美国、加拿大、澳大利亚、英国、泰国等国家的护理教育水平较高,护理工作也比较受到重视,发展较快。1980年调查表明,140万美国注册护士中,60%受过学士教育,5%是硕士,1%是博士。国内以上海第二军医大学申请护理学博士学位点授予成功为开端,数十所护理院校已陆续开展护理专业的博士和硕士教育。目前,国内护士的基本学历已从中专为主逐步转向以大专为主,护理学学士、护理学硕士、护理学博士人数逐步增多。

(二)临床护理专科化

为了适应医疗体制的改革和满足不同人群的健康要求,护理的范围和场所不断拓宽,护士的专业角色不断发展。护士走出医院,从事社区、家庭、学校和老人院等机构的服务。在西方发达国家,一些具有硕士及以上学位的护士,具有较高专科水平和不同的专长,且能独立解决专科护理工作中的难题,成为某些专科的护理专家。有些国家还允许有专长的护士经过考试合格可以自己开业,成为独立进行护理工作的执业者,以更接近民众和较低的收费来满足人们对卫生保健的需求。

专科护士(clinical nurse specialist,CNS),亦有人译为"临床护理专家",是指在某一特殊或者专门的护理领域具有较高水平和专长的专家型临床护士。目前国际上普遍认可美国护理学会(the American nurse association,ANA)对CNS下的定义,即"CNS是在护理专业的某一特殊领域内,通过学习和实践达到硕士或博士水平,是具有较高水平的专门护理知识和技能、具有丰富临床经验的临床注册护士,是该领域的专家"。CNS在护理工作中行使多重职能,主要集中于临床护理实践、护理顾问、研究者、教育者和管理者5个方面。CNS工作的专科领域很多,例如儿科、新生儿、癌症、肠造口、大小便失禁、重症监护、糖尿病等。国内于2001年开始了对CNS的培养。现阶段,根据我国国情,有关专家建议将CNS的学历要求定位于大专及以上,CNS课程既可以是为期数月至一年的专科证书课程,也可以是研究生课程或硕士学位课程。

(三)护理研究规范化

20世纪40年代,社会学中许多有影响的理论和学说相继被提出和确立,为护理理论的发展奠定了基础,促使人们重新认识人类健康与心理、精神、社会环境之间的关系。1947年世界卫生组织提出"健康,不仅仅是没有躯体疾病,还要有完整的生理、心理状态和良好的社会适应能力",这一新的健康观为护理研究提供了广阔的领域。同时,随着护理教育层次的提高,一批具有研究能力的护理工作者与其他健康保健服务人员合作,进行了大量规范的临床护理和护理理论研究。护理研究的广泛开展促进了护理概念的转变和护理理论的发展,改变了自南丁格尔创立现代护理学以来,护理实践缺乏系统的护理理论指导的落后局面。这些护理理论的提出,影响了世界护理的发展方向,改变了一些人否认护理是一门科学专业的偏见,提高了护理专业的地位。

(四)社区护理完善化

随着人们物质生活水平的提高、老年社会的到来、慢性疾病与不良行为和不良生活方式相关疾病的增多,人们对健康保健需求多元化、健康保健服务便捷化的要求日益强烈,社区必然成为护理工作服务最广阔、最重要的区域。在这种形势下,许多护士将走出医院,深入社区、家庭,广泛开展预防保健工作,对社区人口进行健康教育,提供维护和恢复健康的技术支持,提高全社会人口的健康水平。社区护理将逐步走向完善。

第四节　学习护理学导论的意义与方法

一、学习护理学导论的意义

《护理学导论》是护理学的主干学科之一,是一门介绍护理学的基础理论、学科框架、护理学发展趋势的重要的专业基础课,是医学基础课程与护理临床课程之间的桥梁。认真学习并深入理解本门课程,具有十分重要的意义。

(一)可以帮助护生形成正确的护理哲理

哲理(philosophy)是一门科学,主要用于探究现实问题的原则和人类行为的本质,是一个人思想和行为的价值取向与信念,可用于指导个人的思维方式与行为举止,帮助判断是非美丑。护理哲理就是护士对护理专业具备的价值观和专业信念。例如,若护士认为"每个人都是有尊严的个体",那么她在护理活动中就会时刻注意维护病人的自尊和尊严。

(二)可以帮助护生树立新型的健康观

对健康的认识已从单纯的没有疾病发展到个人生理、心理与社会的完全良好与适应状态。因此,护士作为保健队伍的一员,有责任、也有义务为实现个人乃至全人类的健康而努力。

(三)可以提高护生对护理及护理专业的认识水平

护理学是一门独立的学科,拥有自己独特的研究目的、服务范畴和知识体系,对护理学基本概念基本理论的学习可以提高护生对自己专业的认识,加深对护理的理解,从而增强自己对专业的信心,促进自身在专业上的成长与发展。

二、学习护理学导论的方法

《护理学导论》主要围绕人的健康和护理学概念的基本内涵来组织课程内容,它既是引导护生进入护理领域的一门启蒙课程,又是一门理论性特别强的课程,要想学好本门课程,方法有很多,但在教和学的过程中要着重做到以下几点:

(一)理论与实践相结合

护理学导论在内容上纯理论探讨较多,如奥瑞姆的自护理论、罗伊的适应模式、纽曼的健康系统模式等,初次接触护理知识的学生会感到内容抽象,学习较为困难。在学习这些理论的过程中,护生可在任课老师的指导下,尝试将这些理论与临床上的具体案例相结合,通过对案例的阅读和分析,在群体中共同讨论,甚至是以某种特定角色进入特定的情景,形成真实的感受,在理论的指导下寻求解决实际问题的方案,在解决问题的过程深化对理论的理解和认识。

(二)带着问题学习和团体讨论

在《护理学导论》的学习过程中,不仅要理解一些基本概念和基本理论,也要尝试对这些概念和理论进行反思和质疑,带着问题去学习。例如,在学习马斯洛的"人类基本需要层次论"时,同学们可以思考"哪些需要是必须立即和持续满足的?哪些需要是可以暂缓满足?""不同人群的需要,满足的方式有何差异?"等等。带着问题学习,不仅可以提高护生参与教学的积极性,加深其对基本概念和基本理论的理解,从而能灵活运用这些基本理论知识,同时也可以提高护生的批判性思维能力。在自己对问题无法解答时,可以求助于团队的力量,提出问题,大家共同讨论,共同寻找答案、共同解决。

(三)情景体验和角色扮演

利用设置的情景,可以让护生的思想和心灵直接来触动,来感悟、对所学内容有一个感官的认识和体验;角色扮演是使人暂置于他人的社会位置,并按这一位置所要求的方式和态度行事,以增进对他人社会角色和自身角色的理解,从而学会更有效地履行自己的角色。如在"护士的素质和行为规范"和"病人角色"等相关内容的学习过程中,护生们可自己设置场景,由不同学生分别扮演护士、病人、家属等角色。分别从不同的角度来体会护士应该具备的素质要求和行为规范,及病人的焦虑、无助感。

本章小结

现代护理学始于南丁格尔时代,护理学作为一门诊断和处理人类对存在的或潜在的健康问题反应的科学,其任务是减轻痛苦、恢复健康、预防疾病、促进健康。随着社会的发展,护理学理论范畴和实践范畴的研究将不断深入。护理专业人员的高学历化、临床护理的专科化、护理理论研究的深入化、护理工作的社会化已成为我国护理专业的发展方向。

本章关键词:南丁格尔;护理学;护理专业

课后思考

1. 回顾护理学的发展史,对推动今天的护理发展有什么启示?
2. 结合本章内容,谈谈您对护理学的认识。

(王维利)

第二章 护理学的基本概念

案例

张女士,35岁,已婚,某公司财务总监,有一女儿,10岁,家庭关系融洽。6年前被诊断为风湿性关节炎,一直坚持治疗,无临床症状出现,坚持繁忙的财务工作。2011年4月,病人因病情加重而入院,出现疲乏,双腕、肘、膝关节疼痛、僵硬、畸形,日常活动受限,如穿衣、进餐、翻身等需要别人协助。病人原本自信、外向、幽默,入院后一反常态,变得情绪低落,对自己的丈夫、女儿比较冷淡,对家庭、工作及周围环境失去兴趣,有时对一直在身边陪护的丈夫恶语相伤,两次企图自杀,未遂。

问题:
1. 如何认识张女士及其健康状态?
2. 作为张女士的责任护士,应为病人提供哪些方面的护理?

本章学习目标

1. 掌握护理学的四个基本概念,护理中人的范围,世界卫生组织对健康的定义、亚健康的定义及护理概念。
2. 熟悉自我概念的组成和重要性,影响健康的因素,健康模式,环境的范畴,护理与健康的关系。
3. 了解健康测量和疾病的判定。
4. 树立整体护理的理念,能正确分析护理学四个基本概念之间的关系。

护理学是一门基于自然科学和社会科学理论的综合性应用学科,是研究有关预防保健与疾病治疗、康复过程中护理理论与技术的科学。现代护理学中,人、健康、环境和护理被公认为是影响和决定护理实践的四个最基本的概念。护士对这四个概念的认识将直接影响到护理学的研究领域和护理工作的范围、内容。

第一节 人

护理的护理对象是人，人是护理学四个基本概念的核心。护理中的人不仅涉及个体，也包括由个体组成的家庭、社区、团体或整个社会，可以是健康人，也可以是患病的人。

一、人的基本特性

对于护士来说，正确认识人的基本特性，熟悉人与周围环境的广泛联系，把握人体需求的特点，对于护理专业是非常必要的。

（一）人具有统一整体性

整体是指按一定方式、目的、有秩序排列的各个要素的有机集合体。组成整体的各要素是相互联系、相互影响的，任何一个要素发生了变化，都将引发其他要素的相应变化。要素组织合理，整体所产生的行为结果就会大于各要素行为的简单相加。整体中各要素功能的正常发挥，有助于整体功能的发挥，从而全面提高整体的功效。在护理学基本概念中，人不仅是一个生物有机体，即一个由各种器官、系统组成的受自然和生物学规律支配的生物人，更是一个有意识、有思维、有情感、有创造性、过着社会生活的社会人。也就是说，人是一个由生理、心理、社会、精神、文化等要素组成的统一整体，具有生物属性和社会属性。人的生理、心理、社会等方面相互作用，互为影响，其中任何一方的功能变化均可在一定程度上引起其他方面功能的变化；而人体各方面功能的正常运转，又能有力地促进人体整体功能的最大发挥，从而使人获得最佳的健康状态。

（二）人具有系统开放性

开放系统是指与周围环境不断进行物质、能量和信息交换的系统。人是生活在复杂社会中的有机体，无时无刻不在与周围环境发生着关系。人的生命活动的基本目标是保持机体的平衡，这种平衡既依赖于人体内各要素结构和功能的正常运转，又依赖于人自身对外环境变化的适应性调整。所有生命的系统都有外环境和内环境之分，护理的主要功能是帮助个体调整其内环境，去适应外环境的不断变化，以获得并维持身心的平衡即健康状态。因为人是个开放系统，所以护士不仅应关心病人机体各器官或系统功能的协调平衡，还要注意其周围环境如家庭、单位、社区等对机体的影响，发挥人保持健康的自我意识和潜能，这样才能使人的整体功能更好地发挥和运转。

（三）人具有基本需求性

人的基本需要是个体生存、成长与发展，维持其身心平衡的最基本的需求。人是自然实体和社会实体的统一。作为生物体，人为了维持自身的生存和发展，必须依赖空气、食物、阳光、水等自然条件，否则无法生存；为了延续种族还要有性、婚配及繁殖后代的需要。作为社会体，人有心理、社会方面的需要，如社会交往、情感表达、尊重、自我价值的实现等。若基本需要得不到满足，就会出现机体的失衡，进而导致疾病。许多因素均可在不同程度上影响需要的满足,如生理因素、情绪因素、知识与智力因素、社会因素、环境因素、个人因素、文化因素等。护理的功能就是帮助护理对象满足其基本需要。

(四)人具有个体独特性

个体独特的生物学基础及生活的外部环境(包括家庭环境、群体环境、社会环境与自然环境)不同,个人的主观能动性也不同,决定了个体具有独特性。每个人都是一个独特的个体,有着自身独特的思想、兴趣、情感、动机、理念和世界观。这种独特性不仅可以被人们从日常生活中观察到,也可通过个性测验测查到。正如世上没有两片相同的绿叶,世上也没有两个完全相同的人。因此,护士应尊重个体的独特性,在运用护理程序为护理对象提供护理时,应根据护理对象的具体情况和需求设计护理活动。护理对象的健康问题不同,预期目标也不同,护理活动也因人而异。

二、人的自我概念

拥有积极自我概念的个体能够较好地发展自我和维持人际关系,抵御生理和心理的疾病。护士不仅要识别具有消极自我概念的人,还应识别导致消极自我概念的原因,帮助人们发展积极的自我概念。

(一)自我概念的定义

自我概念(self concept)是人们通过对自己的内、外在特征以及他人对其反应的感知与体验而形成的对自我的认识与评价。自我概念不是与生俱来的,它是随着个体与环境的不断互动,综合环境中其他人对自己的看法与自身的自我察觉和自我认识而形成的。有学者认为一个人的自我概念是基于自身对以下各方面情况的感知和评价而产生的,包括:个人的工作表现、认知功能、自身形象和外在吸引力、是否受人喜欢、解决问题的能力、特别的天赋以及其他如性吸引力和性功能、自立情况、经济情况等。

(二)自我概念的分类

自我概念的分类方法较多,国内外较为认可的是罗森柏格(Rosenberg)分类法,具体分类如下:

1. 真实自我

为自我概念的核心,是人们对其自身内、外在特征及社会状况的如实感知与评价,包括身体心象、角色表现、自我特征等方面。

2. 期望自我

又称理想自我,是人们对"我希望成为一个怎样的人"的感知,既包括个体期望得到的外表和生理方面的特征,也包括个体希望具备的个性特征、心理素质及人际交往与社会方面的属性,是人们获取成就、达到个人目标的内在动力。期望自我含有真实与不真实的成分,真实成分含量越高,与真实自我越接近,个体的自我概念就越好,否则可产生自我概念紊乱和自尊低下。

3. 表现自我

为自我概念最富于变化的部分,指个体对真实自我的展示与暴露。由于不同的人、不同的社会团体对他人自我形象的认可标准不一样,人们在不同场合自我暴露的方式与程度也不一致。表现自我的评估较困难,其结果取决于暴露自我与真实自我的相关程度。

(三)自我概念的组成

北美护理诊断协会(NANDA)认为,自我概念由以下四部分组成:

1. 身体心象

身体心象是指个人对自己身体的感觉和看法。个体是通过认识自己的外表、身体结构和身体功能形成对身体心象的内在概念的。很显然,个人良好的身体心象有助于正性自我概念的建立。

2. 角色表现

角色是对于一个人在特定社会系统中一个特定位置的行为要求和行为期待。一个人一生中有许多角色需要履行,有时在同一时间,个人也得承担多种角色。如果个人因能力有限或对角色要求不明确等原因而不能很好地完成角色所规定的义务时,挫折与不适感便油然而生,其结果便是导致负向的自我概念。

3. 自我特征

是个人对有关其个体性与独特性的认识。通常人们是以姓名、性别、年龄、种族、职业、婚姻状况及教育背景等来确定其身份和特征的。个体特征也包括个人的信念、价值观、个人的性格与兴趣等。可见自我特征是以区别个人和他人为目的的。

4. 自尊

是指个人对自我的评价。在个体与环境的互动中,若个人的行为表现达到了别人所期望的水平,受到了家人或对其有重要影响的人的肯定和重视,其自尊自然会提高。而自尊的提高又有助于个人正性自我概念的发展。

(四)自我概念的影响因素

个体的自我概念并非一旦形成就不再改变,自我概念的形成与变化受诸多因素影响。

1. 早期生活经历

个体在早期生活经历中,若得到的身、心、社会反馈是积极的、令人愉快的,则建立的自我概念多半是良好的,反之,则是消极的。个体的生活经历、环境以及他人,特别是关系重要的人的反应尤其重要。

2. 生长发育过程中的生理变化

如青春期第二性征的出现、妊娠、衰老过程中的皮肤弹性丧失和脱发等生理变化,均可影响个体对自己身体的感知。

3. 健康状况

健康状况的改变可影响个体对自我概念的感知,如疾病或外伤所致的身体某部分丧失、感知觉或沟通功能缺陷、精神或神经性疾病、过度肥胖或消瘦、特殊治疗等。

4. 其他

文化、环境、社会经济状况、人格特征、人际关系、职业等均可影响个体的自我概念。

(五)自我概念的作用

自我概念、自尊和自我形象是影响个人身心健康的必要因素。通常拥有良好自我概念与高度自尊者能更好地建立起良好的人际关系,并能更好地面对人生,因而能有效地抵御一些身心疾病的侵袭。而自我概念低下者则时常会流露出对自己的失望、不满意,甚至是憎恨。一般来说,自我概念可从以下几方面影响个体:

(1)影响个人的思想与作为。
(2)影响个人的抉择。
(3)影响别人对自己的看法。
(4)影响个人面对各种变革情况时的应变能力。

案例中的张女士由于关节疼痛、僵硬、畸形、活动受限及疲乏等原因,严重影响了她的生理需要,这些生理的受限又影响到了与丈夫的亲密感、工作的成就感,进而改变了她的自我概念,所以影响了她的生理、心理和社会健康,使其产生厌世的想法。

三、护理中人的范围

随着护理学科的发展,其专业的服务范畴和服务内容都在不断地深化和扩展,护理的护理对象也从单纯的病人扩大到健康的人。由于人是家庭的组成部分,而家庭又是社会的组成部分,因此从这种意义上来看,护理中的人包括个人、家庭、社区和社会四个层面。护理的最终目标不仅是维持和促进个人最高水平的健康,而且更重要的应是面向家庭、面向社区,最终达到提高整个人类社会健康水平的目的。

(一)个人

随着近代的生物医学模式向现代的生物、心理、社会医学模式转变,护理学的研究对象中的个人已经从现存健康问题的病人扩大到了潜在健康问题的人和健康人。

1. 现存健康问题的人

由于某些原因影响了人体的正常生理活动,从而出现了症状、体征,或机体发生了病理改变,患有某些疾病的人。这类人的护理目标是:和医生配合,积极地对护理对象进行治疗和护理,使其早日康复。

2. 潜在健康问题的人

是指护理对象尚未出现症状、体征,但有一些需要注意的问题,如不引起注意,则会向疾病方向发展。如身体过于肥胖有患"三高症"(高血压、高血脂、高血糖)危险的人。这类人的护理目标是:采取预防措施,改变护理对象的饮食习惯和生活方式,维护其健康。

3. 健康人

对健康人群进行健康教育,是护理学研究的新领域。如对新婚夫妇进行优生、优育的健康教育。这类人的护理目标是:提高整个人类的健康水平,使人人都能拥有健康。

(二)家庭

家庭护理以家庭为中心,以护理程序为工作方法,由护士与家庭共同参与,对病人、机体功能受损或丧失者,在他们的居住环境中,为其提供多种专科性的健康照护。其目的是促进和保护家庭健康,维护家庭稳定,预防家庭成员生病,帮助家庭成员治疗、护理和适应疾病,发挥家庭最大的健康潜能。家庭健康护士需在健康连续状态的任何领域为家庭提供护理,包括处在不同发展阶段的家庭,有急、慢性病人的家庭,正处在变化中的家庭等。家庭护理的范围包括家庭成员间的相互作用、家庭的发展与转变、健康过程、压力应对、保持家庭完整五个方面。

(三)社区

在社区中,护士将公共卫生学及护理学的知识与技能结合,以健康为中心,以需求为导向,以家庭为单位,以社区为范围,以老年人、妇女、儿童、残疾人和慢性病人为重点护理对象,提供集预防、保健、医疗、康复、健康教育及计划生育技术服务为一体的卫生综合服务。护士应用整体的方法、卫生教育和管理、合作及提供连续性护理来管理社区中个体、家庭和团体的健康。

(四)社会

人具有自然属性和社会属性,作为服务于人的健康的护士也要从社会学的角度,运用社会科学理论和方法研究护理科学领域里的社会现象、社会关系和社会问题,注重人的社会因素在护理中的作用,积极地做好预防、保健和治疗、护理工作,为社会的健康做出贡献。中国护理事业发展五年规划纲要中明确指出护理要"拓展服务,面向社会,以健康为中心,以需求为导向,不断创新服务模式,拓展工作内涵,大力发展立足于社区和家庭的老年护理、慢性病护理、临终关怀等护理服务"。

对案例中张女士的护理,不仅应包括对张女士个人的生理、心理和社会护理,还应包括对她的家庭的护理,责任护士有义务帮助其家庭顺利适应由于张女士患病所带来的家庭变化以及家庭成员间关系的变化,提高家庭应对能力,保持家庭完整。

第二节 健 康

健康是个人成功、家庭幸福、社会安定、国家富强的基础和标志,预防疾病与促进健康是护士的职责,护理的目标就是使每个人达到最大限度的健康,因此对健康的认识直接影响护士的护理行为。

一、健康的概念

健康是个变化的概念,不同的历史条件、不同的文化背景与个体不同的价值观等都可能造成人们对健康的不同理解。随着医学模式的转变,人类对健康的认识也在逐步深入。

(一)古代健康观

远古时代,人们认为人的生命和健康是上帝所赐,健康就是罪恶、惩罚、恶魔附身等。随着生产力的不断发展,人们对健康的认识开始发生变化。如在西方医学史上以毕达哥拉斯和恩培多克为代表的"四元素学说",认为人的生命是由土、气、水、火四种元素组成,这些元素之间平衡就是健康。被誉为医学之父的古希腊医学家希波克拉底认为,健康是自然和谐的状态,而疾病则是违反自然。到17世纪,出现了笛卡儿的机械论及卡特司恩的身体-心理二分法。19世纪巴斯德、科赫等人提出了细菌理论,健康的定义才有了重大的突破。1771年,第一版《大英百科全书》将健康定义为:"身体与其各部分都恰适其位;正常的体温、井然的组合、妥当的连接、一切就绪、身体功能没有异常现象。"

我国古代医学中用阴阳和五行学说来解释健康。阴阳代表相互对立又相互统一的两个方面,是一切事物和现象矛盾对立的统一;五行指水、火、木、金、土,是构成宇宙万物的五种基本元素。阴阳、五行的协调平衡就是健康。

(二)现代健康观

进入20世纪后,医学迅猛发展,揭开了人体的许多奥秘,拓宽了人们认识健康的视野,人们从各个层面、各个角度对健康都有了新的认识。

1. 社会学对健康的认识

20世纪中叶,健康社会学在西方国家发展起来,首次提出从个体的社会性角度来理解健康和疾病,认为健康是一个人具有正常的社会角色功能,具有执行其社会角色和义务的最佳能力状态。

2. 医学科学对健康的认识

在医学科学的研究中,人们从生理学、流行病学、生态学、心理学、人文科学等不同角度解释健康。如"健康是身体上完美的状态";"健康是指诉诸在其存在的环境中对病原菌具有抵抗力的一种状态";"健康是人与其存在的生态环境达到一种和谐关系的产物";"健康是一种安适的普通感觉,是一种整体的快乐感";"健康是指具有一种能积极面对生活的能力"。

3. 护理学家对健康的认识

护理学家对健康的人都突出了整体性的概念,把人视为身、心、社会的复合体。

(1)南丁格尔:认为健康不仅是没有任何疾病,而且是生命毫无阻碍地运用其所拥有的每一种能力的状况。她强调人在自然环境中能恢复或保持健康。

(2)罗杰斯:认为健康是一种能量互换的动态过程,这种能量能相互提升,并表现出生命的所有潜力。人应不断与环境保持互动,当人与环境协调时即为健康。

(3)奥瑞姆:认为健康是一种没有病痛、伤害,且能自我照顾的状态。强调健康的人在不同的阶段,应能成功地处理当时的问题,完成自我照顾,并保持持续成长。

(4)罗伊:认为健康是一个人达到整合与完整的过程或状态,适应良好即表示健康。一个健康的人应能对自己负责任,注意营养、保护身体、处理生活中的各种压力源,对环境有适当的敏感性,对各种刺激有合适的反应。

4. 世界卫生组织(WHO)对健康的定义

1946年世界卫生组织在其宪章中对健康的定义是:"健康不仅是没有疾病和身体缺陷,还要有完整的生理、心理状态和良好的社会适应能力。"这个定义从现代医学模式出发,揭示了健康的本质,指出了健康所涉及的生理、心理、社会方面,克服了把身、心机械分割开的传统观念,明确提出健康应包括对社会环境的适应,把健康与人们的生活密切联系在一起。人们不仅把健康视为医务工作者的目标,而且将其视为国家和社会共同的责任。

二、亚健康的概念

亚健康状态是指人体无器质性病变,但有一些功能性改变的状态,又称第三状态或"灰色状态"。亚健康是人体处于健康与疾病之间的过渡状态,人体在身体、心理上没有疾病,但在主观上却有许多不适的表现和心理体验。

造成亚健康的原因是多方面的,例如过度疲劳引起的精力、体力的透支;人体自然衰老;一些慢性病的前期、恢复期和手术后康复期出现的种种不适;人体生物周期中的低潮阶段等。

亚健康的症状多种多样,可能表现为躯体方面,也可能表现为心理或社会方面。比如:由于过度脑力劳动、精神长期紧张所致的疲劳综合征,如精力不足、注意力分散、胸闷气短、心悸、失眠、健忘、颈肩腰背酸痛、遇事紧张等;由于内分泌失调,更年期综合征、人体衰老所引起的烦躁、盗汗、潮热、抑郁、头晕目眩、月经不调、性机能减退等;重病恢复期及长期慢性病所引起的各种不适等。

亚健康状态处理得当,身体可向健康转化,反之则发生疾病。因此,对亚健康状态的研究是21世纪生命科学的重要课题。

三、影响健康的因素

人们生活在一定的自然和社会环境中,社会背景、经济水平、文化观念、健康信念等方面的差异,都会对健康产生不同程度的影响。护士应正确认识影响健康的各种因素,从而更有效地维持和促进人类社会的健康。影响健康的因素很多,可以归纳为内在因素和外在因素两个方面。

(一)内在因素

1. 生物学因素

作为生物属性的人,其全部生命活动依附在生物躯体上。因此,生物学因素对人类健康的影响不容忽视。

(1)遗传因素:指由生物遗传因素导致的人体发育畸形、代谢障碍、内分泌失调和免疫功能异常。生物遗传因素直接影响人类健康,它对人类诸多疾病的发生、发展及分布具有决定性影响。人类的染色体决定人的性别,还带有各种各样的显性或隐形基因,可造成染色体遗传性疾病,如糖尿病、血友病等,某些疾病也有较大的家庭遗传倾向,如肿瘤、心血管疾病等。由于遗传病种多,发病率高,且许多病目前尚无有效的根治方法,给家庭、伦理、道德、法制和医疗康复带来很多难题。目前主要是在科学婚配、优生优育与计划生育等方面,用法律手段和健康教育等方式加以管理,以减少遗传性疾病的发生。

(2)性别、年龄:性别和年龄影响疾病的分布,如结核病、冠状动脉粥样硬化性心脏病、痔疮、呼吸系统疾病、胃溃疡等在男性中发病率较高,甲状腺疾病、糖尿病、肥胖症、胆囊疾病等在女性中发病率较高。年龄与成长和老化过程有关,也会影响个体的健康状态。

2. 心理因素

心理因素主要通过情绪和情感发挥作用而影响人的健康。人的心理活动是在生理活动的基础上产生的,反过来,人的情绪和情感又通过其对神经系统的影响而对人体组织、器官的生理和生化功能产生影响。良好的情绪会保持心态的平衡,使人的心理、生理维持最佳状态,提高机体的免疫力,促进健康。不良的情绪、情感的长期作用会引起内分泌失调,免疫系统机能下降,各器官和组织的代谢和功能发生变化,导致疾病或增加多种疾病的发病概率。如焦虑、忧郁、恐惧等情绪因素可引起人体各系统功能的失常,导致失眠、血压升高、食欲下降、心率加快、月经失调等症状,并进一步影响疾病的发生、发展和转归。

3. 生活方式

生活方式是指人们长期受一定文化、民族、经济、社会、风俗、规范,特别是家庭影响而形成的一系列生活习惯、生活制度和生活意识。良好的习俗和行为对健康有促进作用,不良的习俗和嗜好会对健康带来危害。个体的生活方式具有极大的可塑性,且影响着其他的个体和群体。研究表明,许多疾病与不良的生活方式和生活习惯有关,如暴饮暴食、吸烟、酗酒、吸毒、药物依赖、体育锻炼和体力活动过少、生活工作紧张、娱乐活动安排不当、家庭结构异常等。因此,应大力提倡良好的生活习惯。美国科学家提出良好的生活习惯包括:不吸烟;不酗酒;节制饮食,控制热量、脂肪、盐与糖的摄入;适当锻炼;定期体检;遵守交通规则,使用安全带。我国科学家经研究也提出了良好生活习惯应包括:心胸豁达、乐观;劳逸结合、坚持锻炼;生活规律,善用闲暇;营养得当;不吸烟、不酗酒;家庭和谐、适应环境;与人为善、自尊自重;爱清洁、注意安全。

(二)外在因素

1. 病原微生物

从古代到20世纪中期,人类死亡的主要原因是病原微生物引起的感染性疾病。随着医学的不断进步,各种抗生素的出现、新型药物的合成、疫苗的推广与使用等,人类逐渐控制了大部分的感染性疾病。但是,新型病原微生物如艾滋病病毒、严重急性呼吸综合征冠状病毒等的不断出现,给人类提出了新的挑战。

2. 环境因素

环境是指围绕在人类周围,直接或间接地影响人类生活的各种自然因素和社会因素。环境是人赖以生存和发展的条件,无论是原生环境还是改造而成的次生环境,都存在着大量危害健康的因素,这些因素对健康影响极大,除一些遗传性疾病外,几乎所有疾病及人类的健康问题都与环境有关。

(1)自然环境因素:自然环境是指存在于人类周围自然界的各种要素的总和,包括生物、物理等因素。自然界中的空气、水、阳光、食物、动物等是人类赖以生存的环境。置身于自然界中的人,通过摄取其中有益健康的物质来维持人的生命活动。然而在这个环境中,也存在着许多危害人类健康的因素,如水质的污染、噪音及辐射,空气中含量过高的一氧化碳、二氧化硫等,乱砍滥伐带来的水土流失、洪涝灾害,病原微生物及其毒素,粮食、蔬菜中残留的农药等,都会对人的健康构成威胁。有些地方性疾病已经被证实与当地的水质、气候和土壤成分有关。

(2)社会环境因素:社会环境是指人类在生活、生产和社会交往活动中所形成的关系与条件,包括政治、经济、文化、教育、法律、社交、职业、人口、民族、风俗习惯、宗教信仰、家庭、婚姻状况、居住条件、福利等,这些因素同样也会直接或间接地影响人们的健康和疾病的发生、发展与转归,并在很多方面对健康起着决定性的作用。

3. 卫生保健服务

卫生保健服务包括医疗保健网络是否健全,医疗保障体系是否完善及群体是否容易获得及时、有效的卫生保健和医护等方面的照顾。医疗卫生服务是社会用于防治疾病、促进健康的有效手段,医疗卫生服务的工作状况将直接影响人群的健康水平。当卫生保健服务系统中存在各种不利于保护、增进健康的因素,如医疗资源分配不合理,初级卫生保健网络不健全,城乡卫生人力资源配置悬殊以及重治疗、轻预防的倾向和医疗保健制度不完善等时,都会直接危害人群健康和影响医疗质量。

四、健康测量

健康测量是把健康概念分解为全面的、精确的、可测量的具体内容,反映健康内涵的过程。通过健康测量,可以为评价个体或群体健康提供依据。

(一)生理健康测量

生理健康是指躯体结构正常,具有生活自理能力。生理健康测量主要以解剖、生理、病理等知识为基础,通过感官或借助辅助工具来测量,根据个体的症状、体格检查资料、实验室提供的信息来确定。

(二)心理健康测量

心理健康是指个体能够正确认识自己,及时调整心态,使心理处于完好状态,以适应外界的变化。心理健康测量主要以人的心理特征为基础,采用会谈法、观察法和心理测量学方法等手段来获取个体的心理状况和心理问题。心理健康测量的内容应包括:人的自我概念、情绪和情感状态、个性、压力与应对等心理活动和心理特征。

(三)社会健康测量

个体生活在一定的社会环境之中,需要承担一定的社会责任和义务,这就要求个体应该具备参与必要社会活动的能力。社会健康测量包括社会角色评估文化评估和家庭评估、环境评估等内容。

1. 社会角色评估

评估个体或群体的角色功能,了解有无角色功能的紊乱、角色适应不良等健康相关问题。

2. 文化评估

了解护理对象不同的文化背景,如文化程度、交往模式、风俗习惯、家庭生活方式、宗教信仰、健康信念等健康相关问题。

3. 家庭评估

包括家庭类型、家庭成员基本资料、家庭结构、家庭功能、家庭资源和家庭压力等健康相关问题。

4. 环境评估

了解个体或群体的家庭、工作场所等生活和生产环境中是否有导致疾病的危险因素，了解个体或群体是否有社会文化、政治环境等健康相关问题。

（四）自测健康

自测健康是个体对其健康状况的主观评价和期望。自测健康常包括下列内容：现时自测健康（个体对目前健康状况进行综合评估）、未来自测健康（个体根据现在的情况来判断自己未来一定时间内的健康变化）、对痛苦的感觉等。它们都要求个体能概括自我感觉，对自己的健康状况做出自我判断。自测健康是目前国际上比较通用的健康测量的内容之一。1978年，WHO在阿拉木图宣言中制定了健康的10条标准，这是一个非常简洁而又具体的现时自测健康标准：

(1) 充沛的精力，能从容不迫地担负日常生活和繁重的工作而不感到过分紧张和疲劳。
(2) 处世乐观，态度积极，乐于承担责任，事无大小不挑剔。
(3) 善于休息，睡眠良好。
(4) 应变能力强，能适应外界环境中的各种变化。
(5) 能够抵御一般感冒和传染病。
(6) 体重适当，身体匀称，站立时头、肩、臀位置协调。
(7) 眼睛明亮，反应敏捷，眼睑不发炎。
(8) 牙齿清洁，无龋齿，不疼痛，牙龈颜色正常，无出血现象。
(9) 头发有光泽，无头屑。
(10) 肌肉丰满，皮肤有弹性，走路轻松。

五、疾 病

人类对疾病的认识是随着生产力的发展和科学技术的进步而不断完善和深化的，至今仍在不断的变化及发展过程中。尽管目前人们日益关注预防保健工作，但许多医疗护理行为仍是围绕疾病进行。因此，对疾病的认识仍然有其现实意义。

（一）疾病的定义

人们对疾病的认识也经历了一个不断发展的过程。原始医学根据朴素的自然观来看待疾病，随着生产力的发展和医学的萌芽，人类对疾病的认识有了很大的进步。如古希腊医学家希波克拉底创立了"液体病理学"。现代医学形成后，人们对疾病逐渐有了本质上的认识。

1. 生物医学对疾病的定义

生物医学认为疾病是身体的某个（些）组织、器官或细胞的结构、功能或形态的异常。相关学说主要有：

(1) 细胞病理学说：认为疾病的本质在于细胞病变。
(2) 分子病理学说：认为任何疾病和病变都能在分子水平上进行解释和研究。
(3) 内环境紊乱学说：认为疾病的本质是机体内环境恒定状态的破坏。
(4) 应激学说：认为疾病是由于各种刺激作用于机体，导致垂体－肾上腺皮质系统的功能改变,从而引起一系列内分泌改变而表现出的综合征。

2. 社会学对疾病的定义

社会学认为疾病是个体部分或完全无法执行其社会角色功能。人体患病时社会便赋予其"病人角色",可以暂时解除原有的社会责任,并享受病人权利。

3. 心理学对疾病的定义

心理学认为心理社会因素在疾病的发病、发展过程中起着重要的作用。

以上从不同的角度和层面来定义疾病,在实质上它们是相互联系和相互补充的。疾病的概念不应仅仅局限于身体器官的机能和组织结构的损害,而应扩大到人体各器官系统之间的联系、心理因素与生理因素的联系、人体与外界社会环境之间的联系上。因此,疾病可以被定义为:疾病是机体身心在一定内、外环境因素作用下所引起的一定部位机能、代谢和形态结构的变化,表现为损伤与抗损伤的整体病理过程,是机体内部及机体与外部环境平衡的破坏和正常状况的偏离或终结。从护理的角度讲,疾病是一个人的生理、心理、社会、精神、感情受损的综合表现,疾病不是一种原因的简单结果,而是人类无数生态因素和社会因素作用的复杂结果。

(二)疾病的判定

患病常常引起个体身体、心理上的不适、厌恶、不愉快的自我感觉和体验。每个人对患病的感受和判断受很多因素,如性别、年龄、经历、环境及精神等的影响。

1. 是否有症状出现

一般人常用疼痛来判定自己是否患病。当身体有疼痛症状出现时,便会感觉自己可能有病,尤其是疼痛非常严重时。但因每个人对疼痛的痛阈和耐受力不同,对不同部位疼痛的感觉也不同。另外,发热、恶心、呕吐、心悸、乏力等也是人们判断疾病的常见症状。

2. 是否有个人感觉与直觉异常

当一个人感觉自己与平时不同或感觉自己不太舒服时,也会认为自己可能患了某种疾病。

3. 是否能进行日常生活、工作和学习

如果一个人在日常生活、工作、学习过程中,精神饱满、思维敏捷、食欲良好、动作轻盈,就会感觉身体状况良好,而当出现记忆力减退、情绪低落、注意力不集中、轻微运动后便气喘吁吁时,就会怀疑自己可能患病了。

(三)疾病的影响

疾病并非独立的事件,每个病人及家人都必须面对疾病及其治疗所带来的变化与影响。由于每个病人对疾病的反应有其独特的个体性,因此护理问题与护理措施应体现以护理对象为中心的个体化护理特征。疾病对病人、家庭、社会造成的影响主要有:

1. 对个人的影响

疾病对个人的影响有积极和消极两方面。

(1)积极的影响:当个人进入病人角色后,可暂时解除某些社会及家庭责任而安心休息。也会因为生病的教训而提高了健康意识,改变或减少原有的不良生活习惯,如注意改善卫生习惯,注意饮食、起居的合理安排,参加一些促进健康的活动等。此外,人患病后,身体和精神上都会受到一定程度的刺激,心理压力增加,适量的压力能促使病人调动自己的潜能来应对压力和刺激,主动进行身体和心理调适。

(2)消极的影响:当人患病后,由于身体组织、器官的病理生理改变,病人会产生各种症状和体征,如疼痛、呼吸困难、心慌、肢体活动障碍等,使病人产生不适感,影响病人的休息和睡眠,甚至影响病人的日常生活、工作及活动能力,还有可能使其陷入经济上的困境。此外,病人也常会出现一些心理反应,如焦虑和恐惧、依赖性增强、自尊心增强、猜疑心加重、主观感觉异常、情绪易激动、孤独感等,还会使个人与家人、亲友的关系发生变化,引发人际关系、个人角色及个人形象的改变。

2. 对家庭的影响

个人是家庭中的一分子,任何一个家庭成员患病,对整个家庭都是一种冲击,疾病对家庭的影响依病人在家庭中的角色与地位而定。

(1)对经济的影响:由于去医院就诊或入院治疗,会增加家庭开支,加之患病后造成家庭收入的减少,疾病对家庭经济带来的影响是显而易见的。有的病人为减轻家庭经济负担,治疗不彻底就出院或选择放弃治疗,影响了疾病的诊治和康复。

(2)对精神和情绪的影响:当一个人患病,特别是患有严重疾病后,家庭中其他成员需要投入更多精力和时间去照顾病人,使得家庭成员的负担增加,并产生相应的心理压力。由于病人容易出现心理反应或异常行为,也会对家庭成员造成很大的精神和心理负担,极大地影响家庭成员的情绪。

(3)对家庭角色的影响:当家庭成员患病后,病人被免于承担一些角色,必然会改变家庭角色的分配。如病情不重,这种角色改变只是暂时的,随着疾病的恢复,他可很快恢复原有的角色。

3. 对社会的影响

(1)降低社会生产力:每个人在社会中都承担一定的角色,当他生病后,将转变为病人的角色,从而暂时或长期免除了社会责任,不能继续承担其原有的社会角色,因而必然会降低社会生产力。

(2)消耗社会医疗资源:疾病的诊断和治疗要消耗一定的社会资源。尤其是慢性疾病和精神性疾病,由于发病率高,病程长,不仅消耗有限的社会医疗资源,还严重影响人们的生活质量。

(3)影响社会健康状况:某些疾病如艾滋病、肝炎等,会通过各种途径传播,带来严重的社会问题,一些疾病如 SARS 等的出现还可能对整个社会的健康状况造成危害,甚至引发社会恐慌。

(四)疾病的预防

预防意味着预料可能发生的问题并加以防治,或尽早发现问题以降低其可能造成的伤残。在医疗服务中,应实施三级预防。

1. 一级预防

又称病因预防,是从病因上防止健康问题的发生,主要指采取自我保健方法或特殊预防措施,防止疾病的发生。如定期进行预防接种以预防传染病,指导一些过度肥胖的人群合理安排饮食,工厂的特殊防护设施等。

2. 二级预防

又称临床前期预防,关键是早期发现、早期诊断和早期处理健康问题,即"三早"预防。如高血压病人的筛选,早期给予治疗;指导妇女自己检查乳房以早期发现乳腺癌等。早期发现问题可以及时采取措施来减轻或控制疾病的发展和转归。

3. 三级预防

又称临床期预防,即积极治疗、预防并发症并采取各种促进身心健康的措施,防止疾病进一步恶化和出现伤残,最大可能地恢复健康,把健康问题的严重程度压缩到最低限度。如中风后的早期康复指导、乳腺手术后的肢体运动等。通过三级预防,可以减轻伤残的程度,帮助病人恢复部分或全部自理能力。

六、健康模式

健康和疾病都是人生命过程中最为关注的现象。过去多认为健康和疾病是各自独立、相互对立的,现在强调健康和疾病是一种连续的过程,可在个体身上同时并存,很难找到明显的界限,是动态的。

(一)健康—疾病连续相模式(health-illness continuum model)

在健康—疾病连续相模式中,健康是指人在不断适应内、外环境变化的过程中所维持的生理、心理、情绪、精神、智力及社会等方面的动态平衡状态;疾病则指人的某方面功能较之以前的状况处于失常的状态。健康—疾病连续相是指健康与疾病为一种连续的过程,处于一条连线上,其活动范围可以从濒临死亡至最佳健康状态(图2-1)。

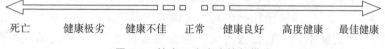

死亡　健康极劣　健康不佳　正常　健康良好　高度健康　最佳健康

图 2-1　健康—疾病连续相模式

任何人任何时候的健康状况都会在健康—疾病连续相两端之间的某一点上占据一个位置,且时刻都在动态变化中。连续相上的任何一点都是个体生理、心理、社会诸方面功能的综合表现,而非单纯的生理问题。如一个生理功能正常而有行为紊乱、社会适应不良者,其在连续相上所处的位置应在健康不良侧。

护士应用该模式可帮助护理对象明确其在健康—疾病连续相上所处的位置,并协助其采取措施从而尽可能地达到健康良好状态。

(二)最佳健康模式(high-level wellness model)

最佳健康模式是邓恩(H. L. Dunn)在1961年提出的,他认为健康仅仅是"一种没有病的相对稳定状态。在这种状态下,人和环境协调一致,表现出相对的恒定现象"。而人应设法达到最佳健康水平,即在其所处的环境中,使人各方面的功能得以最佳发挥,并发展其最大的潜能。

最佳健康模式更多地强调促进健康与预防疾病的保健活动,而非单纯的治疗活动。因此护士应帮助其护理对象进行有利于发挥机体最大功能和发展潜能的活动,从而帮助其实现最佳健康。如对有生理残障者,护士不仅要考虑如何在生理方面发挥其残存功能,还要帮助其在社会、情感、认知等方面适应这种残疾,将其生理残疾融入新的生活方式之中,以提高生活质量。

（三）健康与环境相互影响坐标模式

人类的一切活动都离不开环境,人类的健康与环境状况息息相关。健康与环境相互影响坐标模式(图2-2)即说明了人类健康与环境的关系。

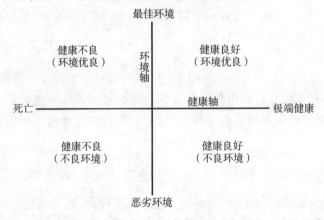

图2-2 健康与环境相互影响坐标模式

当一个人处于健康不良状况时,如果环境状况也欠佳,那么他的病情会逐渐加重,渐渐远离健康,向健康不良一侧移动;而当一个人健康状况处于良好状况,但环境恶劣时,那么他的健康会受到影响或威胁,其健康状况久而久之也会向健康不良方向转变;若身体欠佳但各方面环境良好,个体的健康状况有很大可能将向好的方向发展;个体健康状况既好,又有良好的环境,个体将处于最佳的健康状态,这就是人们追求的理想境界。

第三节 环 境

环境是人类生存和发展的条件,人类与环境相互影响,目前,人类与环境的关系已受到普遍重视。护理工作者必须掌握有关环境与健康的知识,充分利用环境中对人群有利的因素,消除和改善环境中的不利因素,才能增进人类健康,更好地承担保护人民健康的责任。

一、环境的概念和范畴

环境是人类进行生产和生活活动的场所,是人类生存和发展的基础。环境是护理学的四个基本概念之一,护理学家们赋予了它更深刻的含义。护理学创始人南丁格尔(Florence Nightingale)认为环境是"影响生命和有机体发展的所有外界因素的总和,这些因素能够缓解或加重疾病和死亡的过程";护理理论学家罗伊(Roy)把环境定义为是"围绕和影响个人或集体行为与发展的所有因素的总和",美国护理学家韩德森(Henderson)认为环境是"影响机体生命与发展的所有外在因素的总和"。所有有生命机体的环境又有内环境和外环境之分。

（一）人的内环境

第一个描述人的内环境的是生理学家伯纳德。他认为，一个生物体要生存，就必须努力保持其体内环境处于相对稳定状态。其后许多科学家也致力于这方面的研究。大量研究表明：人体有不断使其内部环境维持动态相对稳定状态的倾向，这种恒定状态是靠机体的各种调节机制（如神经系统和内分泌系统的功能）在无意识状态下以自我调整的方式来控制和维持的。内环境包括生理环境和心理环境。

1. 生理环境

主要指人体的各个系统如呼吸系统、消化系统、循环系统、神经系统、内分泌系统等，各系统之间相互作用以维持机体的生理平衡，并与外环境进行物质、能量和信息的交换。

2. 心理环境

主要指一个人的心理状态。一般而言，患病会对人的心理活动产生负面影响如焦虑或恐惧、失眠、食欲不振等，这些负面影响会进一步加重疾病，导致心理压力加重。同时，一些心理因素也会导致或诱发疾病的发生，如急性或慢性应激事件可导致器官发生一系列的病理生理变化，出现血压升高、胃黏膜溃疡的发生。此外，心理因素对病人所患疾病的病程、配合治疗的程度、预后、病人及亲友的生活质量均会产生不同程度的影响。

（二）人的外环境

人的外环境可分为自然环境和社会环境，此外，与护理专业有关的环境还包括治疗性环境。

1. 自然环境

是指存在于人类周围自然界中的各种因素的总称，它是人类及其他一切生物赖以生存和发展的物质基础。包括物理环境如空气、阳光、水、土壤等和生态环境，如动物、植物、微生物等。

2. 社会环境

社会环境是人类在生活、生产和社会交往活动中所形成的关系与条件，由社会政治、经济、文化、人口、卫生服务和生活方式等因素构成。人类不能脱离社会而存在，需要与家人、朋友、同事发生交往，与所居住的社会进行交流。通过与他人、社会维持平衡的人际关系，从中获得安全感、温暖、信心和援助等。

3. 治疗性环境

治疗性环境是专业人员在以治疗为目的的前提下创造的一个适合病人恢复身心健康的环境。个体在生命过程中都有机会接触医疗环境，医疗环境中是否强调为病人提供治疗性设施与服务，不仅可以影响病人在就医期间的心理感受，还可影响个体疾病恢复的程度与进程。因此，作为医务人员，提供一个安全、舒适、优美的适合病人健康恢复的治疗性环境是十分必要的。

(1)安全：治疗性环境应考虑病人的安全，这就要求医院在建筑设计、设施配置以及治疗护理过程中,要有安全防护的意识,防止意外事件的发生。如设有防火装置、紧急供电装置,配有安全辅助用具或设施如拐杖、轮椅、床栏、带扶栏的走廊、浴缸、马桶等,治疗用热或用冷过程中防止烫伤或冻伤等。此外,安全也包括防止微生物的转播,要求医院中设有院内感染控制小组,定期对医院的空气、物体表面及无菌物品等进行细菌监测,防止院内感染的发生。

(2)舒适:舒适首先来自于医院良好的物理环境,包括温度、湿度、光线、噪声的适量控制与清洁的维持,也源于医护人员优质的服务与良好的服务态度。此外,优雅的环境布置也可为病人带来舒适感。

案例中的张女士患病后其生理环境直接受到影响,心理上也由原来的自信、外向、幽默变得情绪低落。由于患病,她脱离了以前的工作和生活环境,进入到医院环境中,护士就应及时评估患病给病人带来的内环境的变化,通过给病人创造良好的医院物理环境、融洽的社会环境、及时有效的治疗性环境,帮助病人恢复健康。

二、人与环境相互依存

人类的一切活动都离不开环境,人类与环境相互依存、相互影响。人与环境的辩证统一关系,表现在机体的新陈代谢上,即机体与环境不断进行着物质、能量和信息的交换和转移,使机体与周围环境保持着动态平衡。机体从环境中摄取空气、水、食物等生命所必需的物质,通过一系列体内过程合成细胞和组织的各种成分,并释放出热量以保证生命活动的需要。同时,机体通过分解代谢所产生的分解产物经各种途径排泄到外环境如空气、土壤和水中,被生态系统的其他生物作为营养成分吸收利用,从而形成生态系统中的物质循环、能量循环和信息传递。

人类的健康与环境状况息息相关,还表现在一方面,人们通过自身的应对机制在不断地适应环境,通过征服自然与改造自然来不断地改善和改变自己的生存与生活环境;另一方面,环境质量的优劣又不断地影响着人们的健康。据统计,人类所患疾病中,不少与环境中的致病因素有关。其中人为的生产活动造成的环境破坏对人类健康的威胁较之于自然环境中的危害因素更为严重。因此,人们在改造自然的同时,要有环境保护意识,自觉地保护自己的生存环境,使人类与环境相互协调,维持一个动态平衡状态,使环境向着有利于人类健康的方向发展。

三、环境对健康的影响

随着现代社会高科技的开发和利用、工业化进程的推进,人类对环境的开发、利用和控制能力大大提高。与此同时,环境对人类健康的影响也愈发明显,资源的过度开发、生态失衡、空气与水的污染、噪声污染、化学制剂的滥用等都对人的健康造成了损害。在人类所患疾病中,不少与环境中的致病因素有关。因此,护士应掌握有关环境与健康的知识,为护理对象创造良好的休养环境以恢复和增进健康,并广泛宣传,做环境保护的卫士。

(一)自然环境对健康的影响

自然环境对人的影响是具根本性的。清洁的空气和水、充足的阳光、适宜的气候等是人类生存和发展的物质基础。人类要改善环境,必须以保护良好的自然环境为前提,否则势必造成严重的负面影响。

1. 自然气候的影响

自然界的变迁,自然气候的异常,如台风、干旱、洪水、沙尘暴等对生态系统造成破坏,给人类健康也带来了威胁。此外,风寒、燥热、暑湿等气候与某些疾病和流行病的产生有密切关系。

2. 地形地质的影响

自然环境中的地形地质不同,地壳物质成分不同,各种化学元素的含量差异也会对人类健康产生不同程度的影响。如环境中缺碘会导致地方性甲状腺肿,环境中氟过量会导致氟骨病,地方性砷中毒、克山病等都与当地地质物质成分的含量有关。

3. 环境污染的影响

由于人类活动或某些自然灾害,使有害的物质或因素进入环境,造成环境结构和功能发生变化,引起环境质量下降,从而影响人类及其他生物的生存和发展,这种现象称为环境污染。当环境受到污染后,会造成原来的生态系统失去平衡,导致多种疾病的发生,对人类的生存和健康构成威胁。如长期接触低浓度的大气污染物可诱发呼吸道和眼结膜的疾病,肺部疾患又可诱发心血管系统功能异常。水体污染可引起急、慢性中毒,传播传染性疾病等。

(二)社会环境对健康的影响

影响人类健康的社会因素较多,如政治、经济、家庭、文化、卫生保健系统等。有些社会因素是致病的危险因素,有些则是促进健康的健康因素。

1. 社会政治制度

包括法律和社会支持系统、社会资源分配制度、就业和劳动制度、劳动强度等。一个国家或政府的社会制度决定国家的卫生保障措施,以及政府是否将公民的健康放在重要位置,是否积极采取措施以促进公众健康。

2. 社会经济

经济是满足人们的基本需要、卫生服务和教育的物质基础。社会经济状况与个人经济条件直接影响人们的健康水平。如社会经济水平的不断提高,有利于增加卫生经费投入,改善卫生保健服务设施,提高人们的整体健康水平。个人经济条件优越,可使其投向预防保健的费用相对增加。此外,与经济有关的其他因素如工作条件、生活条件、营养状况等也对人的健康有着极大的影响。

3. 社会文化

文化是一个社会或其亚群成员所特有的物质和精神文明的总和,人们的文化素质、受教育程度、风俗习惯、宗教信仰、传播媒介等都能影响人的健康。与健康密切相关的文化因素包括:对健康价值的认知,对症状的感知,偏爱的治疗方式、对卫生服务的反应以及实施营养、安全和公共生活的行为方式等。社会文化因素是通过提高人的素质间接地对人们的健康信念产生作用的。

4. 社会关系

人生活在由一定的社会关系结合而成的社会群体之中,包括家庭、邻里、朋友、工作团体等,这些基本社会群体共同构成社会网络。人在社会网络中的关系是否协调、是否相互支持,不仅是影响健康的因素,也是健康的基本内容。

5. 卫生保健服务

卫生保健服务系统的主要工作是向个人和社区提供范围广泛的促进健康、预防疾病、医疗护理和康复活动,保护和改善人群的健康。由于世界各个国家的经济水平不同,卫生资源的拥有和分配、利用差别悬殊。世界卫生组织提出要本着社会公正的精神,采取国家和国际的有效行动,在全世界,特别是在发展中国家实施初级卫生保健。

四、护理与环境的关系

南丁格尔在护理工作中深刻认识到环境对健康具有重要的影响,她认为,造成病人痛苦的原因常常是环境因素未能满足病人的生存需求而不仅仅是疾病本身的症状。因此她提出:"一般认为症状和痛苦是不可避免的,并且发生疾病常常不是疾病本身的症状,而是其他的症状——全部或部分需要空气、光线、温暖、安静、清洁、合适的饮食等。"护士只有了解环境与健康和疾病的关系,才能完成护理的基本任务——减轻痛苦、预防疾病、恢复健康、促进健康。

1975年,国际护士会在其政策声明中,概述了护理专业与环境的关系:保护和改善人类环境,成为人类为生存和健康而奋斗的一个主要目标。该目标要求每一个人和每一个专业团体都要承担以下职责:保护人类环境,保护世界资源,研究它们的应用对人类的影响及如何避免人类受影响。同时,也明确规定了护士的职责:

(1)帮助发现环境对人类的积极和消极影响因素。

(2)护士在与个人、家庭、社区和社会接触的日常工作中,应告知他们如何防护具有潜在危害的化学制品及有放射线的废物等,并应用环境知识指导其预防和减轻潜在危害。

(3)采取措施预防环境因素对健康造成的威胁,同时加强宣传,教育个体、家庭、社区及社会对环境资源进行保护的方法。

(4)与卫生部门共同协作,找出住宅区对环境及健康的威胁因素。

(5)帮助社区处理环境卫生问题。

(6)参与研究和提供措施,早期预防各种有害于环境的因素;研究如何改善生活和工作条件。

随着经济发展和生活水平的提高,人们对环境质量的要求也越来越高,环境质量必须与人们生活水平的提高相适应。为了满足人们的需要,护士有责任和义务学习和掌握有关环境的知识,并运用自身拥有的知识,积极主动开展健康教育,努力保护和改善环境,为人类的健康事业做出贡献。

第四节 护 理

护士只有对护理及护理专业有所认识,才能不断塑造自己的专业特征,培养自己的专业素质,在健康照顾体系中更好地承担护士的角色。

一、护理的概念

"护理"一词源于拉丁文"Nutricius",原意为抚育、扶助、保护、照顾幼小等。自从1860

年南丁格尔(Florence Nightingale)开创现代护理新时代,一百多年来,护理定义的内涵和外延都发生了深刻的变化,这些变化可从不同年代不同学者或组织对护理的定义中反映出来。

1. 南丁格尔

南丁格尔认为"护理既是艺术,又是科学",她在1859年出版的《护理札记》中提出:"护理应从最小限度地消耗病人的生命力出发,使周围的环境保持舒适、安静、美观、整洁、空气新鲜、阳光充足、温度适宜,此外还要合理地调配饮食。"

2. 奥立维尔

1943年,奥立维尔提出,护理是一种艺术与科学的结合,它包括照顾病人的身体、精神及智力。

3. 克瑞特

1957年,克瑞特提出,护理是对病人加以保护,并指导病人满足自身的需要,使病人处于舒适的状态。

4. 约翰森

1961年,约翰森提出,人在压力下不能满足自己的需要,护理的主要作用是为人提供技术服务,消除压力,以帮助人恢复原有的内在平衡。

5. 韩德森

1966年,韩德森在《The Nature of Nursing》中指出:"护士的独特功能是协助患病的或健康的人,实施有利于健康、健康的恢复或安详死亡等活动。这些活动,在个人拥有体力、意愿和知识时,是可以独立完成的,护理就是协助个人尽早不必依靠他人来执行这些活动。"

6. 罗杰斯

1970年,罗杰斯提出,护理服务的对象是整体的人,是协助人们达到其最佳的健康潜能状态。凡是有人的场所,就需要护理服务。

7. 美国护士协会(ANA)

1980年,ANA提出:"每个人对自身存在的或潜在的健康问题,必有一定的表现和反应,对这种反应的诊断和治疗即称为护理。"

仔细分析这些定义所包含的在护理对象、服务场所与服务手段等方面的异同,可反映出护理在特定时期的大致轮廓。

二、护理的内涵

护理事业在近一百年来发展迅猛,变化颇大,但它的一些基本内涵,即护理的核心却始终未变。护理的内涵包括:

(一)治疗

治疗是指干预或改变特定健康状态的过程。在临床工作中,护士与医疗人员协作,共同完成对病人的治疗过程。

(二)照顾

照顾是护理永恒的主题。无论是在什么年代,也无论是以什么样的方式提供护理,照顾病人或护理对象始终是护士工作的重心与职责。

(三) 人道

护士是人道主义的忠实执行者。在护理工作中提倡人道,首先要求护士视每一位护理对象为具有个性特征的个体,为具有各种需求的人,从而尊重个体,注重人性。提倡人道,也要求护士对待护理对象一视同仁,不分高低贵贱,不论贫富与种族,积极救死扶伤,为人们的健康服务。

(四) 帮助

帮助是每位护士能为每位病人做的。完成帮助需要建立帮助性关系。帮助性关系是护士用来与护理对象互动以促进健康的手段。护士和病人之间首先是一种帮助与被帮助、服务与被服务的关系,这就要求护士以自己特有的专业知识、技能与技巧提供帮助与服务,满足护理对象特定的需求,与护理对象建立起良好的帮助性关系。但护士在帮助病人时也从不同的病人那里深化了自己所学的知识,积累了工作经验,自身也获益匪浅。因此,这种帮助性关系也是双向的。

三、护理与健康的关系

自从现代护理发展以来,护理就和健康密不可分。1978年WHO指出:"护士作为护理的专业工作者,其唯一的任务就是帮助病人恢复健康,帮助健康人促进健康。"国际护士会规定护士的权利与义务为:"保持生命,减轻痛苦,促进健康。"这些均明确了护理与健康的关系。

为完成这些任务和履行义务,护士不仅要在医院为病人提供护理服务,还需要将护理服务扩展到社区和社会,为健康人群提供保健。护士要以整体观评估、分析和满足个体和群体生理、心理、社会、精神、文化、发展等方面的需求,帮助护理对象获得最大的健康,履行护士"减轻痛苦、预防疾病、恢复健康和促进健康"的重要职责。在案例中,护士要评估张女士存在的身、心、社会问题,制定护理计划,帮助其减轻痛苦,恢复健康。对于张女士的丈夫和女儿,护士也要评估家庭变化给他们带来的压力,帮助他们适应这种变化,为其提供家庭和社会支持,促进他们的健康。所以,护理学作为医学科学的组成部分,其目标是在尊重人的需要和权利的基础上,改善、维护或恢复护理对象的生理、心理、社会各方面的健康,最终目标是致力于保护全人类的健康。

本章小结

人、环境、健康和护理是护理学的四个基本概念。人是一个由生理、心理、社会、精神、文化等组成的开放系统,护理中的人包括个人、家庭、社区和社会。健康和疾病是动态的、连续的。环境包括内环境和外环境,人与环境相互依存,相互影响。护理的概念、对象、范围、内容均随着社会的发展而在扩展,护士在健康中应履行"减轻痛苦、预防疾病、恢复健康、促进健康"的职责。

本章关键词: 人;健康;环境;护理

课后思考

1. 作为护士,对护理护理对象中的个人、家庭、社区、社会应提供哪些护理?
2. 如何帮助护理对象确立正确的健康观念?
3. 护士如何评估护理对象所处的环境?
4. 请分析护理学的四个基本概念之间的关系。

(谢 晖)

第三章 护士素质与行为规范

案例

张某是 80 后独生女。护理本科毕业后顺利就职于某三甲医院。作为一名新护士,小张对工作充满着热情和憧憬,但在工作中屡屡受挫:与病人交流时,不知从何说起;为病人护理时,不知如何合理解释。眼见一年的轮转期要过去了,小张心里充满了困惑。

问题:
1. 张某应该怎样与病人开始并持续有效交流?
2. 为病人护理时张某该做好哪些解释呢?

本章学习目标

1. 掌握护士素质的基本内容。
2. 熟悉护理技能操作中规范用语。
3. 了解提高护士素质的意义与途径。
4. 通过刻苦学习,逐步具备护士素质、养成良好的行为规范。

护理学科的发展,关键在于护理人才,人才的培养,重在素质。具备良好的护士素质,是护士胜任护理工作的决定性要素。护士素质不仅与医疗护理质量关系密切,而且是护理学科发展的重要条件之一。

第一节 素质的概述

一、素质的概念

"素质"(diathesis)这个词是指构成事物的要素(元素),即反映这一事物的本质属性的成分或特征。

人的素质从狭义上解释,一般是指有机体天生具有的某些解剖和生理的特性,主要是神经系统、脑的特性,以及感觉器官和运动器官的特性。

人的素质从广义上解释,它已扩展延伸到以人的社会道德、行为规范、事业心、责任心、原则性、民主性、信念和世界观为基本内容的思想道德素质;以一个人所具有的科学文化知识、专业知识、管理组织能力、指挥协调能力、决断能力、谋略能力、表达能力、交往能力和工作效率为基本内容的业务素质;以一个人具备的身体活动能力(力量、速度、耐力、灵敏、柔韧)和强健的体质为基本内容的身体素质以及以反映一个人职能和个性特征为基本内容的身心素质。

二、护士素质的概念

护士素质是指护士在履行护理工作职责时所具备的内在品质和精神面貌。南丁格尔曾经说过:"人是各种各样的,由于社会、职业、地位、民族、信仰、生活习惯与文化程度的不同,所患的疾病与病情也有差异,要使千差万别的人都能达到治疗康复所需要的最佳状态,这本身就是一项最精细的艺术。"针对这一门艺术,护士应培养自身的专业素质,既顺应社会和护理工作的需要,又能充分实现个人的人生价值。

三、护士素质的重要性

提高护士素质,有利于护理学科的发展,有利于护理质量的提高,有利于护理人才的成长,有利于医院的整体发展。具体表现为:

(一)促进护理专业学科的发展

近百年来,护理学科随着医学科学的发展,得到了一定程度的发展和进步。护理学科已由一门职业发展为一门独立的专业学科;护理教育由中专教育发展为中高等护理教育;护理工作者由单纯地执行医嘱和医生的助手转变为医生的合作者,共同商讨病人的医疗护理,护理学科正在成为有影响的、作为人类健康守护神的学科。但与其他学科相比,护理学科还是一门正处于发展阶段的年轻学科,需要更多的高素质护理人才来促进护理理论和实践学科的发展,以形成现代护理学完整的独立体系。

(二)提高护理质量

护士素质是提高护理质量的源泉与动力,因此,要提高护理质量,必须提高护士素质。护理学科发展的历史表明,在注重护士素质的年代,其护理质量较高;在护理质量下滑的年代,恰恰也是护士素质滑坡的年代。

(三)培养护理人才

人才是社会性、创造性、进步性的统一体。要培养高素质的护理人才,必须有优良素质的护士作为高等教育的教授、临床护理专家、护理科研的研究员、护理工作的领导者;必须有具备优良素质的护士工作在临床一线及基层卫生服务中心。

(四)利于医院的全面建设

在医院,护士的占医、护、技术人员总数的一半,由护士参加的工作或部门约占医院工作部门的四分之三。因此,护士素质的高低直接影响到医院建设的发展速度。

(五)利于护理对象早日康复

护理工作的重点是预防疾病、恢复健康、促进康复、增进健康,最大限度地满足人民群众防病治病的需要。一般来说,护理质量取决于三方面:一是护理技术设备,二是护理技术,三是服务态度,三者缺一不可。只有高素质护士,才能充分发挥护理技术设备的作用,才能在运用护理技术的过程中取得满意的效果,才能有良好的服务态度,才能使护理对象早日康复。

第二节 护士素质的基本内容

护士素质包括政治思想道德素质、科学文化素质、专业素质和身体心理素质,具备良好的护士素质是护士从事护理工作的基本条件。

一、思想品德与职业道德素质

政治思想素质及职业道德素质二者相互联系,不可截然分开。护士的政治思想素质是职业道德素质的基础,没有正确的政治观,就不可能有正确的人生观、价值观和事业观。

(一)政治思想

具有崇高的思想品质、高尚的道德情操及正确的人生观、价值观,能做到自尊、自爱、自律、自强,热爱祖国、热爱人民,具有为人类健康服务的奉献精神。

(二)职业道德素质

具有崇高的护理职业道德、高尚的思想情操、诚实的品格和较高的慎独修养。有高度的社会责任感和尊重生命的职业情怀,为追求精湛的护理技能而勤奋学习,刻苦钻研。爱岗敬业,忠于职守,救死扶伤,廉洁奉公,实行社会主义人道主义,在奉献中提高自己的精神境界。

二、科学文化素质

科学知识是人类在改造世界的实践中所获得的认识和经验的总和,文化是指人类在社会历史发展过程中所创造的物质文明和精神文明的总和,个人的业务素质受其科学知识与文化水平的制约。因此,良好的业务素质,必须要有一定的科学文化知识来支持。

(一)基础文化知识

具备高中以上文化程度,掌握相应的数、理、化知识,是深入理解医学、护理学理论的必备条件。

(二)人文、社会科学知识

护理工作的对象是人,护士必须学会尊重人、理解人,进而才会真诚地关心人,体谅人,才能更好地为护理对象服务。因此,护士应学习心理学、伦理学、哲学、美学等人文、社会科学知识。

三、专业素质

(一)专业知识

护士应具备合理的知识结构,包括医学基础知识和护理专业的知识和技能。护士掌握基础医学、临床医学基本理论是做好护理工作的基础,掌握护理专业知识和技能是做好护理工作的关键。同时护士应有敏锐的观察能力,有较强的提出问题、分析问题和解决问题的能力,以最大限度地满足病人的需要。

随着医学科学的发展和医学模式的转变,护士还应注意不断地更新知识。学习时应注意结合实际问题,掌握新业务、新技术,不断研究解决护理问题的新方法,促进护理科学的快速发展。

(二)专业能力

1. 规范的操作技能

娴熟的技术,是做好护理工作,满足病人需要的重要条件。基础护理学所教的护理技术,都是护士应该掌握的基本功。而娴熟的技术必须深刻理解技术操作的原理、目的和操作流程,并且做到手法熟练、准确,才不至于增加病人痛苦。

2. 敏锐的观察能力

护理实践中,病人的病情及心理状态是复杂而多变的,有时病人身体或心理微小的变化,恰是某些严重疾病和并发症的先兆。护士只有具备敏锐的观察能力,才能在第一时间发现这些变化,做到"防患于未然"。病人病情剧变时,护士细致入微的观察、缜密的分析、准确的判断能力、熟练的急救技术,是使病人化险为夷的重要保证。

3. 较强的提出问题、分析问题和解决问题的能力

护理学是一门应用性很强的科学,十分注重应用护理程序的方法解决病人现存或潜在的健康问题,这就要求护士在整个护理过程中,有较强的提出问题、分析问题和解决问题的能力。

4. 机智灵活的应变能力

护理服务的对象是人,而人的心理活动与个性特征是千差万别的,同样的护理方法、同样的护理语言与态度,不一定适合所有的病人,因此,护士应掌握沟通知识,合理运用沟通技巧,与病人建立良好的护患关系,满足病人健康需求。

5. 获取新知识的意识和创新能力

为适应现代医学模式的转变,护士应具有终身学习的意识,要不断关注学科新的发展和变化,及时补充自己知识体系中的欠缺与不足,善于发现工作中的问题并能设法解决这些问题,使自己不仅能跟上学科发展的步伐,还具备创新能力。一个学科的发展,需要各方人员的不断创新。所以,护士创新能力的培养任重而道远。

(三)专业态度

"态度决定一切",护理工作虽然是平凡的,但它能救死扶伤,因而又是高尚的。护士应具备严谨的专业态度,对护理对象负责,对工作一丝不苟。

四、身体心理素质

健康的身体和心理是护士完成工作的前提。现代护士应心胸开阔,严于律己,奋发图强。有高度的责任感和正义感,有坦诚豁达的气度,保持愉快乐观的心情;有高度的自觉性、较强的适应能力、良好的忍耐力及自我控制能力,善于应变,灵活敏捷;有较强的进取心,不断求取知识、丰富和完善自己。

护士应具备健康的体魄、文雅大方的仪表、端庄稳重的举止、整洁美观的衣着、热情真诚的待人方式、乐观而稳定的情绪、宽容豁达的胸怀,才能胜任护理工作,顺利完成各项护理任务。护士作风必须紧张明快、秩序井然、有条不紊、有始有终,保证各项工作能按计划要求,一丝不苟地及时完成。

第三节 护士素质的形成与提高

高新技术在医学领域的运用促进了护理专业技术水平的迅速提高,家庭护理、临终关怀、老年护理和日间病房等多样化的社区护理服务正在不断发展。为适应现代护理工作的要求,护士需要不断提高自身素质。

一、护士素质的形成

护士素质,虽然与先天的素质有关,但更主要的是在后天专业教育和实践中逐渐培养和成熟起来以臻完善的。通过护士自身努力以及组织规范、管理、控制,得以形成和提高。

二、护士素质的提高

(一)推行素质教育

素质既有先天禀赋,又需要在后天教育和影响下形成和发展。

(二)护理继续教育

鼓励护士参加各种形式的继续教育(函授、远程教育、成人高考等),设立继续教育学分制,或把继续教育纳入末位淘汰的考核标准,在护士中形成良好的学习风尚,养成学习的习惯,不断提高护士的专业素质和业务能力。

(三)强化自我修养

护理是健康所系、性命相托的事业,每个护士都需要明确护士素质的基本内容、目标和要求,并在实践中积极学习,不断提高和完善自身素质,努力使自己成为一名高素质的护士。

第四节 护士的行为规范

人们在履行对社会所承担的职责、义务过程中,每个人的思想、行为都遵循着符合自身社会角色特征的准则和规范。护士既要遵循着人们公认的规范和行为准则,又要符合职业特征。南丁格尔曾说:"护理是一门技术,更是一门艺术。"护理艺术性在于护士通过自身的形象来展示其独特的专业美,更好地为病人服务。

一、护士的语言行为规范

语言是人类沟通思想、交流感情的重要工具,是人们互相理解的桥梁和纽带。人们运用语言传递信息,交流思想感情,沟通人际关系。同时,语言也可反映出一个人文明道德、文化素养和精神风貌。希波克拉底曾说:"医生有两种东西能治病,一是药物,二是语言。"在临床实践中,语言交流是护士与病人进行交往的最基本、最普通、最广泛的一种形式,是护患之间思想、情感相互沟通的桥梁。

(一)护士日常工作用语规范

1. 语言的规范性

护士不但要讲普通话,而且要尽量掌握当地语言,以减少交流的障碍。护士在日常工作中的语言,内容应严谨、高尚,符合伦理道德原则。措辞准确、朴实,表达清晰、明确,语音、语调温和,语速适中,向病人交代护理意图时应简洁、易懂。

2. 语言的情感性

良好的语言能给病人带来精神上的安慰。如晨间护理时,带着微笑走进病房,向病人说声:"早上好!"针对不同对象,问候不同的内容:"你昨晚睡得好吗?""今天天气真好,我打开窗户通通风,好吗?""您伤口还痛吗?"等。

3. 语言的保密性

注意保守医疗秘密和保护病人的隐私权。护患关系应建立在相互理解、信赖、关心、真诚的基础上。一般情况下,护士应实事求是地向病人解释病情及治疗情况,以保证病人享有"知情权"。但不同的病人对相关问题的敏感性及承受能力不同,因此,护士应根据病人的文化程度、性格特点等情况区别对待,有的可直言,有的须婉转。对病人的隐私如生理缺陷、精神病、性病等要保密,病人不愿意陈述的内容不要追问,切忌取笑病人的隐私。对某些重危病人或癌症晚期病人,他们在知道病情后会遭受很大的打击,加重病情,所以应予以保密。

(二)符合礼仪要求的用语规范

1. 迎送用语

护患初次相见是建立良好关系的基础,护士应热情接待,表示尊重和欢迎,使病人有宾至如归的感觉,同时主动接过病人携带的物品,护送病人到床边,热情介绍病区环境、制度及同室病友,使病人尽快消除陌生感。病人出院时,护士应送出病区门口,再次叮咛与病人告别,如"请注意休息","请按时吃药,定期来复查"等。

2. 介绍用语

病人初到病区时,护士应有礼貌地进行自我介绍,如"您好,我是您的责任护士,我姓陈……";"请允许我给您介绍……"

3. 电话用语

电话语言代表着个人、科室、医院的对外形象。护士接打电话均应做到礼貌谦虚、称呼得当、音质良好、语句清晰。打电话应做到有称呼,接电话时应先报受话部门,如:"您好!这里是×病区,请问您找谁?"

4. 安慰用语

针对不同病人选用不同的方法和语言安慰病人,做到声音温和,表达真诚,合情合理,使病人听后能获得宽慰与希望。

5. 感谢用语

护士在获得病人配合或帮助时,受到他人理解与善待时,得到病人赞美与感激时,均应回以感谢语,如"谢谢您的配合","感谢您对我们工作的理解与支持。"

6. 道歉用语

当护士给病人带来不便、妨碍、打扰时,应适时使用道歉语,这样不仅会得到病人的理解、包涵与配合,也可显示护士良好的个人修养。如"请原谅","真对不起,让您受疼了"等。

7. 征询用语

病人对护士的任何一项操作均有知情同意权,因此,护士必须在征得病人同意后实施操作。如"您需要我帮忙吗"、"我可以打开窗户通通风吗"、"我可以看一下您的切口吗"。

(三)护理技能操作中用语规范

在操作中,病人有权知道你为他进行什么操作、操作的目的等,护士有责任向病人进行有关解释和指导。在护理技能操作中,用语规范分三部分:操作前解释、操作中指导和操作后嘱咐。

1. 操作前解释

①向病人介绍本次操作的目的、大致的方法、过程和注意事项,可能产生的感受;②讲解操作前病人的准备工作和操作过程中的配合方法;③真诚向病人承诺将用熟练的技术,以减轻病人的不适。

2. 操作中指导

①具体指导病人配合的方法;②询问病人有无不适,观察病人的反应;③使用安慰性语言,转移其注意力;使用鼓励性语言,增强其信心。

3. 操作后嘱咐

①询问病人的感觉,是否达到预期效果;②必要的注意事项;③感谢病人的合作。

以上三部分可以解答案例的问题。

(四)护士语言交流技巧

1. 运用得体的称呼语

称呼语是护患交往的起点,称呼得体,会给病人以良好的第一印象,为以后的交往打下互相尊重、互相信任的基础。护士称呼病人的原则是：①避免直呼其名，尤其是初次见面时呼名唤姓不礼貌；②不可用床号取代称谓；③根据病人身份、职业、年龄等具体情况称谓，力求恰当；④与病人谈及其配偶或家属时，适当用敬语，如"您夫人"、"您母亲"。

2. 避讳语

对不便直说的话题或内容用委婉方式表达，如耳聋或腿跛，可代之以"重听"、"腿脚不方便"；病人死亡，用"病故"、"逝世"、以示对死者的尊重。

3. 擅用常用的职业性用语

职业性用语包括：①礼貌性语言：在护患交往中要时时处处注意尊重病人的人格，不伤害病人的自尊心，回答病人询问时语言要同情、关切、热诚、有礼，避免冷漠粗俗；②保护性语言：防止因语言不当引起不良的心理刺激，对不良预后不直接向病人透露，对病人的隐私要注意语言的保密性；③治疗性语言。如用开导性语言解除病人的顾虑；某些诊断、检查的异常结果，以及对不治之症者护理时，均应用保护性语言。

4. 注意用语的科学性、通俗化

科学性表现在不说空话、假话，不模棱两可，不装腔作势，能言准意达，自然坦诚地与病人交谈。同时注意不生搬医学术语，要通俗易懂。

（五）倾听与沉默

在护患语言交流过程中护士要善于听人讲话，要注意讲话者声音、音调、流畅程度及所选用的词句，他的面部表情、身体姿势及动作，尽量理解他想表达的真实含义。

在倾听过程中，要全神贯注、集中精力、注意听讲。"眼睛是心灵的窗户"，谈话时，要保持眼神的接触；双方保持的距离以必须能看清对方表情、说话不费力但能听得清楚为度；距离也可随说话内容而调整，以自然为要。双方位置平持，稍向病人倾斜，切勿使病人处于仰视位。要使用能表达信息的举动，如点头、微笑等。用心倾听，不仅表达了对病人的关心，还表达了对话题的兴趣，以鼓励病人继续说下去。

沟通中利用语言固然重要，但并不是唯一可以帮助人的方法。不要认为所有时间都应该说话。当病人受到情绪打击或哭泣时，护士可和对方说："如果您不想说话，您可以不说，我希望能坐在这里陪您一会，好吗？"这时护士以沉默的态度表示关心，也是尊重对方的愿望，会很有效。它可以表达护士对病人的同情和支持，起到"此时无声胜有声"的作用。沉默片刻还可以提供护患双方思考和调适的空间。

以上护士的语言行为规范，为回答案例的问题提供了参考。

二、护士的非语言行为规范

非语言又称体态语言，它与语言构成交往的两大途径。人与人的交往，约有35%运用语言沟通，65%运用非语言沟通。体态语言常能表达语言所无法表达的意思，且能充分体现护理工作者的气质，有助于提高沟通效果，增进和谐的护患关系。护士的非语言行为，包括护士面部表情、手势与专业性皮肤接触、护士的着装与修饰、护士的行为举止。

（一）面部表情

面部表情是人类心理活动的晴雨表，是世界通用的语言，不同文化或国家对面部表情的解释具有高度的一致性,交往中一个信息的表达等于7%的书面语+38%的音调+55%的面部表情,可见面部表情在人际沟通过程中的重要的作用。人类的各种情感都可非常灵敏地通过面部表情反映出来,"喜怒形于色"就是这个道理。在人际沟通中,来自面部表情的信息,更容易为人们所理解和察觉,它是人们理解对方情绪状态最有效的一种途径,是非语言沟通中最丰富的源泉。护士的面部表情是护士的仪表、行为、举止在面部的集中体现,如护士面对病人时,必须控制惊慌、紧张、厌恶、害怕接触的表情,以避免病人误将这些表情与自己病情恶化情况相联系,同样,护士也应注意观察病人表情的变化,获得信息。最有用的面部表情首先是微笑,其次是眼神。

1. 微笑

微笑是人间最美好的语言,自然而真诚的微笑具有多方面的魅力,能使病人消除陌生感,增加对护士的信任感、安全感。有人说:微笑如阳光,可以驱散阴云;如春风,可以驱散寒意。微笑虽无声,但它却可以表达出许多信息。护士常常面带欣然、坦诚的微笑,对病人极富有感染力。当病人焦虑时,护士面带微笑与其交谈,微笑本身就是"安慰剂";当病人恐惧不安时,护士镇定、从容不迫的微笑,能给病人以镇静和安全感。因此,护士的微笑应发自内心,展现真诚,体现关爱,以微笑面对人生,以微笑面对病人,在微笑中为病人创造出一种愉快、安全和可信赖的氛围。

2. 眼睛

"眼睛是心灵的窗户",通过眼神可以把内心的激情、学识、品行、情操、审美情趣等信息传递给别人,达到互相沟通的目的。不同的眼神可以起到不同的作用,如关爱的眼神可使人感到愉快,鼓励的眼光可使人感到振奋,责备、批评的眼光可使人产生内疚的感觉等。医护人员温和的眼神可使新入院的病人消除顾虑,亲切的目光可使孤独的病人得到温暖,镇静自若的眼神可使危重病人获得安全感,凝视的眼神可使病人感到时刻在受到关注,而安详的眼神则可使濒死病人放松对死亡的戒备。因此,护士要学会善于运用眼神,尤其是对一些失语的病人,从而达到有效交流的目的。

(二)手势与专业性皮肤接触

手势配合语言,以提高表现力和感应性,是护理工作中常用的方法。如病人高热时,在询问病情的同时,用手触摸病人前额更能体现关注、亲切的情感。当病人在病室大声喧哗时,护士做示指压唇的手势凝视对方,比用语言批评喧闹者更为奏效。

1. 手势与专业性皮肤接触的作用

护士由于工作需要,与病人有专业性皮肤接触。皮肤接触与心理状态有着密切的关系,皮肤接触不仅可作用于精神、神经系统,还有利于疾病预防和恢复。如经常为卧床病人按摩、翻身、擦身等,不仅可使病人感到舒适、放松,还有促进血液循环、预防压疮等作用。美国皮肤接触科研中心的专家对人体的皮肤进行了研究,揭示了按摩和触摸刺激可以增强免疫系统功能和有益健康的生理意义。

2. 手势与专业性皮肤接触的临床应用

根据临床研究,皮肤接触可以治疗和预防婴儿的某些疾病。怀抱婴儿可给予婴儿最好的情感温暖,如果满足不了,则患儿可出现被称为"皮肤饥饿"的状况,如食欲不振、发育不良、智力衰退、性格缺陷等。这种特殊需要,是不能仅仅以食物满足来代替的。因此,在病情允许下,护士应经常抱抱患儿,抚摸其背、头、肢体等部位,以满足患儿的需要。怀抱与爱抚,不仅对婴儿,对儿童、成人的心身健康也能起到无法估量的作用。当病人痛苦时,轻轻地抚摸他的手或拍拍他的肩;病人发高烧时,摸摸他的额头;产妇分娩时,按摩她的腹部;阵痛时紧紧握住她的手,这些动作对于病人来说,都是一种无声的安慰。护士在护理视觉或听觉方面有障碍的病人时,触摸还可传递关怀之情。

(三)护士的着装与修饰

1. 护士的着装

护理独特的艺术美还可以通过护士的形象表现出来。正确得体的着装不仅能体现护士良好的精神面貌和较高的文化素养,而且还可以增强护士的自信,提高与人交往的能力。

(1)护士服:护士服是护士工作的专用服装,是区别于其他医疗服务人员的重要标志。上班时着护士服是护理工作的基本要求,非上班场合不宜穿护士服,以示严谨。护士服应整齐清洁,力求简约端庄。护士服有连衣裙式及上衣、裤装分体式,色彩有白色、淡蓝、淡绿、粉色等。护士着护士服时应同时佩戴标明其姓名、职称、职务的工作牌。工作牌应佩戴在左胸上方,损坏或模糊不清时应及时更换。

(2)口罩:根据护士脸型大小及工作场景、内容选择合适口罩。戴口罩应端正,系带于两耳,松紧适度,遮住口鼻。纱布制口罩应及时换洗消毒,保持口罩清洁美观。一次性口罩使用完应立即丢于指定的回收处,不应反复使用。护士忌戴有污渍或被污染的口罩,不宜将口罩挂于胸前或装入不洁的口袋中。应先洗手,后戴取口罩。

(3)护士鞋和袜:护士鞋要求样式简洁、大方,以平跟或浅坡跟、软底为宜,颜色以白色或乳白色为佳。护士鞋要注意防滑、舒适、干净,与整体装束协调,不宜穿高跟鞋或走路时有声响的鞋。护士袜应以肉色或浅色为佳,袜口不宜露在裙摆或裤脚的外面。在炎热的夏季护士应穿着丝袜,不可光脚穿鞋,使腿部皮肤裸露,丝袜破损应及时更换。

2. 护士的修饰

护士的仪容美在塑造护士整体美、为病人提供优质服务方面具有重要作用。保持良好的仪容,是护士维护自身形象和护理职业形象美的关键。修饰仪容的基本原则是美观、整洁、卫生、得体。

(1)头发的修饰:头发是护士仪容的重要组成部分,应经常清洗,做到无异味、无异物、有光泽。护士染发、烫发、选戴假发要力求朴实、简洁,不可过于张扬,应注意与护士仪表美所表达的情感相适应。护士的工作发式除了遵循基本的美发原则外,还应体现护士职业的特点。总体要求是整洁、简练、明快、方便、自然,既利于护士进行各项护理操作,又体现护士庄重、严谨的风格。

(2)眼部的修饰:眼睛是心灵的窗户,护士应注意眼部清洁和保养,但不宜做过于复杂的修饰。配戴眼镜要注意眼镜的选择和清洁,工作时忌戴墨镜。

(四)护士的行为举止

行为举止(Action courteous)指人的动作,是人们的动作姿态和由动作姿态所表现出来的人的内在素养。护士行为举止的要求是：尊重病人，维护病人利益；尊重习俗，和具体环境相吻合；尊重自我，掌握好分寸。

1. 站姿

头正颈直，双目平视，面带微笑或面容自然平和；挺胸收腹，两肩平齐，外展放松，立腰提臀；两臂自然下垂，两手相搭轻握在下腹部或两手相握置于脐部；两腿挺直两脚跟靠拢，两脚成"V"字形、"丁"字形或平行式，整个身体既挺拔向上，又随和自然。站姿是所有体态的基础，是保持良好风度的关键。

2. 坐姿

在站姿的基础上，单手或双手把衣裙下端捋平，轻轻落座在椅面的前 2/3～3/4 处，双膝并拢，小腿略后收或略前伸或略侧置，两手轻握，置于腹部或腿上。

3. 行姿

在站姿的基础上，行走时精神饱满，以胸带步，弹足有力，柔步无声。步态轻盈自然，步幅恰到好处，步速稳健快捷，步位落点适宜。两臂前后摆动，摆幅一般不超过 30°。

4. 蹲姿

多用于拾捡物品、帮助别人或照顾自己时。在站姿的基础上，两脚前后分开约半步，单手或双手捋平裙摆下端，身体下蹲，用单手或双手从正面或侧面拾取物品。

5. 持治疗盘

在站姿或行姿的基础上，双手托盘底两侧边缘的中部，肘关节呈 90°贴近躯干。取放、行进平稳。开门时不能用脚踢门，而应该用肩部将门轻轻推开。

6. 持病历夹

在站姿或行姿的基础上，用手掌握住病历夹边缘中段，轻放在同侧胸前，稍外展，另一手自然下垂或轻托病历夹下方。或左手握病历夹右缘上段，夹在肘关节与腰部之间，病历夹前缘略上翘，右手自然下垂或摆动。

7. 推治疗车

在站姿及行姿的基础上，护士位于车后，双手扶把，或护士位于车无边缘侧，双手扶住边缘，把稳方向，双臂均匀用力，重心集中于前臂，抬头、挺胸直背，躯干略向前倾，行进、停放平稳。入室前需停车，用手轻推开门后，方能推车入室，不可用车撞开门，入室后应先关上门，再推车至病床旁。

南丁格尔说："护理是科学与艺术的结合。"现代护理专家王琇英说："护理是科学、艺术与爱心的结合。"护理的艺术性在于护士通过自己的形象表现出专业的独特的美。

良好的素质不是天生就有的，它靠长期教育、培养逐步形成。护士要努力学习，刻苦锻炼，不断地自我完善。

为了取得理想的护理效果，符合社会对"护士角色"的期望，在护理实践中我们要恪守护士的职业道德和行为规范，这样才无愧于人们赋予护士的"白衣天使"的美称。

本章小结

护士素质是指护士在履行护理工作职责时所具备的内在品质和精神面貌。其基本内容包括政治思想道德素质、科学文化素质、专业素质和身体心理素质。具备良好的护士素质是护士从事护理工作的基本条件。护士在工作中的行为规范决定着护理工作的质量,护理工作的语言规范包括了日常用语的规范及护理技能操作中的用语规范。得体的着装、规范优雅的举止,不仅体现护士良好的精神面貌和较高的文化素养,而且还可以增强护士的自信,提高与人交往的能力。

本章关键词:护士素质;职业道德;专业能力;护士技能操作用语;行为举止

课后思考

1. 专业护士必须具有哪些特征?
2. 如何提高护士自身素质?
3. 学习本章后对护理专业的学习和将从事的护理工作有何启示?

(陈素琴)

第四章 医疗卫生服务体系

案例

护理专业毕业生小张接到某市人民医院的录用通知书后,便前往该医院报到。她找到了医院的护理部,护理部让她到医院的人事处报到。小张到了人事处,接待的人员告知她,她的人事关系材料要先送到市卫生局备案。小张在卫生局遇到同来备案的小李,在交谈中,小张得知小李在一社区医院工作。

问题:
1. 小张为什么要到市卫生局备案吗?
2. 我国的医院是什么性质的?小张可能将在医院承担哪些工作任务呢?
3. 社区护理工作内容是什么?

本章学习目标

1. 掌握医院的任务社区护理特点及工作内容。
2. 熟悉医院的性质;社区卫生服务原则及特点。
3. 了解我国医疗卫生体系的结构与功能;医院的种类与结构;社区卫生服务概述。
4. 树立为病人服务的思想,重视医院与社区的护理工作并愿意为医疗机构工作。

卫生服务是指为保障民众的健康所开展的各种预防、医疗、康复、保健、健康咨询等活动。医疗卫生服务体系(Hygienic service system)是指以医疗、预防、保健、康复和医学教育和科研为功能,由不同层次的医疗卫生机构所组成的一个整体。

第一节 我国医疗卫生体系

我国医疗卫生体系自新中国成立以来,经过60多年的发展,已形成了一个遍布全国城乡的三级医疗护理服务网,对贯彻执行国家卫生工作方针政策,提高国民的健康水平,起着重要的组织保障作用。

一、我国医疗卫生体系的组织结构与功能

我国医疗卫生体系的组织分为三大类。即：卫生行政组织、卫生事业组织、群众卫生组织。

(一)组织结构与组织功能

1. 卫生行政组织

我国的卫生行政组织包括卫生部、国家中医药管理局、国家计划生育指导委员会和国家食品药品监督管理局等以及各地的卫生厅(局、科)、计划生育指导委员会(所)和药品监督管理部门等。卫生行政组织是贯彻实施国家对卫生工作的方针、政策，领导全国和地方工作，提出卫生事业发展战略目标、规划，制定具体政策法规和监督检查的机构。

卫生部是主管全国卫生工作的国务院组成部门，根据党和国家的统一要求，制定全国和地区卫生事业发展的总体规划、方针及政策；制定有关卫生工作的法律、法规、技术标准和重大疾病防治规划；制定医学科学研究发展规划，组织科研攻关；依据国家卫生法规和标准对社会公共卫生、劳动卫生、食品、药品、医用生物制品和医疗器材等行使监督权；对重大疾病及医疗质量等实施监测；制定爱国卫生方针、政策和措施并组织实施等。

国家中医药管理局为卫生部管理的主管国家中医药事业的行政机构，国家食品药品监督管理局主管全国食品药品监督管理工作，国家疾病预防控制中心实施国家级疾病预防控制与公共卫生技术管理和服务。卫生部下属的各级卫生行政组织的主要任务是：贯彻国家对卫生工作的方针、政策，结合各地的实际情况，制定卫生事业发展规划和工作计划，并进行控制反馈，组织经验交流，总结推广提高，按行政区分级管理。

2. 卫生事业组织

卫生事业组织是具体开展业务工作的专业机构。目前，按工作性质大体可分为：

(1)医疗机构：包括各级综合医院、专科医院、疗养院、康复医院、新型农村医疗合作社、卫生院、门诊部等。是以承担治疗疾病为主要任务，结合预防、康复和健康咨询等，为保障国民健康进行医学服务的医疗工作组织。目前，医院是我国分布最广、任务最重、卫生人员最集中的机构。

(2)疾病预防控制机构：包括各级卫生防疫站和专科防治机构。专科防治机构如寄生虫防治所(站)、结核病防治院(所)、职业病防治院(所)、放射卫生防护所等。疾病预防控制机构实施疾病预防控制与公共卫生技术管理和服务，运用预防医学理论、技术进行疾病预防控制工作监测、监督、科研、培训相结合的专业机构。各级疾病预防控制机构的主要任务包括：流行病学、劳动卫生、环境卫生、食品卫生、学校卫生、放射卫生等疾病预防控制监测，对所辖地区的厂矿企业、饮食服务行业、医疗机构、学校、托幼机构、公共场所等进行经常性卫生监督和对新建、改建、扩建的厂矿企业、城乡规划等进行预防性卫生监督；对爱国卫生运动进行技术指导；根据防病灭病工作开展科研和卫生标准的科学实验；防疫宣传教育、普及卫生除害及防病科学知识；在职疾病预防控制人员培训提高和卫生专业人员的生产实习任务及生物站的监测工作。

(3)妇幼保健机构：包括各级妇幼保健院、所、站及儿童保健所，计划生育部门独立成立

的地、县、乡各级计划生育技术指导站(服务站)。以承担妇女、儿童预防保健任务为主,负责制定妇女、儿童卫生保健规划;妇女、儿童卫生监测,妇幼保健、计划生育技术指导、婚前体检、优生、遗传咨询、开展新技术的开发研究以及与妇幼有关的临床医疗、科研、教学和宣传工作。

(4)食品药品监督机构:全国食品药品机构分为国家食品药品监督管理局以及下属的(自治区、直辖市)、地(市、州)、县(市)各级食品药品检验机构。包括各级食品药品监督机构,食品、药品、生物制品、卫生材料的生产、供销及管理检测机构,药品检验所、生物制品研究所等。主要承担食品药品安全使用的任务。

(5)医学教育机构:由高等医学(药学)院校、中等医药学校和卫生干部进修学院、学校等机构组成。主要任务是发展医学教育、培养医药卫生人才,并对在职人员进行专业培训。

(6)医学研究机构:我国医学研究机构按管理隶属关系分为独立和附属性研究机构两类,按专业设置分为综合和专业两类,按规模分为研究院、研究所、研究室三类。包括医学科学院、中医研究院、预防医学中心以及各种研究所等。主要承担医药卫生科学研究、推动医学科学和人民卫生事业发展的任务,为我国医学科学的发展奠定基础。

3. 群众卫生组织

群众卫生组织是由专业或非专业人员在政府行政部门的领导下,按不同任务所设置的机构。可分为以下三类:

(1)群众性卫生机构:由国家机关和人民团体的代表组成的群众性卫生组织,如爱国卫生运动委员会、血吸虫病或地方病防治委员会等。

(2)社会团体组织:由卫生专业人员组成的学术性社会团体,如中华医学会、中国药学会、中华护理学会等,各学会下设不同的专科学会;各省、市设相应的学会。学术性社会团体组织的业务主管部门是中国科学技术协会,行政主管部门是卫生部。

(3)群众团体:由广大群众卫生工作者和群众卫生积极分子组成的团体会,如中国医师协会、农村卫生协会等。全国和各级爱国卫生运动委员会是国务院和各级人民政府的常设机构,以协调有关各方面的力量,推动群众性除害灭病、卫生防病为主要任务。爱国卫生工作的基本方针是:政府组织、地方负责、部门协调、群众动手、科学治理、社会监督。

除上述卫生组织机构外,根据一些机构的主要职责还设立了健康教育机构,生物制品研制机构,血站和民营及合资医疗机构等。

我国的卫生机构是以行政体制为基础而建立,在不同行政地区设置不同层次、不同规模的卫生组织。每个层次的卫生组织按医疗、预防、保健、教育和科研等主要职能配置。

二、城乡医疗卫生网组织结构与功能

我国目前的卫生工作方针是:以农村为重点;预防为主;中西医并重;依靠科技与教育;动员全社会参与;为人民健康服务;为社会主义现代化建设服务。为了全面贯彻落实党的卫生工作方针,我国建立起了一个遍布全国的三级医疗卫生网。

2002年起卫生部按照中央指示,建立起了新型农村合作医疗制度。

(一)城市医疗卫生网组织结构与功能

城市的医疗卫生机构实行分级划区医疗,大城市一般分为市、区、基层三级(图4-1),中、小城市一般分为市、基层二级。

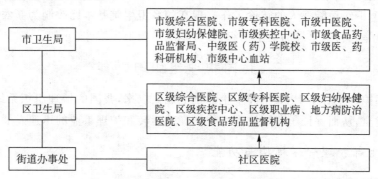

图 4-1　城市医疗卫生网组织结构

市级医疗卫生机构包括市综合医院、专科医院及市疾控中心机构等。市综合医院是全市医疗业务技术指导的中心，是市级医疗机构与基层医疗机构之间的纽带。

城市基层医疗卫生机构包括区医院与社区医院，主要为辖区居民提供医疗、预防、卫生防疫、妇幼保健、健康教育及计划生育等医疗卫生服务。此外还包括机关、学校、企事业单位的医务室、卫生所、门诊部等卫生机构。

目前，市卫生局是市级各类医疗机构的主管单位，所以案例中，小张和小李的人事关系材料必须送市卫生局备案。

(二)农村医疗卫生网组织结构与功能

农村医疗卫生建设一直是国家卫生工作的重点。新中国成立至今，我国农村形成以县级医疗卫生机构为中心，乡卫生院为枢纽，村卫生室为基础的三级医疗卫生网(如图 4-2 所示)。2002 年起，在农村逐步推行的新型农村合作医疗制度为农民解决看病问题，提供了极大的帮助。

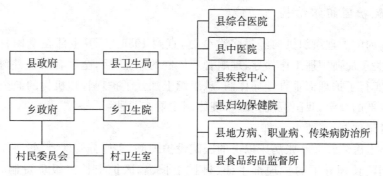

图 4-2　农村医疗卫生网组织结构

县级卫生机构包括县医院、县中医院、县疾病控制中心、县妇幼保健院、结核病防治所、食品药品监督局等，是全县医疗、预防、妇幼保健、疾病康复、健康教育、计划生育技术指导及卫生人员的培训基地。

乡卫生院是农村的基层卫生组织，负责本地区的卫生行政管理，开展日常的医疗、预防保健、妇幼保健、疾病康复、健康教育、计划生育等工作，对村卫生室进行技术指导和业务培训，同时承担上下级医院病人的转诊工作。现在的乡卫生院基本已改制为新农合医院。

村卫生室是农村最基层的卫生组织，负责基层各项卫生工作。

三、我国护理组织与功能

自卫生部护理中心于1985年经卫生部批准成立以来，我国的护理组织系统已初步建立并逐步得以健全，从而保证了我国护理工作的高效运转和护理事业的迅速发展。

（一）卫生部护理管理机构与功能

1. 卫生部医政司护理处

为我国护理行政管理的最高机构。它的职责是为全国医疗机构制定和组织实施有关护理工作的政策、法规、人员编制、规划、管理条例、工作制度、职责和技术质量标准等；配合教育、人事部门对护理教育、人事等工作进行管理。

2. 卫生部护理中心

卫生部护理中心于1985年经卫生部批准成立，2000年国家机构改革期间并入卫生部医院管理研究所，是卫生部领导全国护理工作的参谋与咨询机构。主要任务是：协助卫生部加强对护理管理、护理教育的领导和临床护理质量控制及技术的指导；组织一定范围内的护理教学师资和在职护理骨干的培训工作；收集、整理国内外护理科技情报资料；开展护理科学研究；与中华护理学会密切配合，积极开展学术活动，为我国护理学科建设提供咨询和指导。

3. 卫生部下属的各级地方卫生行政部门的护理管理机构

各省、自治区、直辖市卫生厅（局）设有一名厅（局）长分管护理工作，负责所辖范围内的护理管理机构和人员。主要负责制定本地区护理工作的具体方针、政策、法规和护理操作标准，制定发展规划和工作计划，听取工作汇报，组织检查执行情况，研究解决存在的问题。

（二）医院护理组织结构与功能

我国医院内的护理组织机构经过多次变更，直到1986年，卫生部在全国首届护理工作会议上提出《关于加强护理工作领导，理顺管理体制的意见》后，全国各级医院健全了护理管理指挥体系，实行了护理部垂直领导体制，从组织上加强了护理管理机构的健全。

根据卫生部的规定，我国医院护理管理体制主要有两种：

1. 三级管理体制

县和县以上医院及300张病床以上的医院设护理部，实行分管医疗、护理工作的副院长或专职护理副院长领导下的护理部主任、科护士长、病区护士长三级负责制，即护理部主任—科护士长—病区护士长。

2. 二级管理体制

300张病床以下医院不设护理部，实行由总护士长和护士长二级负责制。

医院管理机构设置中，护理管理机构不仅领导临床各病区、手术室、门诊、供应室等护士工作，发挥指挥效能，同时还与医务管理和后勤机构相互配合、协调，在提供卫生保健服务的过程中，合理分配资源，不断提高服务质量和工作效率。

(三) 社区卫生服务护理组织结构与功能

根据卫生部的要求,社区卫生服务机构内的护士必须经过相关培训方可从事护理工作,人员配备依据机构的规模而定,设护士长一名或由社区卫生机构主任兼任,负责社区卫生服务机构内的各项护理和管理工作。

护理行政管理组织结构如下(图4-3)。

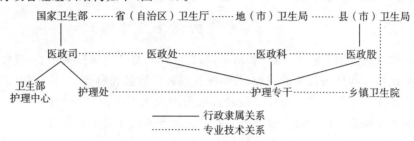

图 4-3 护理行政管理组织结构

第二节 医 院

医院(Hospital)是对个人或特定人群进行防病、治病的场所,具备一定数量的病床设施、医疗设备和医务人员等,运用医学科学理论和技术,通过医务人员集体协作,对住院或门诊病人实施诊治与护理的医疗事业机构。

一、医院的性质

中华人民共和国卫生部颁发的《全国医院工作条例》第一条指出:"医院是治病防治、保障人民健康的社会主义卫生事业单位,必须贯彻党和国家的卫生工作方针政策,遵守政府法令,为社会主义现代化建设服务。"这是我国医院的基本性质。医院是社会服务系统中的一个有机组成部分,具有以下社会属性:

(一) 公益性

医院是卫生事业的重要组成。卫生事业的社会公益性决定了医院的公益性。总的说来,医院不能以盈利为主要目的。即使是属于营利性的医院,亦必须贯彻救死扶伤,施行人道主义。

(二) 生产性

医院不是纯粹的消费性服务,而是通过医疗、预防及康复服务,使病人恢复健康,增强体质,保障社会劳动力的健康,医学科学技术属于生产力的范畴,医务劳动以医学科学技术为手段来防病治病,并在这过程中不断发展这一科学技术,丰富和提高科学技术这一第一生产力。

(三)经营性

医疗活动需要人力、物力、财力的投入,必须讲究投入与产出的关系。医疗服务活动中存在着社会供求的关系,从而是具有经济性质的经营单位,受着商品经济价值规律的制约,存在着医疗服务市场的一些规律与特点。

以上内容可以解答案例的问题2的一部分内容。

二、医院的任务

卫生部颁发的《全国医院工作条例》指出,医院的任务是:"以医疗为中心,在提高医疗质量基础上,保证教学和科研任务的完成,并不断提高教学质量和科研水平。同时做好扩大预防、指导基层和计划生育的技术工作。"随着社会发展及人们不断增长的医疗卫生服务的需求,医院应积极提供适应社会市场经济需求的卫生服务体制和卫生服务内容。

(一)医疗

这是医院的主要任务。医院医疗工作以诊疗和护理服务为业务主体,并与医技部门密切配合形成医护整体,为病人服务。医院医疗工作一般分为门诊医疗、住院医疗、急救医疗和康复医疗。门诊医疗、急诊医疗是第一线,住院医疗是中心。

(二)教学

医院是进行医学临床教育的重要场所。教学是医院的重要任务,各专业、各层次卫生技术学生,都必须将在学校所接受的理论知识和技能,通过临床实践,使理论知识与行业实践紧密结合,从而培养和提高自身的综合素质。同时,医院也是在职医务人员不断接受新知识、新技术、新业务的重要场所,通过进修、学习与培训,培养和提高医疗护理队伍的整体素质,以满足医学科学发展和社会对医疗保健的需求。医学教育所占比重应依据医院的性质和任务做出合理安排。

(三)科学研究

医院是开展医学科学研究的重要阵地。许多临床上的疑难未知问题是医学科学研究的课题。医院在承担医疗任务的同时进行科学研究,不断创新,将更加充实教学内容和促进医学科学发展,提高医疗水平和质量。

(四)预防和社区卫生服务

随着社会科技进步和老龄化的进展,人们越来越重视提倡健康的生活方式和加强自我保健,因此,预防保健工作和社区卫生服务已成为医院工作的又一重要任务。各级医院要充分利用卫生资源,为社区群众提供预防和卫生保健服务。通过开展社区健康教育、疾病普查、家庭医疗卫生服务、妇幼保健指导、社区老人生活指导与健康咨询等工作,提高广大人民群众的健康保健意识和防病意识,进而改善生活质量和提高健康水平。

以上内容可解答案例中问题2的另一部分内容。

三、医院的类型

医院按不同划分标准进行分类,可划分为各种类型。

(一)按收治病人范围划分

可划分为综合医院和专科医院。综合医院是指收治各类疾病的病人,根据规模设有一定数量的病床,具有各医疗专科和医技科室,如内、外、妇产、儿、眼耳鼻喉口腔、皮肤等专科及检验、药剂、影像等医技室,并配备相应人员和设备,对病人具有综合治疗和护理能力,能够解决危、急、重症和疑难病症问题,结合临床实践,能开展医学教育和科研工作,开发新技术,指导和培训基层卫生人员的医院。专科医院是诊治专科疾病及提供医疗保健服务的医院,如传染病院、职业病医院、精神病防治医院、妇幼保健院、口腔医院、肿瘤医院等。设置专科医院是医学科技发达的象征,有利于发挥医疗技术和设备的优势,集中人力、物力,开展专科疾病的预防、治疗。

(二)按特定任务划分

可划分为军队医院、企业医院和医学院附属医院等。

(三)按所有制划分

可分为全民所有制医院、集体所有制医院、个体所有制医院和中外合资医院等。

(四)按经营目的划分

分为非营利性医院和营利性医院。非营利性医院是指为社会公众福利而设立和运营的医疗机构,不以营利为目的。政府举办的非营利性医院,主要提供基本医疗服务和政府下达的其他任务。我国大部分医院属于非营利性医院,包括全民所有和集体所有的医院。营利性医院是指医疗服务所得收益可用于投资者经济回报的医院。医院经报卫生行政部门核准后,根据市场需求,可自主确定医疗服务项目,依法自主经营。随着公立医院产权制度改革的不断探索,股份制、股份合作制、中外合资合作等不同产权形式的医院逐步产生,这些医院均属于营利性医院。

上述各类医疗机构,在国家发生重大灾害、事故、疫情等突发事件时,应有义务根据政府指令行救治任务。

(五)按卫生部分级管理制度划分

1989年,卫生部颁发了《综合医院分级管理标准》,我国综合性医院开始实施标准化分管。依据医院的任务、功能、技术力量、设施条件、医疗服务质量和科学管理的综合水平,而将医院分为三级(一、二、三级)十等(每级设甲、乙、丙三等,三级医院增设特等)。

1. 一级医院

是直接向具有一定人口(≤10万)的社区提供医疗、预防、保健和康复服务的基层医院。主要指农村乡、镇卫生院和街道社区医院、地市级的区医院和某些企事业单位职工医院。一级医院的主要功能是提供社区初级保健和基本医疗服务,如管理社区的常见病、多发病病人,并将疑难重症病人向上一级医院转诊等工作。

2. 二级医院

是直接向多个社区(其半径人口在10万以上)提供全面连续的医疗护理、预防保健、康复服务的医院。主要指市、县医院及省辖市的区级医院和相当规模的厂矿、企事业单位的职工医院。二级医院的主要功能是在综合性医疗服务的基础上,提供专科服务,并能承担临床教学科研工作和指导下级医院解决疑难问题,帮助开展新业务、新技术工作。

3. 三级医院

是直接跨地区、省、市以及向全国范围提供医疗服务的医院。主要指国家、省、市直属的市级大医院及医学院校的附属医院。三级医院是国家高层次的医疗机构,是医疗、预防、教学和科研相结合的技术中心,提供全面连续的医疗护理、预防保健、康复服务和高水平的专科服务,其主要功能是接受下级医院的转诊,诊治和护理疑难、危重病人。对一、二级医院进行业务指导和培训,承担教学与科研任务。

随着国家医疗体制改革的推进,各级各类医院已打破原有的地区和特定护理对象界限,服务范围不断扩大,卫生资源利用率不断提高。

四、医院的组织结构

医院因规模、任务不同,级别不同,则机构设置也不同,医院中的业务组织和临床科室的开设数量,可根据本院专业特色、人才情况而相应增减。但医院的机构设置基本类似。

(一)医院行政管理组织机构

医院行政管理组织一般包括院长办公室、诊疗部门、预防保健部门和行政部门。一级医院的院长办公室可设人事、保卫、文秘、档案等岗位;行政部门可设财务组、总务组。二级医院和三级医院可设院长办公室、科研处(科)、人事处(科)、财务处(科)、医务处(科)、保卫处(科)、护理部、门诊部、预防保健科、设备科、总务处、膳食科、信息科等(如图4-4所示)。

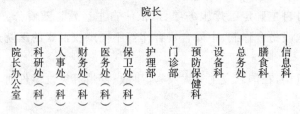

图4-4 医院行政管理组织机构

(二)医院业务组织机构

医院的业务组织机构主要是指临床业务组织和医技组织两个机构。由于各级医院的规模、任务不同,医院的机构设置也不尽相同。一级医院中的业务组织和临床科室的开设数量,可根据本院的专业特色、人才情况而增减。二、三级医院由护理部和医教科(处)负责对临床各科室工作协调与管理,护理部主要承担临床科室和医技科室的护理管理工作。三级医院业务组织机构模式如图4-5所示。

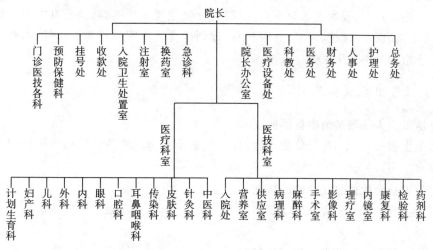

图4-5 医院业务组织机构

第三节 社 区

"社区"(community)一词自问世以来,已有多种解释。世界各国的学者根据"社区"一词在其国家的具体应用,从不同的角度、不同的层面解释"社区"的内涵。我国社会学家费孝通先生将"社区"定义为"若干社会群体(家庭、氏族)或社会组织机关、团体,聚集在某一地域里所形成的一个生活上相互关联的大集体"。Green and Anderson(1986年)认为:"社区是一个社会单元,由一群人共同生活在一起而组成。作为一个社会的群体,它具有资源结构及行为规范,并管理着环境及行为。"世界卫生组织(WHO)也曾根据各国的情况提出,一个有代表性的社区,人口数在10万~30万,面积在5000~50000平方公里。

一、社区卫生服务概述

(一)社区卫生服务概念

1. 社区服务

社区服务(Community service)是指一个社区为满足其成员物质生活与精神生活需要而进行的社会性福利活动。社区服务的内容十分广泛,在不同的社区条件下,它的具体内容和项目可以各不相同。目前我国城镇已形成了一个较为完整的社区服务体系,大体包括:老年人服务、残疾人服务、婴幼儿服务、青少年服务、拥军优属服务、社会救助服务、文化娱乐服务、便民生活服务、民俗改革服务、精神卫生服务和社区卫生服务等内容。其中的社区卫生服务贯穿于整个社区服务之中,是社区服务发展的重要内容。

2. 社区卫生服务

社区卫生服务(Community health service)是指社区内的卫生机构及相关部门根据社区内存在的主要卫生问题,合理使用社区的资源和适宜技术,主动为社区居民提供的基本卫生服务。社区卫生服务以人群健康为中心,家庭为单位,社区为范围,需求为导向,以妇女、儿童、老年人、慢性病人、残疾人等为重点,以解决社区主要卫生问题、满足基本卫生服务需求为目的,融预防、医疗、保健、康复、健康教育、计划生育技术服务等为一体的,有效、经济、方便、综合、连续的基层卫生服务。

(二)社区卫生服务原则

1. 坚持以为人民服务为宗旨的原则
社区卫生服务以为人民服务为宗旨,以方便群众获得基本的医疗预防保健服务和提高人民健康水平为目的。

2. 坚持把社会效益放在首位的原则
社区卫生服务要充分考虑群众的需要和切身利益,防止片面追求经济收益而忽视社会效益的倾向。

3. 坚持以社区人群需求为导向的原则
了解社区居民的卫生服务需求信息,改善服务态度,改革服务模式,提高服务质量,不断满足人民群众日益增长的多方面的卫生保健服务需求。

4. 坚持因地制宜、量力而行的原则
社区卫生服务的组织机构、服务内容、保障水平、服务价格等要与社会经济发展水平和群众承受能力相适应,要尊重客观实际,结合具体情况开展适宜的服务。

5. 坚持执行结构调整政策的原则
要明确发展社区卫生服务是对现有卫生服务体系的结构性调整,重点在于转变服务观念和服务模式,充分利用现有社区卫生资源,避免低水平重复建设和卫生资源的浪费。

(三)社区卫生服务的特点

1. 广泛性
社区卫生服务的对象是社区全体居民,包括各类人群,即健康人群、高危人群、患病人群、老年人、妇女、儿童等。

2. 综合性
针对各类不同的人群,社区卫生服务的内容由预防、保健、医疗、康复、健康教育、计划生育技术服务等综合而成,并涉及与健康有关的生物、心理、社会各个层面,故具有综合性。

3. 连续性
社区卫生服务始于生命的准备阶段直至生命结束,覆盖生命的各个周期以及疾病发生、发展的全过程。社区卫生服务不因某一健康问题的解决而终止,而是根据生命各周期及疾病各阶段的特点及需求,提供具有针对性的服务,故具有连续性。

4. 可及性
社区卫生服务必须从各个方面满足护理对象的各种需求,如社区卫生服务的内容和价格、开设的时间和地点等都必须考虑护理对象的可及性,以确保社区居民人人充分享受社区卫生服务,从而真正达到促进和维护社区居民健康的目的。

(四)社区卫生服务机构设置

我国目前的社区卫生服务组织形式多种多样,其机构名称也不完全统一。如社区卫生服务中心、社区卫生服务站、社区健康中心等,但其基本组织形式和功能大致相同。社区卫生服务机构的设置主要以原有的基层医院(一级医院),如街道、乡镇卫生院等通过转变服务方式、调整服务功能进行合理改造。一般社区卫生服务人员与社区居民的数量比例为1:1000或1:1500。社区卫生服务中心作为初级卫生保健的枢纽,与社区卫生服务站及上级综合性医院(二、三级医院)间建立双向转诊关系,通过双向转诊服务,合理分流病人。城市社区卫生服务网络示意图见图4-6。

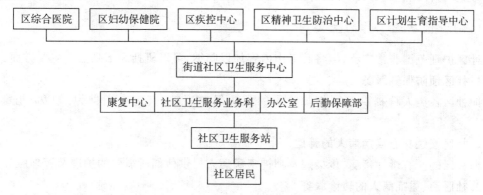

图4-6 社区卫生服务机构设置

社区卫生服务人员主要由全科医师、预防保健医师、社区护士等有关专业卫生技术和管理人员组成。全科医生和社区护士是社区卫生服务的组织者和管理者,其主要职责是视社区为一整体,提供促进健康,维护健康、健康教育、管理、协调和连续性照顾,直接对社区内个体、家庭和群体进行护理,以达到促进社区健康的目的。

二、社区护理

(一)社区护理概念

"社区护理"(community health nursing)一词源于英文,也可称为"社区卫生护理"。根据美国护理协会的定义:社区护理是将公共卫生学及护理学理论相结合,用以促进和维护社区人群健康的一门综合学科。社区护理以健康为中心,以社区人群为对象,以促进和维护社区人群健康为目标。

(二)社区护理的特点

社区护理将公共卫生学与护理学有机地结合在一起,既强调疾病的预防,又强调疾病的护理,最终达到促进和维护健康的目的。因此,社区护理既具有公共卫生学的某些特点,又具有护理学的某些特点。社区护理在以下四个方面更为突出。

1. 以维护和促进健康为中心

社区护理的主要目标是维护和促进人群的健康。因此预防性护理服务和医疗性护理服务在社区护理工作中具有同等的重要性。

2. 面向整个社区人群

社区护理的对象是社区全体人群,既包括健康人群,也包括患病人群。

3. 社区护士具有高度的自主性

在社区护理过程中,社区护士往往独自深入家庭,通过独立的判断、决策,提供各种护理服务。因此,社区护士必须具备较强的独立工作能力和高度的自主性。

4. 社区护士必须和其他相关人员密切合作

社区护理的内容及对象决定社区护士在工作中不仅仅要与其他社区卫生服务人员密切合作,还要与社区居民、社区管理者及其他相关人员密切合作。

(三)社区护理工作的主要内容

社区护理范围非常广泛,但将其工作内容加以归纳,可以概括为下列五个主要方面:

1. 社区预防保健服务

向社区各类人群提供不同年龄阶段的预防保健服务,其重点人群为:妇女、儿童、老年人。

2. 社区慢性身心疾病病人的管理

向社区的所有慢性疾病、传染病及精神疾病病人提供他们所需要的护理及管理服务。

3. 社区急、重症病人的转诊服务

帮助那些在社区无法进行适当的护理或管理的急、重症病人安全地转入适当的医疗机构,确保他们得到及时、必要的救治。

4. 社区临终服务

向社区的临终病人及其家属提供他们所需要的各类身心服务,帮助临终病人走完人生的最后一步,同时尽量减少对家庭其他成员的影响。

5. 社区康复服务

向社区伤、残者和病人提供康复护理服务,以帮助他们改善健康状况,恢复功能。

在向社区居民提供以上五项主要护理服务时,社区护士可采用不同的工作方式、方法,其中健康教育、家庭访视及护理程序等将成为主要工作方法。无论是提供预防保健服务,还是慢性疾病病人护理管理服务,或是康复护理服务,社区护士都将通过健康教育,取得护理对象的理解、支持和配合;通过家庭访视突出以家庭为单位的社区护理特色;通过应用护理程序,使社区护理服务更加科学化、规范化。

以上内容可解答案例中的问题3。

本章小结

卫生服务体系是指提供医疗、预防、保健、康复、计划生育和健康教育等服务的系统。我国医疗卫生体系分为行政组织、事业组织、群众组织三大类。并已建立了遍布全国的三级医疗卫生及护理组织系统网。

医院是对人群进行防病治病的场所,通过集体协作,对病人实施诊治与护理的医疗事业机构。医院的任务是医疗、教学、科研、预防、指导基层和计划生育工作。医院按划分条件进行分类,可划分为各种类型。目前,我国大多根据医院任务和功能,技术质量和管理水平、设施条件,将其划分为三级十等医院。

社区卫生服务是指社区内的卫生机构合理使用社区的资源和适宜技术,主动为社区居民提供基本卫生服务。

本章关键词:医疗卫生体系;医院;社区卫生服务;社区护理

课后思考

1. 小张在医院工作了一段时间,发现医院除了为病人治疗护理外,还接收了许多医学院的实习生及下级医院来的进修生。科室的护士还经常到社区进行健康寻访。据此,你能总结出医院的任务吗?其中最主要的任务是什么?

2. 某天,小张随科室年长的护士到某社区开展工作,她们为社区的老年人测量了血压、血糖、体重;为几位孕妇做了检查;并为社区的其他成员做了健康讲座。请分析什么是社区护理?其主要的工作内容有哪些?有何特点?社区卫生服务应遵循哪些原则?

3. 你愿意到社区卫生机构工作吗?社区护理工作与医院护理工作有何区别?

(陈素琴)

第五章 护士与病人

案例

某男,35岁,以急性心肌梗死入院。入院后嘱病人绝对卧床休息,但病人认为自己虽然患病,仍然可以下床活动,因此情绪烦躁、愤怒。住院后经过治疗已经好转,但这时他的妻子意外骨折,他不顾医生的劝阻毅然离开医院去照顾妻子。

问题:
1. 病人刚入院时出现了哪种角色行为不良?
2. 病人出院的行为属于哪种角色行为不良?
3. 如果你是责任护士,应该如何护理?

本章学习目标

1. 掌握病人的角色特征;在病人角色适应中可能出现的问题;影响病人角色适应的因素;护士在帮助病人角色适应中的作用;现代护士的角色与功能。
2. 熟悉病人的概念;病人的权利和义务;护士的权利和义务。
3. 了解角色的基本概念和特征。
4. 在护理工作中能够尊重病人,自觉维护病人的权利和义务。

护理工作是护士与病人为了医疗护理的共同目标而发生的互动过程,护士在工作中会接触大量的病人。由于社会的发展、科技的进步,人民生活水平的提高及对健康的重视,护士的角色及功能范围不断扩大及延伸。这要求护士受过专业教育,取得执业资格,并能在执行护理活动时,及时发现病人角色适应中可能出现的问题,自觉维护病人的权利和义务,为病人提供高质量的护理服务。

第一节 角色概述

一、角色的基本概念

(一)角色

"角色"(role)是社会心理学中的一个专门的术语,是对某特定位置的行为期待与行为要求,是一个人在多层面、多方位的人际关系中的身份和地位。所谓社会关系中的位置,就是指具体人在社会关系中所处的社会地位,而社会角色就是与这种特定社会地位相联系的行为规范和行为模式。也可以说,角色是一个人在某种特定场合下的义务、权利和行为准则。每个社会角色都代表着一套有关行为的社会标准。每个人在社会中的一切行为都与各自特定的角色相关,社会要求每个人都必须履行自己的角色功能,否则就会出现概念模糊。

一方面,角色和地位是不可分割的,角色是人们在现实生活中的社会地位、身份,例如工人、农民、教师、学生等。另一方面,角色的成功又需要通过互动才能实现,即每个角色都是在同与之相关的角色伙伴发生互动关系过程中表现出来的,如一个护士角色,只有在与医生、病人等角色伙伴发生互动关系的过程中才能表现护士角色的义务、权利和行为。不同的社会角色有着各自不同的权利和义务。

(二)角色集

所谓"角色集",是指由一种地位所配合着的一连串复杂的角色的集合。角色集包括两种情况:一种是多种角色集于一身,如妻子、母亲、女儿、护士长等,这主要强调一个人的内部关系。围绕她的主要角色同时存在着若干补充角色,这些补充角色和主要角色一起构成了特定社会成员的社会面貌。另一种情况是一组相互依存的角色,这主要强调的是人与人之间的关系,如这位护士长与丈夫、儿女、父母、病人以及病人家属、医院其他部门人员间多种角色的交往关系,这一组组相互依存的角色反映了个体现实的社会关系。

在社会中,任何一个人都不可能仅仅承担某一种社会角色,而总是承担着多种社会角色。从长远时间来看,一个人可能担任过学生、父亲或母亲、雇主、雇员等角色,而在短时间里,一个人也往往同时扮演几种角色。他所承担的多种角色又总是与更多的社会角色相联系,所有这些就构成了角色集。

例如一个中年女性,对于丈夫她是妻子,对子女她是母亲,对她的父母,她又是女儿,在工作单位,她是护士长。在这种一对一的关系中,会因其对象的不同,而扮演不同的角色,承担不同的责任,表现不同的功能。

二、角色的特征

根据美国护理学者罗伊(Roy)的角色功能理论,角色有两个特性。

(一)角色必须存在于与他人的相互关系中

所有的角色都不是由个人决定的,而是社会客观所赋予的。一个人要完成某一角色,必须要有一个或一些互补的角色存在。例如为了完成教师的角色,必须有学生角色存在。而护士角色的完成,也必须有病人、医师角色的存在。这说明为了形成某一角色,必须有与之互补的角色存在。任何角色都不是孤立的,都是在角色集中进行工作的。

（二）角色是由个体所完成

只有在个体存在的情况下,才能占有某一角色。为了达到对角色的熟悉,个体必须有良好的角色认知。每个人在社会中的行为都与各自特定的角色相联系,社会要求每个人必须履行自己的角色功能。如果个体对角色的规范及自己的角色扮演是否适宜没有一个很好的判断、衡量,就可能产生角色冲突,甚至无法实现角色功能。

三、角色的扮演

1. 角色期待

又称"角色期望",是指社会对某一角色行为模式的期望和要求,也就是说,社会对处于一定社会地位的角色的权利和义务的规范,是角色行为的依据。为了更好地扮演角色,人们应尽可能地正确了解社会对某一角色的要求与期望。

2. 角色领悟

也称"角色认知",它是指角色扮演者对其角色规范和角色要求的认识和理解。如果说期待是一种外在力量,那么角色领悟则是一种个人的内在力量。正是由于个人对角色领悟的不同,就形成了不同的角色行为。

3. 角色行为

又称"角色实践",是角色扮演者依据自身对角色期望的认识和理解,在角色扮演过程中所表现出的具体行为方式。由于个体的不同,表现出的角色行为也有差异。

4. 角色扮演与角色学习

角色通过角色扮演才能得以实现,而角色扮演能否取得成功则取决于扮演者的角色扮演技能及其对角色期望的把握,也就是说取决于扮演者的角色扮演能力。角色扮演能力需通过角色学习来形成和发展。角色学习包括两个步骤,即角色概念的形成和角色技能的学习。

5. 角色转变

不同角色对个体有不同的体力、心理要求和社会需求,而这些不同对同时担任几种角色或即将担任新角色的人来说,需要有一个角色转变的过程。个体承担并发展一种新角色的过程,就是角色转变。它是一种正向的成长,是发展过程中不可避免的。在这个过程中,个体要逐步了解社会对角色的期望,通过不断学习,不断实践,并改变自己的情感、行为以符合社会对个体新角色的期待,才能最终有效完成角色转变。

6. 角色紧张

一个人同时承担着多种角色,而每种角色都有各自的角色要求,使得个人在时间和精力分配上发生矛盾而感到紧张,这就是角色紧张。

7. 角色冲突与角色冲突的协调

一种角色的行为方式妨碍了另一种角色义务的履行,即个体无法表现出适合其角色的行为或无法同时担任几个角色,在角色之间或角色内部发生了矛盾、对立和抵触,使其角色的扮演不能顺利进行,就产生了角色冲突。角色冲突有两种基本的类型:

(1)角色内冲突:社会学家和社会心理学家认为,角色内部冲突一般是指两个以上团体对同一角色有不同的期待,使角色扮演者无所适从时的情绪心理状态。例如,作为母亲,有做慈母的义务,当子女有过失时,她又必须严格管教。这就出现了角色内的冲突。

(2)角色间冲突:角色间冲突是由于角色之间的紧张所造成的。具体地说就是指个体必须扮演过多的不同角色,由于缺乏充分的时间和精力,无法满足这些角色的期望,特别是这些角色期望彼此矛盾时,个体会产生更大的角色间冲突。案例中提到的作为病人角色需要休息,而作为丈夫角色此时要照顾妻子,就是如此。

第二节 护士角色

护士角色是指护士应具有的与职业相适应的社会行为模式。其形成源于职业的要求,并随着社会的变迁而变化。护士角色的发展经历了漫长的时期,不同时期护士角色的形象、期望、职责都有所不同。在中世纪,护士的角色类似母亲、修女或者一位侍者。自19世纪南丁格尔首创护理专业以来,护士的形象发生了根本的变化。随着社会的进步与发展,人们不再像过去一样单纯地注重生命的量即寿命的长短,而转向对生命质和量并重的追求,即长的寿命和高的生活质量。健康是人们生活质量高低的一个重要指标,与生活质量密切相关。护士应扮演好自己的角色,以满足人们的健康需要,提高人们的健康水平。

一、现代护士的角色

在《现代汉语词典》中,"护士"被解释为"在医疗机构中担任护理工作的人员"。传统的护理以保姆式的生活护理为主,护理处于医疗的从属地位,有言道"医生的嘴,护士的腿"。护士只是简单地执行医嘱,提供生活照顾,是医生的助手。随着护理理论体系的形成、护理教育和护理实践水平的提高,护士已经成为受过专门教育、受人尊敬、独立思考和工作的专业人员。护士角色也发生了很大变化,由单一的照顾者角色,向复合角色发展,现代护士的角色有:

(一)护理者(care giver)

护士最重要的角色是在人们不能满足其基本需要时,为其提供各种护理照顾,如保持良好的环境、使病人舒适,合理安排病人饮食,预防交叉感染,呼吸的维持,药物的给予,心理的疏导等,即应用自己的专业知识及技能满足病人在患病过程中的生理、心理、社会文化、感情精神等方面的需要,并帮助病人最大限度地保持及恢复健康、预防疾病、减轻病痛、控制感染、减少病人对疾病的各种压力反应等。

(二)决策者(decision maker)

指护士应用护理专业的知识及技能,收集护理对象的有关资料,判断其健康问题及原因或诱因,做出护理诊断,并根据护理对象的具体情况作出护理计划、执行计划并判断及评价。

在整个护理活动中,护士是护理对象健康问题的判断者及护理的决策者。

（三）计划者（planner）

护理程序本身就是一连串经过计划的步骤与措施,以有效地满足病人的需要,解决病人的健康问题。在这一系列的计划过程中,护士必须应用自己扎实的专业知识及敏锐的观察与判断能力,为护理对象做出符合需要的、系统的、全面的护理计划,解决病人的健康问题,促进病人早日康复。

（四）沟通者（communicator）

包括收集资料及传递信息。为了提供适合护理对象情况的个体化的整体护理,护士必须与护理对象、家属、医生、同事及其他健康工作者沟通,以更好地了解护理对象的情况,使各种健康服务人员更加明确护理对象的需要及疾病的发展过程,最大限度地满足护理对象的需要。

（五）管理者及协调者（manager and coordinator）

专业护士有责任管理及组织护理对象护理的过程,并注意协调护理过程中与各种人员之间的关系,以保证良好的护理质量。如医生针对病人病情所制定的治疗计划,需要护士协助才能完成;针对病人的治疗和康复护理工作还需要医师、营养师、技师等共同完成。因此,护士要与医院的医务人员多方面合作。为了顺利开展护理工作,护士有必要对日常工作进行有计划的组织、管理和整体协调,以合理利用各种资源,提高工作效率,使护理对象获得优质服务。

（六）促进康复者（rehabilitator）

在护理对象由于疾病或意外伤害出现伤残或失去身体的某种功能时,护士应想方设法提供康复护理的专业技术及知识,以帮助病人最大限度地恢复身体健康,并能做到最大限度的独立及自理。

（七）教育者及咨询者（teacher and counselor）

护士必须应用自己的知识及能力,根据护理对象的具体情况对护理对象及家属实施健康教育或提供咨询,包括向护理对象及家属讲授或解答他们有关如何预防疾病、维持健康、减轻病痛及恢复健康,以最大限度地达到自理的知识与技能。

（八）代言人及保护者（advocator and protector）

护士应为护理对象提供一个安全的环境,采取各种预防措施以保护护理对象免受伤害及威胁。在护理对象自己没有能力分辨或不能表达自己的意图时,如老年人、病危者、心理疾病病人、无法与他人沟通者,护士应为护理对象辩护。当护士发现一些损害护理对象利益或安全的人或事时,或者当护士发现有任何不道德、不合法或不符合护理对象意愿的事情时,应挺身而出,坚决捍卫护理对象的安全及利益。

（九）研究者及著作者（researcher and author）

实施护理科研，以检验成果，促进护理专业的发展，提高护理质量，并进一步丰富护理理论及专业基础知识。同时将自己的科研结果写成论文或专著，在会议上宣读或在专业杂志上发表，以利于专业知识的交流。

（十）权威者（authority）

在护理领域中，护士有丰富的专业知识及技能，能自主地实施各种护理功能，在护理领域最具有权威性。因此，对有关护理的事务，护士最有权威性的发言权。因为她知道何时、何地、如何应用其专业知识及能力去满足护理对象的需要。

随着护理学科的发展，护士的专业角色还将进一步扩大，护士将在增进人类健康的事业中做出更大的贡献。

二、护士的权利与义务

为了保证护士安心工作，鼓励人们从事护理工作，满足人民群众对护理服务的需求，《护士条例》强调了政府的职责，规定：国务院有关部门、县级以上地方人民政府及其有关部门以及乡（镇）人民政府应当采取措施，改善护士的工作条件，保障护士待遇，加强护士队伍建设，促进护理事业健康发展。同时，我们知道权利与义务是相互依存、不为分割的整体，没有无权利的义务，也没有无义务的权利。而且规范护士行为，提高护理质量对于保障医疗安全至关重要。据此《护士条例》规定了护士应履行的义务与怠于履行义务所应承担的法律责任。

（一）护士的权利

1. 享有获得物质报酬的权利

护士执业，有按照国家有关规定获取工资报酬、享受福利待遇、参加社会保险的权利。任何单位或者个人不得克扣护士工资，降低或者取消护士福利等待遇。这是护士维持个人和家属生活，维持其工作能力的基本保证。获取工资报酬和津贴，是指护士有权要求所在单位及其主管部门根据国家有关规定，按时、足额地支付工资报酬。工资报酬通常应当包括国家规定的护士职务基本工资以及加班和夜班报酬和奖金等；津贴包括国家对护士行业所专门规定的特殊补贴、其他各种补贴和政府的政策性补贴等在内的工资性收入。享受国家规定的福利待遇，指从事特定医疗业务的人员，如放射性医疗业务的护士等，应当享受相应的福利待遇。各级人民政府和卫生行政部门以及医疗、预防机构，应当切实保证护士的这项权利得到不折不扣的落实。

2. 享有安全执业的权利

护士执业，有获得与其所从事的护理工作相适应的卫生防护、医疗保健服务的权利。从事直接接触有毒有害物质、有感染传染病危险工作的护士，有依照有关法律、行政法规的规定接受职业健康监护的权利；患职业病的护士，有依照有关法律、行政法规的规定获得赔偿的权利。

3. 享有学习、培训的权利

护士有按照国家有关规定获得与本人业务能力和学术水平相应的专业技术职务、职称的权利;有参加专业培训、从事学术研究和交流、参加行业协会和专业学术团体的权利。现代社会和科学技术不断发展,要求护士及时更新知识,调整知识结构,不断提高道德修养和业务水平,这既是护士的权利,也是护士的义务。各级卫生行政部门和医疗、预防、保健机构应当采取各种方式,开辟各种渠道,为护士参加培训、进修和各种形式的教育创造条件,提供机会,以切实保障护士这项权利的实现。同时,对广大护士来说,这一权利的实现,应当从本单位实际情况出发,要服从所在单位医疗工作的安排,因地制宜、因时制宜。护士行使这一权利,必须保证完成本职工作,通过所在机构有组织、有安排地进行,不得影响正常的医疗工作。

4. 享有获得履行职责相关的权利

护士有获得疾病诊疗、护理相关信息的权利和其他与履行护理职责相关的权利,可以对医疗卫生机构和卫生主管部门的工作提出意见和建议。护士是医疗卫生队伍的主要力量,在医疗预防保健第一线工作,熟悉业务,了解情况,与病人联系密切。她们最有权对所在机构的医疗、预防、保健工作和卫生行政部门的工作提出意见和建议,并依法参与所在机构的民主管理。参与讨论决定所在机构有关护士切身利益的重大事项,将有助于保障护士的民主权利和护士的社会地位,提高医疗机构的管理水平、医学专业技术水平和诊疗质量,促进医疗卫生的健康发展。

5. 享有获得表彰、奖励的权利

国务院有关部门对在护理工作中作出杰出贡献的护士,应当授予全国卫生系统先进工作者荣誉称号或者颁发白求恩奖章,受到表彰、奖励的护士享受省部级劳动模范、先进工作者待遇;对长期从事护理工作的护士应当颁发荣誉证书。具体办法由国务院有关部门制定。

6. 享有人格尊严和人身安全不受侵犯的权利

护士的执业活动和医疗秩序受法律的保护。护士在执业活动中,人格尊严、人身安全不受侵犯。人格尊严是公民的一项基本权益。我国《宪法》第 38 条规定,中华人民共和国公民人格尊严不受侵犯。扰乱医疗秩序,阻碍护士依法开展执业活动,侮辱、威胁、殴打护士,或有其他侵犯护士合法权益行为的,由公安机关依照治安管理处罚法的规定给予处罚;构成犯罪的,依法追究刑事责任。这表明,如果护士在正常执业过程中遭到侮辱甚至殴打,护士有权采取法律措施保护自己,有关肇事者将被追究法律责任。这将使那些以各种理由来迁怒于护士的违法犯罪行为得到有效制止,使侵犯护士人格尊严和人身安全的违法犯罪者受到应有的处罚。对于医护人员的人身权利保护方面,以医疗事故为由,寻衅滋事、抢夺病历资料,扰乱医疗机构正常医疗秩序和医疗事故技术鉴定工作,依照刑法关于扰乱社会秩序罪的规定,依法追究刑事责任;尚不够刑事处罚的,依法给予治安管理处罚。

(二)护士的义务

规范护士执业行为、提高护理质量,是保障医疗安全、防范医疗事故和改善护患关系的重要方面。因此,条例明确规定护士应当承担以下义务:

1. 依法进行临床护理的义务

护士执业,应当遵守法律、法规、规章和诊疗技术规范的规定。这是护士执业的根本准则,即合法性原则。这一原则涵盖了护士执业的基本要求,包含了护士执业过程中应当遵守的大量具体规范和应当履行的大量义务。通过法律、法规、规章和诊疗技术规范的约束，护士履行对病人、病人家属以及社会的义务。如：严格地按照规范进行护理操作；为病人提供良好的环境，确保其舒适和安全；主动征求病人及家属的意见，及时改进工作中的不足；认真执行医嘱，注重与医生之间相互沟通；积极开展健康教育，指导人们建立正确的卫生观念和培养健康行为，唤起民众对健康的重视，促进地区或国家健康保障机制的建立和完善。医疗机构及其医务人员在严格遵守国家的宪法和法律的同时，还必须遵守有关的医疗卫生管理法律、法规和规章，遵守有关的诊疗护理规范、常规。这是医务人员的义务，对于保证医疗质量、保障医疗安全和防范医疗事故的发生等都具有重要的意义。护士依法执业的另一重要体现，就是有关正确书写包括护理记录在内等病历材料的问题。医疗机构应当按照国务院卫生行政部门规定的要求，书写并妥善保管病历资料。因抢救急危病人未能及时书写病历的，应当在抢救结束后6小时内据实补记，并加以注明。这是对医疗机构及医务人员书写和保管病历的规定要求。病历是指病人在医院中接受问诊、查体、诊断、治疗、检查、护理等医疗过程的所有医疗文书资料，包括医务人员对病情发生、发展、转归的分析，医疗资源使用和费用支付情况的原始记录，是经医务人员、医疗信息管理人员收集、整理、加工后形成的具有科学性、逻辑性、真实性的医疗档案。在现代医院管理中，病历作为医疗活动信息的主要载体，不仅是医疗、教学、科研的第一手资料，而且也是医疗质量、技术水平、管理水平综合评价的依据，必须保证医疗护理病历内容客观、真实、完整，对病历要实施科学管理。

2. 紧急救治病人的义务

护士在执业活动中，发现病人病情危急，应当立即通知医师；在紧急情况下为抢救垂危病人生命，应当先行实施必要的紧急救护。抢救急危病人，是医护人员执业时经常会遇到的情况，如果处理不好，可能会造成医疗纠纷或者严重后果，产生不好的影响。因此，为了救治病人的生命，在紧急情况下即使是护士也有义务采取必要的急救措施。

3. 正确查对、执行医嘱的义务

护士发现医嘱违反法律、法规、规章或者诊疗技术规范规定的，应当及时向开医嘱的医师提出；必要时，应当向该医师所在科室的负责人或者医疗卫生机构负责医疗服务管理的人员报告。

4. 保护病人隐私的义务

护士应当尊重、关心、爱护病人，保护病人的隐私。所谓"隐私"是病人在就诊过程中向医师公开的、不愿让他人知道的个人信息，私人活动或私有领域，如可造成病人精神伤害的疾病、病理生理上的缺陷、有损个人名誉的疾病、病人不愿他人知道的隐情等。由于治疗护理的需要，护士在工作中可能会接触病人的一些隐私，如个人的不幸与挫折、婚姻恋爱及性生活的隐私等。以医院收治的传染病病人为例，他们共同的心理特点是焦虑、忧郁、恐惧，担心失去工作，受到歧视。根据条例，护士对保护病人隐私负有义务和责任。这样的规定实质上是对病人人格和权利的尊重，有利于与病人建立相互信任、以诚相待的护患关系。这既是一种职业道德层面的要求，也是法定义务的要求。在医疗活动中，医疗机构及其医务人员应当将病人的病情、医疗措施、医疗风险等如实告知病人，及时解答其咨询。但是，应当避免对病人产生不利后果。医疗机构及其医务人员向病人履行告知义务，从病人角度而言，则是享有知情权和隐私权。医疗机构及其医务人员在履行告知义务时，要注意保护病人的隐私。

医务人员要尊重病人,保护病人隐私,这既是职业道德的要求,也是法律的要求。卫生部制定的《医务人员医德规范及实施办法》中明确规定,为病人保密,不泄露病人隐私与秘密。《艾滋病监测管理的若干规定》第21条也规定:不得将艾滋病病人或感染者的姓名、住址等情况公布或传播。

5. 积极参加公共卫生应急事件救护的义务

护士有义务参与公共卫生和疾病预防控制工作。发生自然灾害、公共卫生事件等严重威胁公众生命健康的突发事件,护士应当服从县级以上人民政府卫生主管部门或者所在医疗卫生机构的安排,参加医疗救护。

(三)常见的护士违反上述义务的表现及应当承担的法律责任

1. 违反法定义务的表现

(1)发现病人病情危急未立即通知医师。

(2)发现医嘱违反法律、法规、规章或者诊疗技术规范的规定,未依照本条例第17条的规定提出或者报告。

(3)泄露病人隐私。

(4)发生自然灾害、公共卫生事件等严重威胁公众生命健康的突发事件,不服从安排参加医疗救护。

2. 违反法定义务应当承担的法律责任

护士条例规定,护士在执业活动中有上列情形之一的,由县级以上地方人民政府卫生主管部门依据职责分工责令改正,给予警告;情节严重的,暂停其6个月以上1年以下执业活动,甚至由原发证部门吊销其护士执业证书。

由此可见,承担法律责任有三种形式:警告、暂停执业活动和吊销其护士执业证书,并且被吊销执业证书的,自执业证书被吊销之日起2年内不得申请执业注册。同时所受到的行政处罚、处分的情况将被记入护士执业不良记录。

此外,护士条例规定,护士执业不良记录包括护士因违反护士条例以及其他卫生管理法律、法规、规章或者诊疗技术规范的规定受到行政处罚、处分的情况等内容。

第三节　病人角色

一、病人角色特征

(一)病人

病人(patient)是指患有疾病、忍受疾病痛苦的人。传统的观念用"病人"这个词来描述那些接受护理的人。随着医学模式的转变,护理对象的范围也随之得以拓宽,除包括主动寻医的病人外,还包括未求医的病人和健康人。值得注意的是,并非所有患病的人都会去寻求医护帮助而成为"病人",也非所有寻求医护帮助的人都一定是遭受疾病痛苦的人。

1. 患病后病人的主要心理反应

心理反应因个人所处的时间、地点和个性心理特征不同而异。患病特有心理的产生,是由社会对病人角色所规定的行为、病人特有的经验以及患病时生物学改变而引起的躯体不适等方面共同作用的结果。患病会破坏生命的整体性,需要身体、心理和社会的全面适应,需要适应的时间,而且在适应的过程中,病人需要支持。了解病人在患病期间的常见心理反应,有助于为病人提供有针对性的指导和帮助。常见的心理反应有:

(1)焦虑及恐惧:病人的焦虑可来源于多个方面,如对疾病的诊断和治疗的担心、家庭经济负担、事业问题及陌生环境等,表现为紧张、情绪不安等,继而通过各种心理防御机制而产生不同的表现。焦虑的程度因人而异,有轻、中、重和极重四种情况。一般轻度焦虑对病人影响不大。而中、重度和极重度焦虑会对病人产生很大的精神和心理压力,继而伴有相应的行为表现。病人入院后也常有恐惧心理,尤其是大手术的病人、临产的初产妇、严重出血的病人以及儿童,更易产生恐惧心理。护士在了解原因后给予解释和安慰,并在言行上表现出信心,才能帮助病人克服焦虑及恐惧感。

(2)依赖性增强:由于疾病本身对机体的影响,加上患病后常受到亲人及周围人的特殊照顾,成为人们关心帮助的中心。所以患病后,病人会有意无意地变得软弱无力,依赖性增强,被动性加重,行为也会变得幼稚起来。有的人本来大胆活泼,此时会变得小心翼翼、畏缩不前,并出现自信心的下降。即使自己能做的事情,也怕难以胜任而不愿去做,有些老成持重的人也因疾病而做出幼稚可笑的行为。

(3)自尊心增强:根据马斯洛的人类基本需要层次学说,每个人都有自尊的需要。患病后由于其他需要的满足出现障碍,从而使自尊心比平时更加强烈。病人一方面要求别人对他加倍地关心、照顾,而另一方面又拒绝别人的关照,认为别人的关照意味着自己的无能。如果护士说话的语气过重或过分要求病人,都会伤害病人的自尊心。

(4)猜疑心加重:表现为多疑和矛盾行为。如对周围事物敏感,对别人的好言相劝也将信将疑,听见别人低声说话,以为是在谈论与自己有关的事情;既想了解有关疾病的信息,又对听到的一些解释抱有怀疑;有人怕自己患病时间长会影响自己的工作和前途,想休息又怕别人说自己无病呻吟或小病大养,想出院又怕出现危险时无法救治等。过度的怀疑使病人产生较大的精神和心理压力。

(5)主观感觉异常:病人对周围的声、光、温度及自身的症状都特别敏感,有时会过分注意躯体的变化,如心跳正常却觉得心慌,胃肠活动正常也认为是消化不良。病人对环境也比较挑剔,如责怪医院环境不清洁、声音嘈杂、饮食不好等。

(6)情绪易激动:病人表现为情绪不稳定,不能忍受疾病带来的痛苦,顾虑疾病对家庭、工作、前途带来的影响,对周围一切感到不顺心,对一切轻微的刺激也异常敏感,遇事不能控制自己,稍有不满则发怒,也容易悲伤和落泪。

(7)孤独感:病人患病住院后,由于环境和人员的陌生而感到与世隔绝,度日如年,常伴有孤独感,病人常渴望亲戚和朋友来陪伴自己。此时病人急需亲朋好友及医务人员的关心和帮助。

(8)习惯性心理:人的心理活动常不能马上适应客观环境的变化,中间需要一个过渡阶段,这是人的习惯性心理造成的。病人患病开始不可能马上从心理上接受患病的事实,很可能否认自己有病,怀疑是医生诊断错了。由于这种心理特点,病人在开始阶段可能不愿意住院和配合治疗,而一旦适应了病人生活,又往往对疾病产生习惯性,在病情好转后又认为自己没有完全恢复,需要进一步观察和治疗,担心回家会使自己的病情恶化等。

(9)害羞和罪恶感:有些病人认为患病是自己行为不当的结果,是神灵对自己的一种惩罚,内心会产生害羞和罪恶感,尤其当罹患不被社会接受的疾病,如患有性病、艾滋病时,常会觉得无地自容。这种心理反应会影响病人对疾病的态度,甚至产生潜在的暴力行为。

(10)心理性休克及反常行为:一般发生于突患某病或病情加重时,表现为发呆、茫然、言语行为无目的、无真实感。在休克缓解后出现过度的"乐观"及"不自在"表现,其实质是抑制、否认及反向形成心理防御机制的表现。这些现象都需要护士加以引导。

2. 患病后的行为反应

一般情况下,当人们感受到不舒服时,通常可能会出现下列的行为反应:

(1)不采取求医行动或延迟求医:人们可能对已出现的症状不注意或感觉症状不太严重,对日常生活和心理没有造成明显影响时,往往不会采取求医行为或者推迟求医的时间。

(2)采取求医行动以寻求亲友或医务人员的帮助:当疾病症状开始明显,甚至给病人带来一些不便和威胁时,病人开始注意自己的健康问题,病人可能会和亲人或朋友谈论自身所感受的症状和不适。有些人可能会根据既往的患病经验以及从各种信息渠道所获得的知识来进行自我诊断及治疗,而有些人则会去医院寻求医务人员的帮助以诊治疾病。

(3)踌躇徘徊:有些人可能在求医和不寻求诊治之间徘徊,一方面希望能尽早解除身体的不适;但另一方面又害怕承受疾病诊治过程中可能给自己带来的心理冲击和躯体痛苦。

(4)采取对抗行为:对抗行为包括两个方面:一方面,有些人即使症状很明显,但是可能拒不去医院就医,而是以疯狂工作或增加自己的活动来否认自己患病的客观现实;另一方面,有些人则可能多方咨询、到处求医,但其动机是试图证明自己并未患病。

(二)病人角色

病人角色是指一个人被疾病的痛苦所折磨,并有治疗和康复的需要和行为。当一个人患病时,不管是否从医生那里得到证实,这个人都获得了病人的角色,其原有的社会角色便部分或全部被病人角色所代替,以病人的行为来表现自己。病人角色有如下几个特点:

1. 脱离或减轻日常生活中的其他角色及义务

即可以免除或部分免除其平日的角色行为和所承担的社会责任。免除的程度取决于疾病的性质、严重程度、病人的责任心,以及病人在其支持系统中所能得到的帮助等。医生的诊断是病人角色的合法证明,如感冒、发热可免除教师、工人等其他角色的社会责任。

2. 病人对于其陷入疾病状态没有责任,有权利接受帮助

当一个人患病时,除发生许多生理改变外,尚有社会心理、精神感情等许多方面的问题,不可能以自己的主观意愿去恢复健康。一般公认患病是超出病人意志所能控制的事情,不是病人的过错,因而也免除了因疾病所造成的问题的责任。生病的人应该受到照顾和帮助,以促使其早日恢复。

3. 病人有恢复健康的义务

疾病会给病人带来痛苦、不适、伤残、甚至死亡,因而大多数人患病后都期望早日恢复健康,并为恢复健康做各种各样的努力,如配合治疗、护理,进行适宜的锻炼,以加快康复。然而由于病人角色有一定的特权,也可成为继发性获益的来源。因此,一些人努力去寻求病人角色,还有人安于病人角色,甚至出现角色依赖等。

4. 病人有配合医疗和护理的义务

在恢复健康的医疗和护理活动中,病人不能凭自己的意愿行事,必须和有关的医务人员合作,如按照医务人员的要求服药、休息和配合治疗等。传染病病人有义务接受隔离,以免疾病扩散。

二、病人的权利与义务

任何角色都有其特定的权利和义务,护士应尊重病人的权利并督促病人履行相应的义务,是提供高品质护理服务的重要方面,病人也应明确自己的权利和义务。

(一)病人的权利

病人的权利是指病人患病后应享有的合法、合理的权利和利益。国际相应约定和我国法律、法规规定,病人的权利包括下列主要内容:

1. 病人有个人隐私和个人尊严被保护的权利

病人有权要求有关其病情资料、治疗内容和记录应如同个人隐私,须保守秘密。病人有权要求对其医疗计划,包括病例讨论、会诊、检查和治疗都应审慎处理,不允许未经同意而泄露,不允许任意将病人姓名、身体状况、私人事务公开,更不能与其他不相关人员讨论病人的病情和治疗,否则就是侵害公民名誉权,将会受到法律的制裁。有权对接受检查的环境要求具有合理的声、像方面的隐蔽性,由异性医务人员进行某些部位的体检治疗时,有权要求第三者在场。

2. 病人有获得全部实情的知情权

(1)病人有权获知有关自己的诊断、治疗和预后的最新信息。在医疗活动中,医疗机构及其医务应当将病人的病情、医疗措施、医疗风险等如实告知病人,及时解答其咨询。但是,应当避免对病人产生不利后果,强调病人知情的权利,要告知多少、告知到什么程度,宜谨慎处理。注意把握以下原则:一是应当适当区别病种和病情轻重,如果病人是普通疾病,程度较轻,应该如实告知,但要讲究方法和语言。二是要掌握好告知的程度。对于心胸较坦荡的人,可以将病情程度如实相告,寻求密切配合治疗,否则应当把握时机,逐步试探告知。三是在请病人认知过程中,最好事先征求家属意见,双方研究告知内容。

(2)病人有权知道医院与其他医疗及学术机构的关系。许多医院和教育机构及其他医疗机构有合作关系,医学生及其他医疗机构的医护人员,也可能参与对病人的照护。只要与病人的治疗有关,病人就有权知道参与治疗的姓名和彼此间存在的职业关系。

(3)病人有权核对付费账单。不论如何支付医院费用,病人都有权核对其账单,并要求解释付费情形及内容。

3. 病人有平等享受医疗的权利

当人们的生命受到疾病的折磨时,他们就有解除痛苦、得到医疗照顾的权利,有继续生存的权利。任何医护人员和医疗机构都不得拒绝病人的求医要求。人们的生存权利是平等的,享受的医疗权利也是平等的。医护人员应平等地对待每一个病人,自觉维护一切病人的权利。

4. 病人有参与决定有关个人健康的权利

病人有权在接受治疗前,如手术、重大的医疗风险、医疗处置有重大改变等情形时,得到正确的信息,只有当病人完全了解可选择的治疗方法并同意后,治疗计划才能执行。护理对象有权在接受护理前获知有关的详情:如特定的术后护理、护理上的重大危险、可能失去行为时间的长短。当护理处置上有重大改变,或当护理对象要求改变护理方式时,护理对象有权利得到正确的信息,只有当护理对象完全了解并同意可选择的护理方法及护士姓名后,各种护理计划才可执行。

病人有权在法律允许的范围内拒绝接受治疗。医务人员要向病人说明拒绝治疗对生命健康可能产生的危害。护理对象有权在法律允许的范围内拒绝接受各种护理:护理对象有权利拒绝护理,同时有权利被告知拒绝护理的后果。护士有责任向护理对象说明拒绝接受护理后对生命健康产生的危害性。

如果医院计划实施与病人治疗相关的研究时,病人有权被告知详情并有权拒绝参加研究计划。

5. 病人有权获得住院时及出院后完整的医疗

医院对病人的合理的服务需求要有回应。医院应依病情的紧急程度,对病人提供评价、医疗服务及转院。只要医疗上允许,病人在被转到另一家医疗机构前,必须先交代有关转送的原因,及可能的其他选择的完整资料与说明。病人将转去的医疗机构必须已先同意接受此位病人的转院。病人有权利获得持续性的护理:出院前,病人有权要求医院安排后续护理或提供相关资讯,医护人员有义务告知护理对象返家应注意的事项。病人有权要求知悉医院对护理对象的约束规章,以便遵守院方的有关规定。因此,在病人住院时,院方应提供书面的住院须知。

6. 病人有服务的选择权、监督权

病人有比较和选择医疗机构、检查项目、治疗方案的权利。医护人员应力求较为全面细致地介绍治疗方案,帮助病人了解和作出正确的判断和选择。护士应力求较为全面、细致地介绍护理方案,以便病人对方案有完整的了解,作出正确判断和选择。病人同时还有权利对医疗机构的医疗、护理、管理、后勤、管理医德医风等方面进行监督。因为病人从到医疗机构就医开始,即已行使监督权。事实上,病人的监督权行使得越好,对医院护理工作的促进作用就越大。

7. 病人有免除一定社会责任和义务的权利

按照病人的病情,可以暂时或长期免除服兵役、献血等社会责任和义务。这也符合病人的身体情况、社会公平原则和人道主义原则。

8. 有获得赔偿的权利

由于医疗机构及其医务人员的行为不当,造成病人人身损害的,病人有通过正当程序获得赔偿的权利。

9. 请求回避权

《医疗事故处理条例》第26条规定,专家鉴定组成员在规定情形中,应当回避,当事人也可以以口头或者书面的方式申请其回避。

(二)病人的义务

权利和义务是相对的,病人在享有正当权利的同时,也应负起应尽的义务,对自身健康和社会负责。

1. 积极配合医疗护理的义务

病人患病是没有责任的,但患病后,有责任和义务接受医疗护理,和医护人员合作,共同治疗疾病,恢复健康。因为健康不仅是个人的事,也与他人和社会密切相关。在治疗过程中,病人应积极与医护人员合作,有义务诚实表达寻求医护人员帮助的目的,尽可能详细、真实地提供病史,告之医护人员治疗前后的情况。在同意某种治疗方案后,病人应与医护人员在共同的目标上进行合作,要遵循医嘱。如患有糖尿病后需根据病情控制饮食等。

2. 自觉遵守医院规章制度

医院的各项规章制度是为了保障医院正常的诊疗秩序,就诊须知、入院须知、探视制度等都对病人和家属提出要求,这是为了维护广大病人利益的需要,病人理应遵守。

3. 自觉维护医院秩序

医院是救死扶伤、实行人道主义的公共场所,医院需要保持一定的秩序,病人应自觉维护医院秩序。

(1)安静:这是最基本的要求。在医院不能大声喧哗,说话走路要轻,各种物品要轻拿轻放,不能发出高调刺耳的噪声。

(2)清洁:医院大环境要清洁干净,防止发生院内感染。护理对象和家属,应自觉爱护医院内公共卫生设施,保持院内清洁。

(3)不干扰医护人员的正常医疗活动。

(4)不损坏医院财产。

4. 保持和恢复健康

医护人员有责任帮助病人恢复健康和保持健康,但对个人的健康保持需要病人积极参与,才能使其维持在最佳的状况。事实证明,某些疾病的发生与人们不健康、不安全的生活方式和生活习惯密切相关。因此,病人有责任选择合理的生活方式,养成良好的生活习惯,保持和促进健康。

三、常见的病人角色适应问题

病人角色不是与生俱来的,任何一位病人在患病前都是一个健康的人,有自己的社会角色。当人们从其他角色过渡到病人角色或从病人角色过渡到其他角色时,可能在角色适应上出现一些心理和行为上的问题。也就是说,病人不能正常地行使其权利和义务,就会产生角色适应不良。许多社会心理因素都会导致病人的角色适应不良,一般常见的角色适应不良如下:

(一)病人角色行为冲突

主要发生于由常态下的社会角色转向病人角色时。因为病前角色所形成的心理过程、状态、个性特征及病人对某种需要的迫切要求等强烈干扰着病人对角色的适应。表现为意识到自己有病,但不能接受病人的角色,且有愤怒、焦虑、烦躁、茫然或悲伤等情绪反应。实际上,这是一种视疾病为挫折的心理表现。一般男性、A型性格的人及在工作中和生活中占主导地位的人容易出现这种角色适应问题。如一位年轻的母亲,因惦记自己的年幼的孩子而不能安心养病,造成母亲角色与病人角色的冲突。案例中的病人刚入院时出现的现象就是病人角色行为冲突。

(二)病人角色行为强化

是病人角色适应中的一种变态现象,即当一个人由病人角色向常态角色转变时,仍然安于病人角色,产生退缩和依赖心理,表现为依赖性增强,害怕出院,害怕离开医务人员,对正常的生活缺乏信心等。可能因为他人的照料使其依赖性增强,儿童和老年人较为明显。也可能因为病人角色可使其逃避某些义务和责任。

(三)病人角色行为缺如

指没有进入病人角色,不愿意承认自己是病人,这是一种心理防御的表现。常发生于由健康角色转向病人角色及疾病突然加重或恶化时。许多人在初次诊断为癌症或其他预后不良的疾病时,都有这种防御性心理反应。

(四)病人角色行为异常

久病或重病病人对病人角色常有悲观、厌倦甚至自杀等行为表现。

(五)病人角色行为消退

是指一个人已经适应了病人的角色,但由于某种原因,使其又重新承担起原来扮演的其他角色。案例中的病人毅然离开医院承担起照顾自己妻子的责任,这是因为此时"丈夫"的角色在他心中已经占据了主导作用,于是他放弃了病人角色而承担起了"丈夫"的角色。

病人在角色的转变过程中常会出现各种各样的问题,这些问题不解决或解决得不好,将会对病人的康复造成严重的威胁。因此,护士在护理病人的过程中,应注意评估病人的角色适应情况,准确把握病人的生理、心理、社会方面的特点,帮助病人尽快适应病人角色。

四、影响病人角色适应的因素

病人角色适应是指病人行为基本上已与病人角色"指定行为"相符合,病人对角色的适应常由下列因素所决定。

(一)年龄

老年和儿童病人角色易强化,尤其是退休后的老人。有些老人希望通过病人角色来引起别人的关注。缺乏关爱的儿童,希望通过患病得到亲人更多的呵护。成年人病人角色易出现冲突、缺如、消退等,这和他们担任的社会角色较多有关。

(二)性别

女性易引起角色行为的冲突、强化或消退。对事业、家庭、经济考虑较多的,尤其明显。

（三）性格

个性是一个人特有的、稳定的心理特征。个性较坚强的人对疾病的反应很平静,有的人则强烈地否认、拒绝。

（四）文化程度

文化水平较低的病人对病人角色相对淡漠些。文化水平较高的病人对病人角色相对重视些。

（五）病情

疾病的性质、严重程度、是否影响运动功能或生活自理能力、病情进展和预后等都将影响病人的角色适应。如急性病症状明显,对病人影响较大的,病人进入角色较快;而慢性病逐渐发展,对日常生活影响较小的,病人进入角色较慢。

（六）环境

包括病人的家庭、社会环境、人际关系、病室的气氛、周围人群对疾病的反应。通常,住院病人比未住院病人容易适应,是因为在他的周围都是病人。周围人群尤其是家庭成员对疾病的态度也影响病人的角色适应问题,如对艾滋病,大多数人都有恐惧、厌恶和退避的心理,所以艾滋病病人往往都拒绝承认自己患病。

（七）其他

影响病人角色适应的因素还包括病人的习惯、经济状况、医务人员的态度等。如经济状况较差的,可能忙于工作而出现病人角色冲突、缺如、消退等。

五、护士在帮助病人角色适应中的作用

为了使病人尽快适应病人角色,积极配合医疗和护理工作,以促进疾病的早日康复,护士有责任在病人的角色适应中起指导作用。首先,全面评估确定病人是否存在角色适应不良或预测病人是否会出现角色适应的问题。其次,分析可能的原因,寻找解决问题的办法,给予必要的指导。指导的内容包括以下几个方面:

（一）常规指导

指在病人初次入院时,护士向病人介绍病区的环境、制度、注意事项等,同时做自我介绍,介绍有关的医务人员和同室的病友,以消除病人的陌生感和恐惧感,建立起病人在医院环境中充当病人角色的自信心。

（二）随时指导

当病人住院后出现一些新情况,如即将面临痛苦的检查和治疗等,多数病人会表现出焦虑、恐惧和不安,这时护士应观察并掌握准确的信息,及时进行指导,引导病人树立正确的角色意识,履行角色权利和义务。

(三)情感指导

一些长期住院、伤残或失去工作能力的人,容易对治疗失去信心,感到痛苦甚至产生轻生的念头,会出现角色缺如或角色消退现象。有些病人在疾病的恢复期出现病人角色强化现象,护士应经常与病人沟通,了解病人的感情及情绪变化并给以适当的帮助,使其在心理上达到新的平衡。

以上内容可以解答案例中的问题。

本章小结

在医疗护理活动中护士与病人各有特定的角色以及相应的权利和义务。现代护士角色功能由单一的照顾者角色,发展为复合角色以更好增进人类健康。护士条例规定了护士的六项权利和五项义务。护士应了解病人角色的四个特征、病人患病后的主要心理反应和行为反应、病人角色适应中的常见问题、病人的九项权利和四项义务,从而自觉维护病人的权利和义务,及时识别病人角色适应不良,为其提供高质量的护理服务。

本章关键词:护士;病人;角色;病人角色;权利;义务

课后思考

1. 护士在护理病人过程中,如何做到注意病人的权利和义务?
2. 病人患病时出现抵抗行为反应,如多方咨询、四处求医等,其心理反应是属于什么?
3. 现代护士角色功能有哪些?
4. 病人在病人角色适应过程中有哪些行为改变?哪些因素会影响病人角色适应?
5. 病人角色适应的问题有哪几类?

(张秀云)

第六章 护理学相关理论

案例

患儿××,女,5岁,洗澡时不慎摔倒在热水盆中,左侧肢体烫伤入院。诊断:左侧肢体大面积Ⅱ度烫伤。查体:体温38.6℃,脉搏120次/分钟,呼吸22次/分钟,血压90/60mmHg,创面潮红,有浆液性液体渗出。入院后安置单人烧伤病室,施行全身抗感染及支持疗法,暴露创面,局部换药,辅助肢体功能锻炼,住院30天后痊愈出院。

问题:
1. 住院期间患儿及其父母有哪些需要?存在哪些压力源和压力反应?
2. 护士怎样满足患儿及其父母的需要?怎样帮助患儿及其父母适应目前的状况?
3. 护士如何运用成长与发展理论帮助患儿发展健全的人格?

本章学习目标

1. 掌握系统需要、压力、压力源、压力反应、压力防卫和适应的概念;马斯洛需要层次理论的内容。
2. 熟悉系统的分类和基本属性;压力与适应理论和韩德森病人需要模式的内容。
3. 了解系统理论的产生、弗洛伊德的性心理学说、艾瑞克森的心理社会发展学说。
4. 重视理论对实践的指导意义,在护理实践中能正确应用上述理论知识。

20世纪20~30年代,一些心理、社会、生理学领域的专家研究和建立了相关的学科理论,其中系统理论、人类基本需要层次理论、压力与适应理论、成长与发展理论不仅对护理实践有重要的指导作用,而且有利于丰富护理理论知识、拓展护理实践范畴、培育现代护理观念,促进护理学科的不断发展。

第一节 系统理论

一、概 述

(一)系统理论的产生

1925年,美籍奥地利生物学家Ludwig von Bertalanffy提出应把有机体视为一个整体或系统来考虑。这是首次将"系统"作为一种科学术语、一种理论。1937年,他又提出了"一般系统论"的概念。1968年,他撰写《一般系统论——基础、发展与应用》一书,该书为系统科学提供了纲领性的理论指导。20世纪60年代以后,系统论不断发展,其理论与方法渗透到自然、社会、生产等许多领域,产生深远的影响。

(二)系统理论的相关概念

1. 系统的概念

系统是指由若干相互联系、相互作用的要素所组成的,具有一定功能的有机整体。这个定义有三重含义:第一,系统是由各要素(子系统)所组成,但各系统的要素(子系统)的数量不尽相同;第二,每一个要素都有自己独特的结构和功能;第三,各要素间相互联系、相互作用,形成有机的整体。

2. 系统的分类

自然界与人类社会中存在着各种各样千差万别的系统,为了研究和描述的需要,将系统进行分类,常见的有:

(1)自然系统和人为系统。按系统的要素组成,将系统分为自然系统和人为系统。自然系统是自然形成、客观存在的系统,如生态系统、人体系统。人为系统是为某特定目标而建立的系统,如计算机软件系统、机械系统。现实生活中,大多数系统多为自然系统和人为系统的综合,称"复合系统",如卫生系统、教育系统。

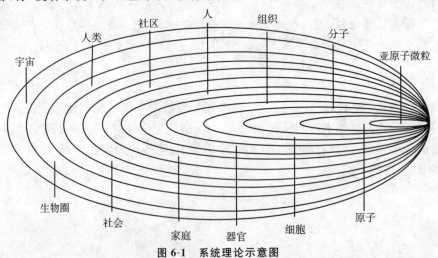

图6-1 系统理论示意图

(2) 超系统和子系统。按系统的复杂程度、层次关系将系统分为超系统和子系统。较复杂、高层次的系统为"超系统";较简单、低层次的系统称为"子系统"。超系统和子系统是相对的,如人体(超系统)有循环系统(子系统)、呼吸系统(子系统)、消化系统(子系统)等组成,每个系统(超系统)又由器官(子系统)构成,器官(超系统)又由组织(子系统)构成等。如图6-1所示。

(3) 开放系统和闭合系统。按系统与环境的关系将系统分为开放系统和闭合系统。开放系统是指与周围环境不断进行着物质、能量和信息交换的系统。开放系统和环境交换物质、能量和信息的过程是通过输入、输出和反馈来完成的。物质、能量和信息由环境进入系统的过程称为输入,而由系统进入环境的过程称为输出。经过系统输出的物质、能量、信息再次进入系统并影响系统的功能称系统的反馈。开放系统正是通过输入、输出及反馈,与环境保持协调和平衡并维持自身的稳定,如图6-2所示。闭合系统是指不与周围环境进行物质、能量和信息交换的系统。绝对的闭合系统是不存在的,只有相对的、暂时的闭合系统。

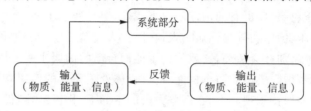

图6-2 开放系统示意图

3. 系统的基本属性

系统尽管形式多样、类型各异,但具有相同的基本属性,即整体性、相关性、层次性和动态性。

(1) 整体性:系统的整体性主要表现为系统的整体功能大于系统各要素功能之和。这是因为系统将其要素以一定方式组织起来构成一个整体后,各要素之间相互联系,要素、整体和环境间相互作用,在局部服从整体、部分服从全局以及优化原则支配下,整体就产生了孤立要素所不具备的特定功能。系统的整体功能建立在系统要素功能基础之上,要增强系统的整体功效,就要提高每个要素的素质,充分发挥每个要素的作用;同时实现系统中各要素的结合以及要素、整体、环境间的相互作用,保持合理和优化。

(2) 相关性:系统的相关性是指系统各要素之间是相互联系、相互制约的,其中任何一要素发生了功能或作用的变化,都会引起其他各要素乃至整体功能或作用发生相应变化。

(3) 动态性:动态性是指系统随时间的变化而变化,具体反映为系统的运动、发展与变化过程。系统为了生存与发展,总在不断调整自己的内部结构,并不断与环境进行物质、能量和信息的交换。

(4) 层次性:任何系统都是有层次的。系统的各层次间存在着支配与服从的关系。高层次支配着低层次,起着主导作用;低层次从属于高层次,它往往是系统的基础结构。

二、系统理论在护理实践中的应用

(一) 全面认识护理对象——人

1. 人是一个整体

人是由生理、心理、社会、精神和文化等多种要素组成的统一整体,生理、心理、社会、精神和文化间相互作用、相互影响,保持平衡,维持人的健康。护理时不仅仅关注病人生理状况,还要关注其心理、社会、精神、文化等各方面;不仅仅进行技术护理,更重要的是进行心理护理、健康教育,达到各要素协调和谐,促进人的健康。

2. 人是一个开放系统

人每天和周围环境保持着物质、能量、信息交换。如吸入氧气,呼出二氧化碳;摄入食物和水,排出粪便和尿。人通过与人交往、看电视、读书、看报来获取信息;人也不断受到外界环境的影响,如物理因素、化学因素、微生物、社会因素等。在护理实践中要注意保持呼吸道通畅、科学合理饮食、提供良好的物质环境和社会环境、注重护患沟通等。

3. 人是一个动态系统

人总是处在健康、亚健康、疾病的动态变化中,并在一定条件下相互转化,保持一个动态连续的发展过程。健康、亚健康或疾病状态往往不是绝对的,固定不变的。例如,人患病后经过积极治疗可以痊愈康复,也有的治疗后留下残疾,但身残志不残,继续为家庭、社会做出贡献;还有一些高血压、糖尿病等慢性病病人,在医护人员精心诊治和护理下,其疾病处于稳定状态,生活自理,可参加社会活动,这就达到了他们自己的健康水平。因此,一个人要保持良好的健康生活习惯,增强机体的防御机能,促进机体处于完好的健康状态。当机体出现亚健康或疾病状态时,要保持乐观心态,在医务人员的指导下,积极治疗,促进机体向健康方向发展。

(二)促进护理专业发展

1. 护理理论框架

护理程序、罗伊的适应模式、纽曼的健康保健系统模式均以系统理论作为基本框架,形成护理工作的理论基础,促进护理工作向科学化方向发展。

2. 护理管理依据

护理系统是医院整体系统的一个子系统,护理子系统的功能将有助于医院整体功能的实现,但医院作为整体系统其一切活动也将影响子系统的运转。

3. 形成整体护理思想

系统理论要求我们把护理对象看做是生物的、心理的、社会的、文化的、发展的整体。在对护理对象进行护理时,既要关注其生理及病理方面的改变,也要重视周围环境和社会环境对其产生的影响,协调其生理心理活动及周围社会文化诸方面的关系。系统理论的基本观点构成了整体护理思想的理论核心,全面体现护理对象——人的整体性、开放性和动态性。

第二节 需要理论

一、概述

人的需要是生理的和社会的客观需求在大脑中的反映,是个体对自身生存和发展所必备条件的渴求和欲望。

(一)需要的性质

1. 需要是有机体内部的一种不平衡状态

这种不平衡状态包括生理的和心理的不平衡,如血液中缺乏水分会产生喝水的需要,孩子离开家庭会产生爱的需要,社会动荡时会产生安全的需要等。当这些需要得到满足时,可以暂时消除这种不平衡状态,但新的不平衡、新的需要又会随之产生。

2. 需要是人对某种客观要求的反映

需要总是指向能满足某种需要的客体或事件,即追求某种客体得到需要的满足。没有客体、没有对象的需要是不存在的。如饥饿时产生进食的需要,知识匮乏时产生学习的需要。

3. 需要是人的活动的基本动力,是个体积极性的源泉

人的各种活动都是在需要的推动下进行的,需要是动机产生的必要条件,动机是推动人的活动,并使活动朝向某一目标的内部动力,任何个人都不会去做自己根本不需要做的事情。

(二)需要的种类

1. 按照需要的起源可分为自然需要和社会需要

(1)自然需要。也称"生物性需要",包括饮食、运动、休息、睡眠、配偶等需要,主要由机体内部某些生理的不平衡状态引起的,对有机体维持生命、延续后代有重要意义。

(2)社会需要。是人的社会属性所决定的,指对社会交往、劳动生产、文化学习、伦理道德、行为规范的需要等,对维系人类社会生活,推动社会进步有重要作用。

2. 按照需要的指向可分为物质需要和精神需要

(1)物质需要。是指以占有物质产品而获得满足,如对日常生活必需品的需要、对住房的需要、对工作和劳动条件的需要等。

(2)精神需要。是指占有社会精神产品,如阅读文艺作品、报纸杂志或观看电影电视作品等。

物质需要和精神需要是不能分开的,在追求某种物质产品时,也表现某种精神需要,如要求住房的整洁、衣裳的漂亮等。

二、需要的相关理论

(一)马斯洛需要层次理论

1. 马斯洛需要层次理论内容

美国心理学家马斯洛(Abraham Malow)将人的基本需要按其重要性和发生的先后次序排列成五个层次,并用"金字塔"形状来加以描绘,形成人类基本需要层次理论(hierarchy of needs theory)。

(1)生理需要(physiological needs)。人类生存最基本的需要,它包括对空气、水分、食物、排泄、休息和睡眠以及性的需要。生理需要是一切其他需要的基础,应在一切需求未得到满足之前首先给予考虑,生理需要又称"最低层次的需要"。

(2)安全需要(safety needs)。一旦满足了生理需要,安全需要便愈发强烈。安全需要包含两个层面,即生理上的安全与心理上的安全。生理上的安全是指个体需要处于一种生理上的安全状态,以防身体上的伤害或生活受到威胁。如老人和盲人行走时借助于拐杖扶行,确保安全。心理上的安全是指个体需要有一种心理上的安全感觉,避免恐惧、害怕、焦虑等情绪的发生。如人们盼望自己在熟悉的环境下生活、学习和工作,祈求人生平安、事事顺利等,都是为了更好地满足心理上的安全感的需要。

(3)爱与归属的需要(love and belongingness needs)。当安全的需要满足后,人们会产生进一步的社会性需要。归属的需要是指依附于某个人或家庭、或学校、或工作单位,希望被爱、被接纳,同时也指个人需要去爱和接纳别人,以建立良好的人际关系。如家庭、学校、工作单位中和谐的环境,就能满足归属与爱的需要。

(4)自尊的需要(self-esteem needs)。自尊包括自我尊重、尊重他人和被他人所尊重,表现为个体对名利的追求,渴望自己有能力、有实力、有成就、有地位,希望得到他人的尊重和赏识。

(5)自我实现的需要(needs for self-actualization)为最高层次的需要。表现为个体希望能充分发挥自己的才能和潜能,追求自己的理想,体现自身的人生价值和社会价值。它是最高层次的基本需要。

马斯洛曾在尊重的需要之上补加了认识的需要和美的需要,使之成为七个层次,但影响最大的仍然是对五个层次的需要。如图6-3所示。

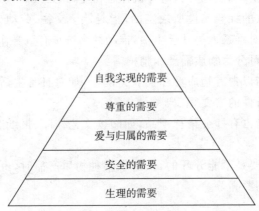

图6-3 马斯洛的需要层次理论示意图

2. 马斯洛需要层次理论一般规律

人在其一生中,总是在设法满足各个层次的需要,然而各层次需要的主要内容在不同时期是有差异的。马斯洛将人的一生视为一个从生到死,不断发展、完善的过程。人一生中的需要可能完全得以满足,也可能仅是部分满足或根本未得到满足。

(1)这些需要是人类普遍存在的。一般情况下,生理需要是最重要的,只有它得到满足之后,人才得以生存。

(2)通常是在一个层次的需要被满足之后,更高一层次的需要才出现,并逐渐明显。如一个人只有生理需要得到满足才能考虑安全需要,如果生理的需要不能满足,是不会考虑安全需要的。

(3)各层次需要间相互影响,相互作用。各层次需要层层关联,低层次需要是其他高层次需要的基础,其他高层次的需要是低层次需要的发展,并反作用于低层次需要,如有些高层次需要并非生存所必需,但它可促进生理功能更加旺盛,低层次的需要不会消失。

(4)随着需要层次的向上移动,各种需要的意义是因人而异的,它是受个人愿望、社会文化影响,受个人心身发展所决定的。有时也受环境或场合的影响,如乘飞机旅行时,安全的需要则占突出地位。

(5)层次越高的需要,满足的方式越有差异。如对空气、水分的满足方式人人相同,而满足自我实现的方式却人各有异。如每年评选出的"感动中国十大人物",其感人的事迹各不相同。

(6)不同年龄阶段的需要是不一样的。如婴幼儿主要是生理需要占优势,而后安全的需要、归属与爱的需要依次递升;到了青少年初期,尊重的需要日渐强烈;到了中青年期,自我实现的需要占优势。

在案例中患儿及其父母在住院期间需要主要为生理的需要和安全的需要。

(二)韩德森的病人需要模式

韩德森(Virginia Henderson)是美国杰出的护理理论家、教育家与护理活动家。韩德森指出,护士的独特功能是协助病人或健康人从事有益于健康、恢复健康与安详死亡的活动,护士就是协助病人去满足其基本需要。韩德森将人类基本需要的概念与护理概念相结合,认为"需要"即是"基本的护理要素"。其十四项病人"基本的护理要素"是:

(1)正常地呼吸;
(2)适当地饮食;
(3)顺畅地排泄废物;
(4)运动并维持恰当体位;
(5)充足的睡眠和休息;
(6)选择合适的衣着、穿上和脱下衣服;
(7)维持正常体温;
(8)保持身体的清洁与良好的仪表,保持皮肤完整;
(9)避免环境中的危险因素和避免伤害他人;
(10)与他人沟通,并能表达自己的需要与感受;
(11)根据个人信仰参加宗教活动,并遵从自己的价值观;
(12)从事有成就感的工作;
(13)参与各种形式的娱乐消遣活动;
(14)学习、发现并满足有益于健康与正常发展的好奇心。

三、需要理论在护理实践中的应用

(一)识别病人的需要

(1)目前病人未满足的需要,如病人住院怕得不到良好的治疗和照顾,容易对各种检查治疗产生疑虑,这是安全的需要;病人想家、想孩子,这是爱与归属的需要;病人担心因病影响工作、影响学习,这是自我实现方面的需要。

(2)预测病人尚未表达的需要,或可能出现的问题,并采取预防性措施,以防止问题的发生。如病人渴望了解疾病知识,担心自己的预后等。

(3)需要层次论可作为护士评估病人资料的理论框架,借助这个理论,护士可有系统地、有条理地收集和整理资料,识别病人各方面的需要,从而避免资料的遗漏。

(二)满足病人的需要

(1)按照基本需要的层次,识别护理问题的轻、重、缓、急,以便在制定护理计划时妥善地排列先后次序,满足病人的需要。

(2)热情接待,耐心解释,介绍制度、环境、护士、主管医生、同室病友等,消除陌生感,缓解不良情绪,尽快适应住院环境。

(3)及时进行健康教育,满足病人对认识疾病知识需要,调动病人的主观能动性,主动进行自我护理。

以上可解答案例中问题2的第一点。

第三节 压力与适应理论

一、压力理论

(一)压力的概念

"压力"(stress)这个词源于拉丁文"stringere",意为"紧紧拉住"的意思。即在很早以前,人们就已经体会到某些事件会导致个体有压力。然而对"压力"的定义至今仍未求得一致,对"压力"的定义倾向于有以下的表达:

1. 压力是环境中的刺激所引起的人体的一种非特异性反应

这是"压力学之父"塞利(Selye)的观点。他所提出的非特异性反应是指一种无选择地影响全身各系统或大部分系统的反应。

2. 压力是人与环境交互作用出现的一种结果

这是另一位压力学理论家 Lazarus 的观点,认为压力是来自环境或内部的压力源的需求超过个人、社会等的适应资源时所产生的压力反应。

上述表达可以看出压力包含压力源和压力反应。

(二)压力源

凡是能够对身体施加影响而促发机体产生压力反应的因素均称为压力源(stressor)。生活中常见的压力源有以下几类:

(1)生理性压力源:如饥饿、疲劳、妊娠、绝经、更年期等;

(2)生物性压力源:各种病毒和微生物引发的各类疾病;

(3)社会性压力源:如升学考试、就业、丧偶、工作任务重、失业、退休、离婚等;

(4)物理性压力源:如地震、温度冷热、光线强度、噪音分贝等;

(5)化学性压力源:如空气、水污染、药物毒副作用、食物安全等;

(6)文化性压力源:如出国、异地求学等,从一个熟悉的文化环境到另一个陌生的文化环境。

在案例中,患儿及其父母的压力源主要为物理性压力源、生物性压力源以及文化性压力源。主要表现为患儿出现烫伤、肢体感染以及对住院环境的陌生感等。

(三)压力反应

压力反应包括生理反应和心理反应。

1. 生理反应

塞利主要从生理的角度描述了人体对压力源的反应,他认为压力的生理反应包括全身适应证候群(general adaptation syndrome,GAS)和局部适应证候群(local adaptation syndrome,LAS)。GAS是指机体面临长期不断的压力源而产生的一些共同的症状和体征,如全身不适、体重下降、疲乏、倦怠、疼痛、失眠、肠胃功能紊乱等,这些症状是通过神经内分泌途径产生的。LAS是机体应对局部压力源而产生的局部反应,如身体局部炎症而出现的红肿热痛与功能障碍。

塞利认为GAS和LAS的压力反应过程分为三个阶段:警告期、抵抗期和衰竭期。

(1)警告期:机体在压力源的刺激下,出现一系列以交感神经兴奋为主的改变,表现为血糖、血压升高,心跳加快,肌肉紧张度增加。这种复杂的生理反应的目的就是动用机体足够的能量以克服压力。在案例中,患儿出现体温升高、脉搏增加等生理反应就是压力反应的警告期。

(2)抵抗期:若压力源持续存在,机体进入抵抗期。在此期,所有警告期反应的特征已消失,但机体的抵抗力处于高于正常水平的状态,使机体与压力源对峙。对峙的结果有两种:一是机体成功抵御了压力,内环境重建稳定;二是压力持续存在,进入衰竭期。

(3)衰竭期:由于压力源过强或过长时间侵袭机体,使机体的适应性资源被耗尽,故个体已没有能量来抵御压力源。这样,不良的生理反应可能会不断出现,最终导致个体抵抗力下降、衰竭、死亡。

2. 心理反应

压力源引起的心理反应可分为两类。一类是积极的心理反应,另一类是消极的心理反应。积极的心理反应是指适度的皮层水平唤醒和情绪唤醒,注意力集中,思维活跃和动机的调整。消极的心理反应是指过度唤醒(焦虑)、紧张,过度的情绪唤起(激动)或低落(抑郁),认知能力下降,自我概念不清等。在案例中,患儿的父母因患儿的病情也产生了一些心理反应,在患儿患病初期,主要表现为消极的心理反应。

(四)压力防卫

一般来说,每个人对压力源的防卫是不同的,也就是说,每个人对压力源的感知、应对能力以及应对条件是不同的。人们除了有自然防卫能力外,还可通过学习建立一些新的应对技能,来主动处理压力源。以下防卫模式,有助于人们避免严重压力反应。

1. 对抗压力源的第一线防卫——目前的心、身防卫

生理防卫:生理防卫包括机体的遗传素质、一般状况、营养状态、免疫功能等。如完整的皮肤和健全的免疫系统可保护我们免受病毒和细菌的侵袭;而营养不良者,即使受轻伤也容易感染。

心理防卫:心理防卫指心理上对压力源作出适当反应的过程。人们常常在潜意识的状态下运用一种或多种心理防卫机制,以解除情绪冲突、避免焦虑和解决问题,如当个体听说自己身患癌症时,可能予以否认。

心理上的防卫能力决定于人的个性特征、成长环境、教育程度、经济状况、过去的经验、生活方式、来自社会支持系统的支持等。如一个坚强而吃苦耐劳的人相信:只要不断拼搏,一定能实现自己的人生价值;人可以不断克服困难,影响和改变环境。这种人在任何困境下都能知难而进,尽快适应。

2. 对抗压力源的第二线防卫——自力救助

当一个人处于压力源较强,而第一线防卫较弱时,会出现一些身心应激反应,这时就必须进行自力救助,以减少疾病的发生。

(1)正确评估压力源:首先应找出压力源,然后采取相应的办法处理。一般可用自我提问的方法进行评估,例如可问自己以下问题:

是否争强好胜、对自己的要求过高?

是否由于工作忙没得到足够的休息和精神上的松弛?

是否在工作、学习、家庭方面遇到的烦心事没有得到解决?

是否所处环境的人际关系难以把握?

是否担心自己身体健康?

若在以上问题中找到一种可能,接下来就是针对问题采取应对方法。应对的方法是设法改变情景,若不可能改变压力源,至少可以改变自己的感受和反应。例如,您感受工作很忙,家务负担太重,可安排其他家庭成员共同分担家务,或为减轻压力作一些适当的但重要的变动。总之,要及早找出压力源,并及时处理,不要否认问题的存在而任其滋长,这对身心健康是很重要的。

(2)正确对待负性情绪:在遇到压力源后可能会出现焦虑、沮丧、生气或其他负性情绪。对待这些情绪的方法也是自我评估,分析这些情绪是在什么情况下出现的,伴随哪些生理反应,如胃疼、心悸、哭泣、失眠等。当明确了所感受的情绪及伴随的生理反应后,最重要的是承认它,并积极采用应对方法,如与朋友交谈或适当运用心理防卫机制等,以调节自己的情绪。

(3)利用可能得到的支援:当一个人经受压力时,一个强有力的社会支持网可以帮助其度过困境。如在个人遇到压力源时,若能与一个有过类似经验并能设身处地地为其设想的朋友交谈,是很有益处的。此外,寻求有关的组织及信息,如肿瘤病人参与癌症俱乐部,有心理障碍的人到心理健康中心去咨询等。一般而言,社会支持网中的重要成员可以是父母、配偶、子女和好友等。许多研究证明,社会支持能缓和压力带来的不良影响,有社会支持的人较少发生心身疾病,寿命也较长。

(4)建立良好的生活方式:当一个人的身体状况欠佳时,对压力源的抵抗力也下降,容易遭受严重的压力反应的伤害,而良好的身体状况是人们抵抗压力源的侵犯,减少不良反应的基础。因此,提高人们的保健意识,如注意改善营养状况,控制和减少吸烟、酗酒等,有助于加强第一线防卫。此外,传统的气功疗法、松弛锻炼及一些娱乐活动,如听音乐、读有趣的书、公园散步等也是人们常用的缓解压力的方法。

以上四种自力救助方法可用于帮助他人减轻压力,或用于我们自己的生活中缓解压力。

3. 对抗压力源的第三线防卫——专业辅助

当个人通过第一、二线防卫但压力反应严重,或发展为身心疾病,就必须及时寻找医护人员帮助,寻求医护人员的治疗和护理,如心理治疗、药物治疗等,并给予必要的健康咨询和健康教育。第三线防卫是非常重要的,如专业辅助不及时或不恰当,会使病情加重或演变成慢性疾病,如溃肠性结肠炎、慢性忧郁症等。这些疾病本身又可成为压力源,而加重病人负担。如果防卫失效,其结果将导致病人死亡。

二、适应理论

(一)适应

适应是生物体调整自己以适应环境的能力,或促使生物体更适于生存的一个个过程。从广义上说,适应是所有生物的特征,它包含个体和宇宙间的各种保护性调整,从单细胞生物的单纯反应到人类的各种复杂行为,都可看作是适应。如个体在遇到任何压力源时,都会试图去适应它,如适应成功,身心平衡得以维持健康;若不能适应,就会导致身心疾病。一旦有病后,还需要进一步适应疾病。适应是应对的最终目的。

塞里对适应作了以下描述:"适应最大的能力,就是使任何复杂的生活都变为可能。它是人们体内环境恒定的基础,也是对抗压力的基础……适应的能力,很可能就是最明显的生命特征。"

(二)适应的层次

人类的适应较其他生物复杂,因为它包含的不只是单纯的生物过程,而是在躯体、智力和情绪等方面均对环境作出反应。人类的适应可分为四个层次:生理的、心理的、社会文化和技术的。

1. 生理层次

生理适应是指通过体内生理功能的调整,适应外界环境变化对机体需求的增加。如刚开始跑步时,会感到肌肉酸痛、心跳加快,但坚持一段时间后,这些感觉就会逐渐消失。这是因为体内器官的功能慢慢地增强,适应了跑步对身体所增加的需求。

在生理学中,有时适应可表现为感觉灵敏度的降低,这是由于固定刺激或持续反应而引起的。如你在持续与香味或臭味接触后,很快就会习惯,这是因为你对气味刺激的敏感性降低了,你已适应了这些气味。

2. 心理层次

心理适应是指当人们经受心理压力时,通过调整自己的态度、情绪去认识情况和处理问题,以恢复心理上的平衡。一般可运用心理防卫机制或学习新的行为(如松弛术)来应对压力源。

3. 社会文化层次

社会适应是调整个人的行为使之与各种不同的群体,如家庭、专业团体、社会集团等的信念、习俗及规范相协调。如不同家庭有不同的生活、饮食、休息习惯。新组成的家庭,有关成员必须相互适应。再如,医院、诊所等专业组织,都有一定的规范要求,新上岗的医护人员,除了具备医护知识、掌握有关技能外,还必须熟悉环境、遵守规则,才能应对自如。

文化适应是指将我们的行为进行调整,与另一文化,如种族、民族、宗教、异地的概念、思想、传统和习俗相适应。如入乡随俗就是一种社会文化的适应。

4. 技术层次

技术适应是指人们在使用文化遗产的基础上创造新的科学工艺和技术,以改变周围环境,控制自然环境中的压力源,如夏天使用空调等。但是,现代技术又制造了不少新的压力源,如水、空气和噪音污染等,需进一步研究和适应。

三、压力与适应理论在护理实践中的应用

(一)帮助护士识别自身的压力源

护理工作是体力劳动和脑力劳动相结合的职业,是健康服务行业中压力较大的职业之一。护理工作要面对来自多方面的压力源。

1. 不良工作环境

主要指病区的生物、物理、化学环境,如细菌、病毒、抗癌药物及核放射等威胁,各种药液、消毒液的气味等。

2. 特殊工作性质

一是病情不确定因素较多,经常面对紧急的抢救;二是担心自身工作发生差错。

3. 较强工作负荷

随着医疗卫生事业的不断改革,人们对健康的需求增高,看病的人越来越多,但护士的数量相对不足,且护理工作三班制,工作强度大。

4. 多层人际关系

护士在工作中要面对多层的人际关系,如护士与医生、护士与护士、护士与病人及护士与其他部门工作人员关系,但护士与病人、护士与医生的关系是主要的人际关系。

5. 不断继续学习

护理学科的不断发展,终身学习理念的不断深入,要求护士不断更新知识、创新技术,适应日益发展的卫生护理事业。

(二)帮助护士识别病人的压力源

1. 医院中常见的压力源

(1)陌生的环境。病人对周围环境不熟悉,对饮食不习惯,对作息制度不适应,对负责自己的医生护士不了解等。

(2)疾病的威胁。病人感受到严重的疾病威胁,如想到可能得了难治或不治之症,或即将手术,可能致残等。

(3)与外界的隔离。病人与家庭分离或与他人隔离,不能与亲人谈心,与病友无共同语言,感到自己不受医护人员重视等。

(4)信息的缺乏。病人对自己所患疾病的诊断、治疗及护理不清楚,对医护人员说的一些医学词汇听不懂,自己提出问题得不到答复等。

(5)自尊的丧失。病人因疾病丧失自理能力,进食、如厕、洗澡、穿衣服等都需别人协助,且须卧床休息,不能按自己意愿行事等。

2. 护理工作中有可能产生的压力源

(1)护士仍然采用功能制护理模式,不了解病人的需要(包括生理的、心理的、社会的)。

(2)护士缺乏熟练技术,反复操作,给病人增加心理负担;护士缺乏观察能力,对病情变化未能及时发现和及时处理。

(3)护理工作中对环境、程序等安排不够妥当,如不够安静、光线过强、温度不适宜等。

(4)护理过程中忽视了沟通技巧的运用,对建立相互信任的护患关系产生影响。

(5)护理过程中忽略与家属合作。

(三)护士自身的适应

(1)正确认识护士职业的工作环境、工作性质、人际关系等,不断调整心态,逐渐接纳护理工作,最终到达乐意从事护理工作的境界。

(2)正确认识护理工作的职业价值,不断增强职业的自豪感,积极应对压力。需要强调的是,作为一个专业工作者,护士本身就是角色模型,应该起到示范作用。

(3)树立终身学习的理念,不断加强自身学习,提高护理队伍的整体素质,提升护理工作的服务质量,争取获得社会大众对护理工作的认可。

(4)成立护士俱乐部或举办护理工作沙龙,为护士提供交流的平台,互相鼓励,互相学习,共同发展,用自身的健康活力、专业气质,成为护理对象的知心朋友,更好地发挥护理的作用,形成一种良性循环。

(四)帮助病人适应

(1)安排舒适的病室环境,安全方便,减少不良环境因素对病人的影响,让病人尽快适应住院生活。

(2)协助病人建立良好的人际关系,如医患关系、护患关系、室友关系等,并与家属合作,减轻病人的陌生与孤独感。

(3)分析病人的具体情况,协助病人找出压力源。评估病人所承受压力源的程度,持续时间、过去承受压力的经验,以及可以得到的社会支持。

(4)定期进行健康教育,使病人认识疾病,教会压力防卫的方法,如指导病人运用适当的心理防卫机制或松弛术来消除对疼痛的恐惧,或对预后的焦虑等。

以上可解答案例中问题2的第2点。

第四节 成长与发展理论

一、概述

护理工作的对象涉及不同年龄阶段的人,护士有必要了解护理对象在不同年龄阶段的身心发展特征。目前护理领域中应用的相关理论主要有弗洛伊德(Sigmund Freud)的性心理学说和艾瑞克森(Erik Erikson)心理社会发展学说。

(一)弗洛伊德的性心理学说

弗洛伊德(Sigmund Freud,1856~1939),奥地利精神科医生,被誉为"现代心理学之父",是精神分析学派的创始人。弗洛伊德通过精神分析观察人的行为,创建了他的性心理学说。

弗洛伊德认为人的本能是追求生存、自卫及享乐,而刺激人活动的原动力是原欲(libido),或称为性本能。原欲是人的精神力量,也是性心理发展的基础。人的一切活动为满足性本能,但条件及环境不允许人的欲望任意被满足,因此,人的本能压抑后会以潜意识的方式来表现,从而形成了性压抑后的精神疾患或变态心理。成年期甚至老年期后出现的许多严重的心理问题,都可能源于儿童期的人格发展障碍。弗洛伊德学说包含了意识的层次、人格结构和性心理发展阶段三个理论要点。

1. 弗洛伊德的意识层次理论

弗洛伊德认为,意识是有层次的,分为意识、前意识和潜意识三个层次,并将其形象地比喻为露出海面的一座冰山。

(1)意识是直接感知的心理活动部分。

(2)潜意识是人们没有意识到的深层的心理活动部分。

(3)前意识介于意识和潜意识之间。

潜意识的心理活动是一切意识活动的基础。潜意识中潜伏的心理矛盾、心理冲突等常常是导致个体产生焦虑不适乃至于心理障碍的症结。

2. 弗洛伊德的人格结构理论

人格结构理论认为人格有三部分:

本我(id):是人格最主要的部分,是潜意识欲望的根源,包含遗传的各种内容,出生时就存在。本我受快乐原则支配,目的在于争取最大的快乐和最小的痛苦。

自我(ego):是大脑中作用于我与外部世界的一种特殊结构,其功能是在本我的冲动和超我的控制发生对抗时进行平衡。自我考虑现实,遵守唯实原则。

超我(superego):为维持社会准则的一种特殊结构,属良心和道德范畴。其发展源自于与环境的互动,特别是权威形象的影响。

发展的过程就是人格结构的这三部分相互作用结果的反映。

3. 弗洛伊德的人格发展理论

人格发展理论主要论述了性心理的发展,他将性心理发展分为五个阶段:

(1)口欲期:此期原欲集中在口部。原欲是一种原始本能冲动。婴儿的吸吮和进食欲望若能得到满足,可带来舒适和安全感;若未得到满足或过于满足则会造成人格的固结现象,从而出现日后的吮手指、咬指甲、吸烟、酗酒等。

(2)肛门期:此期原欲集中在肛门区。健康的发展建立在控制排便所带来的愉快经历上,从而养成讲卫生、有秩序的习惯和能控制自己。固结则会造成缺乏自我意识或自以为是等。

(3)性蕾期:原欲集中在生殖器。孩子最初的性别感是向双亲发展的,男孩子通过恋母情结而更喜欢母亲,而女孩则通过恋父情结偏爱父亲,健康的发展在于同性别的父亲或母亲建立起性别认同感。固结则会造成性别认同困难或难以建立正确的道德观念。

(4)潜伏期:此期孩子把性和攻击的冲动埋在潜意识中,而将精力集中在智力和身体活动上。愉快来自于外在的环境,固结则会造成压迫或强迫性人格。

(5)生殖期:原欲又重新回到生殖器。但青年人已将注意力从双亲转移到自己所喜爱的性伴侣身上,而建立起自己的生活。若这阶段失败,可导致个体出现身心方面的功能失常。

(二)艾瑞克森的心理社会发展学说

艾瑞克森(Erik Erikson)是弗洛伊德的学生,他将弗洛伊德的理论扩展至社会方面,故称为心理社会发展学说。艾瑞克森认为人格的各部分分别是在发展的各阶段形成的,个体应通过所有这些阶段以发展成一个完整的整体。

艾瑞克森将人格发展分为八期,即口感期、肛肌期、生殖运动期、潜在期、青春期、青春前期、成年早期、中年期和老年期。每一时期都各有一主要的心理社会危机要面对,危机就是个体逐渐成熟的自我与社会之间的一种普遍冲突。这个危机处理得好与不好将导致正性或负性的社会心理发展结果。解决得愈好就愈接近正性,也就愈能发展成健康的人格。艾瑞克森的心理社会发展过程,如表6-1所示。

表6-1 艾瑞克森的心理社会发展过程

阶段	年龄	危机	正性解决指标	负性解决指标
婴儿期(口感期)	出生～18个月	相信—不相信	学会相信别人	不信任、退缩或疏远别人时常出现过度自我约束或依从别人的行为
幼儿期(肛肌期)	18个月～3岁	自主—羞愧	学会自控而不失自尊,能与人共处	羞愧和疑虑,怀疑自己的能力,停止各种尝试和努力
学龄前期(生殖运动期)	3～5岁	主动—内疚	敢于有目的地去影响和改变环境,并能评价自己的行为	缺乏自信,态度消极,怕出错,过于限制自己的活动
青春前期	12～18岁	自我认同—角色紊乱	有自我认同感及发展自身潜能的计划	角色模糊不清,难以进入角色要求
青年期	18～25岁	亲密—孤独	与异性建立起亲密关系,对工作与家庭尽职尽责	缺乏人际交往,逃避工作或家庭中的责任
成年期	25～65岁	繁殖—停滞	富有创造性,生活充实,关心他人	纵容自己,自私,缺乏责任心与兴趣
老年期	65岁以上	完善—失望	感到一生值得,能乐观对待死亡	失望感,鄙视他人

二、成长与发展理论在护理实践中的应用

(一)弗洛伊德理论在护理上的应用

根据弗洛伊德的性心理学说,护理对象在不同时期表现为不同的特征和需要,护士按不同性心理发展时期提供相应的护理服务,可以促进护理对象形成健全的人格。如表 6-2 所示。

表 6-2 弗洛伊德性心理发展的五个阶段与护理应用

阶段	年龄	特点	护理应用
口欲期	0~1岁	口部成为快感来源的中心	喂养可为婴儿带来快乐、舒适和安全感。因此喂养应及时且方法得当
肛门期	1~3岁	肛门和直肠成为快感来源的中心	对大便的控制和最终排泄可为小孩子带来快感和一种控制感。因此在对小孩大小便训练时,应留给他愉快的经历,并适当鼓励,以利于健康人格的发展
性蕾期	3~6岁	生殖器成为快感来源的中心	孩子对异性父母的认识有助于日后建立起自己正确的道德观与良好的两性关系,因此应鼓励他对性别的认同
潜伏期	6~12岁	精力主要放在智力活动与身体活动上	鼓励孩子追求知识,认真学习与积极锻炼
生殖期	13岁以后	能量和精力逐步转向建立成熟的异性关系上	鼓励自立、自强和自己作决定

(二)艾瑞克森学说在护理工作中的应用

在婴儿期、幼儿期、学龄前期、学龄期、青春期、青年期、成年期、老年期的护理中,护士可运用艾瑞克森学说评价人在不同年龄阶段所表现出的正性或负性解决指标,分析其相应的发展阶段上的心理社会危机情况,然后给予相应的支持和鼓励。如一个 10 岁的病儿在病情许可的情况下,可通过鼓励他创造、努力完成学校功课等,帮助他发展有效的心理社会危机处理能力与技巧,体验能力的实现。对于老年期的病人,要帮助他们树立战胜疾病的信心,体验人生的意义,正确对待死亡,度过自己完满的一生。在案例中,护士要积极引导患儿树立战胜疾病的信心、鼓励患儿参加人际交往,同时指导患儿评价自己的行为,从而帮助患儿发展健全的人格。

本章小结

系统理论的应用能更好把握护理对象——人,有利于促进护理专业的发展;需要理论包括马斯洛需要层次理论和韩德森的病人需要模式,不仅要关注人的生理需要,还要关注人的安全、归属与爱、自尊和自我实现的需要;压力与适应理论帮助护士和病人适应压力;成长与发展理论包括弗洛伊德的性心理学说和艾瑞克森的心理社会发展学说。

本章关键词:系统;需要;压力;适应;人格

课后思考

1. 如何在护理实践中应用系统理论？
2. 比较马斯洛的需要理论与韩德森的病人需要模式的异同。
3. 分组讨论曾经面对的压力源以及采取的应对方式。
4. 成长与发展理论给你带来什么启示？

（王雪琴）

第七章 护理理论和模式

案例

病人女,42岁,工人。2周前因饮食不规则,进食较多油炸食品和甜食后出现多饮、多尿、乏力,伴下肢皮肤瘙痒,体重减轻6kg,来院就诊。查空腹血糖21.6mmol/L,尿糖(+++),尿酮体阳性。B超示脂肪肝。身高156cm,体重73kg。有糖尿病家族史。

生活习惯:食欲佳,喜甜食、高蛋白和高脂食品,大便干结,睡眠欠佳。

心理社会评估:病人及家属对所患疾病均缺乏了解,愿意配合治疗,但不能按糖尿病饮食进餐。家庭关系和睦,经济状况一般。

问题:

1. 根据奥瑞姆的自理理论,该病人的自理需要和自理能力状况如何?需要采取哪种护理系统满足病人的需要?
2. 根据罗伊的适应模式,该病人有哪三种刺激因素?怎样理解机体应对刺激的四种结果?
3. 怎样应用纽曼的健康保健系统模式进行三级预防?

本章学习目标

1. 掌握奥瑞姆自理理论的内容、罗伊适应模式的刺激和效应器的概念、纽曼健康保健系统模式的同心圆结构和三级预防。
2. 熟悉奥瑞姆自理理论、罗伊适应模式、纽曼健康保健系统模式在护理实践中的应用。
3. 了解奥瑞姆自理理论、罗伊适应模式、纽曼健康保健系统模式与护理的四个概念之间的关系。
4. 主动应用奥瑞姆自理理论、罗伊的适应模式、纽曼的健康保健系统模式指导护理实践。

护理作为一门独立的学科,迫切需要建立自己的理论体系。20世纪中叶,国外不少护理专家,应用人文社会学理论,研究和建立了一些护理理论与模式,为护理实践提供了理论指导,也极大地丰富了护理知识理论体系。本章主要介绍奥瑞姆的自理理论、罗伊的适应模式和纽曼的健康保健系统模式。

第一节 奥瑞姆的自理理论

奥瑞姆(Dorothea. E. Orem)1914年出生于美国的马里兰州。1932年在华盛顿Providence医院护士学校学习并获得护理大专学位。1939年和1945年分别获得美国的天主教大学的护理学学士及护理教育硕士学位。1976年获得了乔治城大学的荣誉博士学位。

奥瑞姆是美国著名的护理理论专家。曾从事临床护士、护士长、护理部主任、护理教育、护理管理、护理研究等工作,在护理实践、护理教育、护理管理、护理研究等方面有着丰富的经验,并展开对护理现象及本质的研究。1971年奥瑞姆出版了《护理:实践的概念》(nursing:concept of practice)一书,并多次再版。此后奥瑞姆与其他护理学者组成了护理发展会议小组,出版了《护理学基本概念的形成:过程与结果》一书。至此,奥瑞姆的自理理论被广泛应用于临床护理实践。

一、奥瑞姆的自理理论

奥瑞姆自理理论(theory of self-care)指最大限度地维持及促进护理对象的自理能力,它包括三个部分:自我护理理论、自我护理缺陷理论和护理系统理论。

(一)自我护理理论

奥瑞姆的自理理论重点说明什么是自理,认为每个人都有自理的需要,且自理的需要随着个体健康状况及生长发育阶段的不同而不同。人是一个具有自理能力的主体。自我护理理论主要包括以下概念:

1. 自我护理(self-care)

简称自理,是个体为了维持自身的结构完整和功能正常,维持生长发育的需要所采取的一系列自发性的调节活动。自理是人类的本能,是连续而有意识的活动。完成自理活动需要自身具备知识、能力、经验和他人的指导与帮助。

2. 自理主体(self-care agent)

是指能完成自理活动的人。在正常情况下,健康成人的自理主体就是其本人;但儿童、病人或残疾人由于自身自理能力受限,不能独立承担自理主体,故他们的自理主体部分是自己,部分是医护工作者或父母、姐妹等健康服务人员或照顾者。

3. 自理能力(self-care agency)

是指人进行自理活动或自我照顾的能力。奥瑞姆认为人的自理能力包括以下十个主要方面:对健康危险因素的重视和预见能力;控制和合理利用体能的能力;随意调整体位的能力;认识疾病和预防复发的能力;正确对待疾病的态度;对健康问题的判断能力;学习和运用疾病治疗和康复相关知识及技能的能力;与医务人员有效沟通并配合治疗的能力;安排自我照顾行为的能力;寻求恰当社会支持和帮助的能力。

4. 自理需要(self-care requisites)

(1)一般性的自理需要(universal self-care requisites):也称日常生活需要,它是人类生存和繁衍的共同需要,目的在于维护自身结构完整和功能正常。包括六个方面:①对足够的空气、水和食物的需要;②保持顺畅的排泄功能;③维持活动与休息的平衡;④满足社会交往的需要;⑤避免有害因素对机体的刺激;⑥促进人的整体功能与发展的需要。

(2) 发展性的自理需要(developmental self-care requisites):在人生发展的过程中,各阶段特定的自理需要以及在某种特殊情况下出现的新的需要。如妊娠期、幼儿期、儿童期、青春期、更年期、老年期的自理需要;对新环境的适应、失去亲人的调整等。

(3) 健康状况不佳时的自理需要(health deviation self-care requisites):指个体发生疾病、遭受创伤、出现特殊病理变化或在诊断治疗中产生的需要。包括寻求恰当的健康服务机构;了解自己病情诊断、发展及预后;学习有利于恢复健康的技能,合理配合诊疗及护理;接受自己伤残的事实,重新树立自我形象及自我概念等需要。

在自我护理理论中,奥瑞姆除了对上述主要概念进行阐述外,她还指出:人的自理需要和自理能力受个性特征和生活条件等因素影响。奥瑞姆具体概括了十个基本因素:①年龄;②性别;③生长发育阶段;④健康状况;⑤社会文化背景;⑥健康服务系统;⑦家庭系统;⑧生活方式与行为习惯;⑨环境因素;⑩资源及利用情况。如图7-1所示。

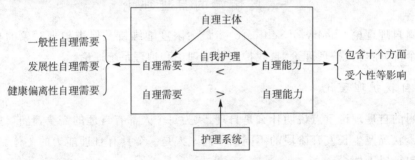

图7-1 奥瑞姆自理理论示意图

(二) 自我护理缺陷理论

奥瑞姆自理理论的核心部分,阐述了个体什么时候需要护理。即当个体的自理需要大于自理能力时就会产生自理缺陷,即当一个人不能或不完全能进行连续有效的自我护理时,就需要他人提供护理照顾和帮助。如妊娠期、婴儿期或健康状况不佳时就需要他人提供护理照顾和帮助。

(三) 护理系统理论

护理对象的自理需要如何被满足,奥瑞姆应用护理系统理论进行了阐述,指出:护士应视护理对象的自理需要和自理能力的不同而分别采取三种不同的护理系统:全代偿系统、部分代偿系统和支持-教育系统,见图7-2。

全代偿系统、部分代偿系统和支持-教育系统的适用范围、护士和护理对象在各系统中所承担的职责叙述如下:

1. 全补偿护理系统(wholly compensatory system)

护理对象完全丧失自理能力,需要护士给予全面帮助以满足护理对象的自理需要。可以根据病情的不同程度分为三种:①护理对象在生理及心理上均不能满足自己的自理需要,如昏迷病人;②护理对象在生理上不能满足自理需要,但有意识,如截瘫病人;③护理对象的心理及精神活动不能满足自身正常生存的需要,如智能低下者、精神疾病的病人。

2. 部分补偿护理系统(partly compensatory system)

护理对象有能力满足一部分自理需要,但另一部分需要护士代偿,护理对象和护士共同采取措施满足病人的自理需要。部分补偿系统也根据程度的不同分为以护理对象满足自理需要为主及以护士辅助护理对象满足自理需要为主。例如可适用于手术后护理对象,尽管他能满足大部分自理需要,但需护士提供不同程度的帮助,如协助如厕,帮助更换敷料等。

3. 支持-教育系统(supportive-educative system)

护理对象有能力执行或学习一些必需的自理方法,但必须在护士的帮助下才能完成。帮助的方法有支持、指导、教育护理对象或提供促进发展的环境,以提高其自理能力。如护士对糖尿病病人进行健康教育和专业指导。

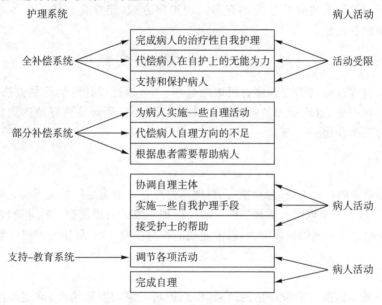

图7-2 奥瑞姆护理系统结构示意图

二、奥瑞姆的自理理论与护理的四个概念

(一)人

护理的对象主要是人。人是由生理、心理、社会等方面组成的有机整体,有评价自己及环境的能力,有学习和发展的潜力,也具有自理的能力,这种能力不是天生具备的,而是通过后天学习得到的。

(二)健康

奥瑞姆应用了世界卫生组织对健康的定义,即健康是一种生理、心理、精神与社会交往的完美状态。人总是处在健康、亚健康、疾病的动态过程中,不同的时侯会有不同的身心状态。健康就是一种最大限度的自理。

(三)环境

奥瑞姆认为"存在人的周围并影响人的自理能力的所有因素"就是环境。人生活在社会中都希望能进行自我管理,并对自己以及依赖者的健康负责;社会能接受那些不能满足自理需要的人,并向他们提供必要的帮助和服务,因此自我帮助和帮助他人都被社会认为是有价值和有意义的活动。

(四)护理

护理是预防自我护理缺陷发展并为不能自护者提供治疗的活动,是帮助护理对象获得自理能力的过程。它是一种服务,一种助人方式。对不同的年龄、不同的发展情况、不同的健康状况及不同的社会文化背景应该有不同的护理方式,建立良好的护患关系是护理工作有效开展的基础和保证。

三、奥瑞姆的自理理论在护理实践中的应用

奥瑞姆将自理理论与护理程序有机地融合在一起,通过设计好的评估方法及工具,评估护理对象的自理需要、自理能力及自理缺陷情况,以帮助护理对象更好地达到自理。她认为护理程序分为三个步骤:

(一)评估

了解护理对象的自理需要、自理能力、自理需要与自理能力之间的关系等。确定护理对象为什么需要护理,需要采取哪些护理措施以满足护理对象的自理需要。在此阶段,奥瑞姆强调必须评估护理对象及家属的自理能力,以便使他们参与护理活动,尽快使护理对象达到自理。

(二)计划

护士首先要根据前一阶段评估的结果,根据护理对象的实际情况,确定采用何种护理系统,是全补偿、部分补偿还是辅助教育系统。然后制定具体的护理方案,包括具体的护理措施及方法、实施的时间安排及先后次序、实施的环境条件、所需的仪器设备及其他物品等。计划要求详细、具体、符合护理对象当前的自理需要。

(三)实施和评价

护士根据计划对护理对象实施护理,增强护理对象的自理能力,满足护理对象的自理需要,解释评价护理结果,并根据护理对象的实际情况不断地调整护理方案,以协调和帮助病人恢复和提高自理能力。

第二节 罗伊的适应模式

卡利斯塔·罗伊(Sister Callista Roy)1939 年 10 月 14 日生于美国的洛杉矶。1963 年

毕业于洛杉矶的圣玛丽学院,取得了护理学学士学位。1966年取得了加利福尼亚大学的护理学硕士学位,并分别于1973年及1977年取得了加利福尼亚大学的社会学硕士及博士学位。

卡利斯塔·罗伊是美国护理理论家,主要工作经历包括担任儿科护士、护理部主任以及圣玛丽学院护理系主任等。1964年,罗伊在其护理硕士学位学习期间,注意到儿童在成长发展阶段的心理变化及其对环境的适应能力及潜能,认识到适应是描述护理的最佳途径,在1964年至1966年之间,以此为方向提出了罗伊适应模式(The Roy adaptation model),并在此后的工作中不断的完善和发展罗伊适应模式。罗伊的理论专著主要有《护理学简介:适应模式》、《护理理论架构:适应模式》以及《罗伊的适应模式》等。罗伊的适应模式主要应用于护理课程设置及临床护理实践。

一、罗伊的适应模式

(一)相关概念

1. 刺激(stimulus)

罗伊认为刺激是指来自外界环境或人体内部的可以引起反应的一个信息、物质或能量单位,所有的内外环境中的刺激均可以影响人的适应,这些刺激根据其作用方式的不同可以分为以下三种:

(1)主要刺激(focal stimuli):即当时面对的,需要立即应对的刺激。

(2)相关刺激(contextual stimuli):是指内部或外部所有对当时情景有影响的刺激。这些刺激是可以观察到的、可测量到的,或由本人诉说的。可以是一些诱因性的刺激。

(3)固有刺激(residual stimuli):是指那些可能引起机体反应但未得到证实的刺激。这些刺激可能与当时的情况有一定的关系,但不易观察或测量到。

例如,对一个糖尿病病人,他当时所面临的主要刺激可能是血糖升高;相关刺激包括皮肤瘙痒、喜甜食、高蛋白和高脂食品及肥胖等;固有刺激可能有家族遗传史等。

2. 适应水平(adaptation level)

是输入的一部分,如果刺激在人的适应区内,则人可能适应,如刺激在人的适应区外,则人不能适应刺激。

3. 应对机制(coping mechanisms)

人对外界或内在环境中的刺激总有一个内在的应对过程,人的内在应对机制包括生理调节及认知调节。

(1)生理调节(regulator):主要是通过神经—内分泌渠道的调节来发挥作用。可以是先天获得的,如对抗细菌入侵的白细胞防御系统,也可以是后天学习的。

(2)认知调节(cognator):主要通过认知—情感渠道的调节来发挥作用。是通过感觉、加工、学习、判断等后天习得的,如应用消毒剂清洗伤口。

4. 效应器(effectors)

人的调节结果主要反映在四个方面的效应器上,分别是:

(1)生理功能:主要是人从生理方面对环境刺激的反应。其目的是保持人生理功能的完整,生理功能方面的需要包括:氧气、营养、排泄、活动与休息、感觉、水电解质平衡、正常的神经内分泌功能。

(2)自我概念:是人在特定时间对自己的情绪、思想、优点及缺点等全面的看法。自我概念是外界对一个人的看法与个人对自己的看法相结合形成的。

自我概念包括两个部分:躯体自我及人格自我。躯体自我包括体感及体像。体感是能感觉自己身体的能力;体像是人对自己外貌的主观概念。人格自我包括:自我统一、自我理想及道德－伦理－精神自我。自我统一是人能对自己有一个全面的、一致的、不受时间及空间影响的看法;自我理想是人对自己的期望;道德－伦理－精神自我是人能保持自己的行为符合社会的规范及道德的原则。自我概念的内容见图7-3。

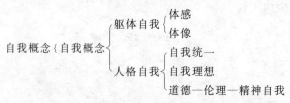

图7-3 自我概念

(3)角色功能:角色是某人在特定场合的义务、权利及行为准则。每个人在社会中的行为是依照其角色而定的。角色功能是为了保持人的社会功能的完整。

(4)相互依赖功能:是人的社交及人际关系方面的能力,也是为了保持人的社会功能的完整。相互依赖主要涉及人是否有爱、尊重及欣赏别人的意愿及能力;是否有接受别人的爱、尊重及欣赏,并能对别人的爱、尊重、欣赏作出反应的能力。因此,在相互依赖功能方面有两个方面的行为:贡献性行为及接受性行为。

5. 适应反应(adaptation response)

适应反应包括有效反应及无效反应。有效反应是人能适应刺激并维持了自我的完整统一。无效反应是人不能适应刺激,自我完整统一受到损害。

(二)罗伊适应模式

罗伊适应模式是围绕人的适应行为,即人对周围环境中的刺激的适应,模式的基本结构及内容见图7-4。

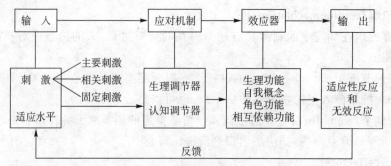

图7-4 罗伊适应模式的基本结构

在罗伊适应模式中刺激和人的适应水平构成适应系统的输入行为,而应对机制说明人这个适应系统的控制过程，其控制调节的结果主要反映在四个方面的效应器上，输出分为适应性反应和无效反应。适应性反应可促进人的完整性，并使人得以生存、成长、繁衍、主宰及自我实现。无效反应则不能达到这些目的。输出的行为包括内部和外部可以被观察、测量并记录的行为。

二、罗伊的适应模式与护理的四个概念

（一）人

罗伊认为，护理的接受者可以是个人、家庭、团体、社区或者社会人群。人是具有生物、心理和社会属性的有机整体，是一个适应系统。所谓适应系统，包含了适应和系统两个方面。一方面，人作为一个有生命的系统，处于不断与其环境互动的状态，在系统与环境间存在着信息、物质和能量的交换，是一种开放系统。另一方面，由于人与环境间的互动可以引起自身内在的或者外部的变化，而人在这变化的环境中必须保持完整性，因此每个人都需要适应。

（二）健康

健康是个体"成为一个完整和全面的人的状态和过程"。人的完整性表现为有能力达到生存、成长、繁衍、主宰和自我实现。健康也是人的功能处于对刺激的持续适应状态，若个体能不断适应各种改变，即能保持健康。故可认为健康是适应的一种反映。

（三）环境

主要刺激、相关刺激和固有刺激构成环境的内外因素，换句话说，环境是"围绕并影响个人或群体发展与行为的所有情况、事件及因素"。

（四）护理

护理是通过采取措施帮助人控制或适应刺激，使刺激全部作用于个体的适应范围之内，达到良好的适应状态的科学。同时也可通过扩展人的适应范围，增强个体对刺激的耐受能力，来促进适应性反应的发生。护理的功能是帮助人们在患病时维持生理功能、自我概念、角色概念及人际关系方面的需要，以最大限度地维护护理对象的健康。

三、罗伊的适应模式在护理实践中的应用

罗伊适应模式广泛地应用在临床护理实践中，她认为护士的主要任务是采取各种方式控制影响护理对象的刺激，扩大护理对象的适应范围，改善护理对象的适应方式，促进护理对象在生理功能、自我概念、角色功能及相互依赖方面的适应。根据适应模式，护理工作方法有六个步骤：一级评估、二级评估、诊断、制定目标、干预和评价。

1. 一级评估

一级评估是指收集与生理功能、自我概念、角色功能和相互依赖四个方面有关的行为，又称行为估计。通过一级评估，护士可确定护理对象的行为反应是适应性反应还是无效反应。评估的内容和范围包括：

(1) 生理功能：维持正常生理功能所需的，如氧气、营养、排泄、活动及休息、自我保护、感觉、水电解质平衡、神经及内分泌功能等。

(2) 自我概念：包括躯体自我(体感及体像)、人格自我(自我统一、自我理想、道德－伦理－精神自我)。

(3) 角色功能：一个人在不同时间、空间里会扮演多种不同的角色。角色不同，担负的责任不同，表现的功能也不同。

(4) 相互依赖：包括贡献性行为及接受性行为，即服务他人及接受他人的帮助等。

2. 二级评估

二级评估是对影响护理对象行为的三种刺激因素的评估，通过二级评估，可帮助护士明确引发护理对象无效反应的原因。具体内容包括：

(1) 主要刺激：即对当时引起反应的主要原因的评估。

(2) 相关刺激：包括吸烟、饮酒、药物、自我概念、角色功能、相互依赖、社交方式、应对机制及方式、生理及心理压力、文化背景及种族、信仰、物理环境、社会文化经济环境、家庭结构及功能、家庭发展周期等。

(3) 固有刺激：包括遗传、性别、生长发育的阶段、信仰、态度、特性及社会文化方面的其他因素。

3. 护理诊断

护理诊断是对护理对象适应状态的陈述或诊断。护士通过一级和二级评估，可明确护理对象的无效反应及其原因，进而可推断出护理问题或护理诊断。

4. 制定目标

目标是对护理对象经护理干预后应达到的行为结果的陈述。制定目标时护士应注意一定以护理对象的行为反应为中心，尽可能与护理对象及家属共同制定并尊重护理对象的选择，且制定可观察、可测量的和可达到的目标。

5. 干预

罗伊认为护理干预可通过改变或控制各种作用于适应系统的刺激，即消除刺激、增强刺激、减弱刺激或改变刺激，使其全部作用于个体适应范围内。干预也可着重于提高人的应对能力，扩大适应范围，使全部刺激能作用于适应范围以内，以促进适应反应。

6. 评价

确定护理目标是否达到，衡量其中差距，找出未达到的原因等，然后根据评价结果修订或调整计划。在评价过程中，护士应将干预后护理对象的行为改变与目标行为相比较，通过对效应器四个层面个体行为的观察，护士可识别个体所作出的反应是适应性反应还是无效反应。

第三节 纽曼的健康保健系统模式

贝蒂·纽曼(Betty Neuman)1924年生于美国俄亥俄州。1947年在俄亥俄州人民医院接受了护理大专教育。1957年毕业于洛杉矶大学，被授予公共卫生护理学学士学位。1985年获得了西太平洋大学的临床心理学博士学位。

贝蒂·纽曼从基础的临床护士、公共卫生护士做起,并担任护士长、护理部主任、精神病咨询专家、护理系教授、主任等职务,尤其在公共卫生护理、社区心理护理方面颇有研究。纽曼1970年提出了保健系统模式,后经两年的完善及评价,于1972年在护理研究杂志上发表了"纽曼保健系统模式(The Neuman System Model)"一文。在此以后,纽曼对其模式又进行了多次的完善与修改。其著作《纽曼保健系统模式》在1982年首次出版,并广泛应用于社区护理及临床护理实践,后多次再版。

一、纽曼的健康保健系统模式

纽曼健康保健系统模式是护理的概念性框架,以开放系统为基础,具有综合性和动态性,主要考虑压力源对人的作用及如何帮助人应对压力源,以发展及维持最佳的健康状况。模式重点叙述了四部分内容:与环境互动的人、压力源以及面对压力源人体作出的反应以及对压力源的预防。

(一)健康保健系统模式

人是与环境持续互动的开放系统,称护理对象系统。这个健康保健系统模式的结构可以用围绕着一个核心的一系列同心圆来表示,见图7-5。

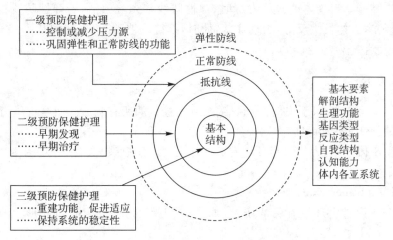

图7-5 纽曼健康保健系统模式示意图

1. 基本结构(basic structure)

是机体的能量源,位于核心部分。它由生物体共有的生存基本要素组成,诸如解剖结构、生理功能、基因类型、反应类型、自我结构、认知能力、体内各亚系统的优势与劣势等。基本结构(能量源)受人的生理、心理、社会文化、精神与发展这五方面功能状态及其相互作用的影响和制约。当能量源储存大于需求时,个体保持机体的稳定与平衡。

2. 抵抗线(lines of resistance)

为紧贴基本结构外层的一系列虚线圈。由支持基本结构和正常防线的一系列已知和未知因素组成,如白细胞、免疫功能以及其他生理机制,其主要功能是保护基本结构。当压力源入侵到正常防线时,抵抗线被无意识地激活,若其功能能有效发挥,它可促使个体回复到正常防线的强健水平。若功能失效,可导致个体能量耗竭,甚至死亡。

3. 正常防线(normal line of defense)

为抵抗线外层的实线圈,位于弹性防线和抵抗线之间。机体的正常防线是人在其生命历程中建立起来的健康状态或稳定状态,它是个体在生长发育及与环境互动过程中对环境中压力源不断调整、应对和适应的结果。因此,正常防线的强弱与个体在生理、心理、社会文化、精神与发展等方面对环境中压力源的适应与调节程度有关。与弹性防线相似,正常防线可伸缩,但变化速度较慢。当健康水平增高时,正常防线扩展;反之,健康状态恶化,则正常防线萎缩。若压力源侵犯到正常防线,个体可表现为稳定性降低甚至疾病。

4. 弹性防线(flexible line of defense)

为最外层虚线圈,位于机体正常防线之外,充当机体的缓冲器和过滤器,常常处于波动之中,可在短期内急速变化。一般来说,弹性防线距正常防线越远,弹性防线越宽,其缓冲、保护作用越强。弹性防线受个体生长发育、身心状况、认知技能、社会文化、精神信仰等影响。失眠、营养不足、生活欠规律、身心压力过大等都可削弱其防御效能。因此,弹性防线的主要功能是防止压力源入侵,缓冲、保护正常防线。

以上三种防御机制,既有先天赋予的,也有后天习得的,抵抗效能取决于个体心理、生理、社会文化、精神、发展五个变量的相互作用。三条防御线中,弹性防线保护正常防线,抵抗线保护基本结构。当个体遭遇压力源时,弹性防线首先被激活,若弹性防线抵抗无效,正常防线受到侵犯,人体发生反应,出现症状,此时,抵抗线被激活,若抵抗有效,个体又可回复到通常的健康状态。

(二)压力源

压力源(stressor)为可引发紧张和导致个体不稳定的所有刺激。纽曼将压力源分为:

1. 外在的(extrapersonal)

是指发生于体外、与人的生存环境有关的压力,如经济状况欠佳、环境陌生、社会医疗保障体系的变革等。

2. 内在的(intrapersonal)

指来自个体内与内环境有关的压力,如疼痛、失眠、愤怒、悲伤、自我形象改变、自尊紊乱等。

3. 人际间的(interpersonal)

指来自于两个或多个个体之间的压力,如夫妻、父子、上下级或护患关系紧张等。

(三)压力反应

纽曼认同"压力学之父"塞利(Selye)对压力反应的描述。她赞同塞利提出的压力可产生全身适应综合征和局部适应综合征以及压力反应的三阶段学说。纽曼进一步提出:压力反应不仅局限在生理方面,这种反应是生理、心理、社会文化、精神与发展多方面的综合反应。反应的结果可以是负性的,也可以是正性的。

(四)预防

护理活动的主要功能是控制压力源或增强人体各种防卫系统的功能,以帮助护理对象保持、维持、恢复服务系统的平衡与稳定,获得最佳的健康状态。纽曼认为护士可根据护理对象系统对压力源的反应采取以下三种不同水平的预防措施。

1. 一级预防

一级预防的目的是防止压力源侵入正常防线,保持人作为一个系统的稳定,促进及维护人的健康。护士主要通过控制或改变压力源实施护理,主要措施可采取减少或避免与压力源接触、巩固弹性防线和正常防线来进行干预,如减少压力源侵犯的可能性、降低压力源的强度。也可以通过加强弹性防线的功能如对护理对象进行饮食、睡眠、降低压力等方面的教育,如养成良好的生活习惯、保持良好的心态等。适用于护理对象系统对压力源没有发生反应前。

2. 二级预防

二级预防的目的是减轻和消除反应、恢复个体的稳定性并促使其恢复到原有的健康状态,帮助人获得内外环境的稳定和平衡。护理的重点是帮助护理对象早期发现、早期治疗。适用于压力源已经穿过正常防御线后,人的动态平衡被破坏,出现症状或体征时。

3. 三级预防

三级预防目的是进一步维持个体的稳定性、防止复发。护理的重点是帮助护理对象恢复及重建功能,减少后遗症,并防止压力源的进一步损害,如疾病康复期。适用于人体的基本结构及能量源遭到破坏后。

二、纽曼的健康保健系统模式与护理的四个概念

(一)人

人是因为寻求平衡与和谐而与环境相互作用的开放系统,是由生理、心理、社会文化、成长发展、及精神等变量而组成的整体。护理的对象可以是病人或健康人,包括个人、家庭、社区及各种社会团体等。

(二)健康

健康是一种动态的连续过程,是任何时间点上个体身、心、社会文化、精神与发展等各方面的稳定与和谐状态。健康就如一种"活能量",当机体产生和储存的能量多于消耗时,个体的完整性、稳定性增强,逐步迈向健康;而当能量产生与储存不能满足机体所需时,个体的完整性、稳定性减弱,逐渐走向衰竭、死亡。

(三)环境

影响人的所有内外因素均属于环境。人与环境互相影响,环境对人可能有积极的影响,也可能有消极的影响。环境分为内环境、外环境及创造的环境。内环境是个人内在的影响因素或压力源;外环境是外界环境中能影响人的因素,包括人际关系间及社会因素;创造的环境是人在不断地适应内外环境的刺激过程中所产生的各种因素。

(四)护理

护理是应用三级预防措施,通过有目的的干预来减少或避免影响最佳功能状态发挥的

压力因素和不利状况,以帮助护理对象、家庭和群体获得并保持尽可能高的健康水平。护理的主要任务就是保存能量,恢复、维持和促进个体的稳定、和谐与平衡。

三、纽曼的健康保健系统模式在护理实践中的应用

纽曼独特应用护理诊断、护理目标和护理结果为步骤开展护理工作。

(一)护理诊断

护士首先评估个体的基本结构、各防线的特征以及个体内、个体外、人际间存在和潜在的压力源。然后收集并分析个体在生理、心理、社会文化、精神与发展各个方面对压力源的反应及其相互作用情况的资料。最后就其中偏离健康的问题作出诊断,并排出优先顺序。

(二)护理目标

纽曼强调应用一级、二级、三级预防原则来规划和组织护理活动,从而达到预定的护理目标。护士要与护理对象、家属共同制定护理目标,以保存能量,恢复、维持和促进个体稳定性为护理原则,明确达到这些目标所要采取的干预措施,同时设计预期护理结果。

(三)护理结果

护理结果即护士对干预效果进行评价并验证其有效性的过程。评价内容包括个体内、个体外及人际间压力源是否发生了变化,压力源本质及优先顺序是否改变,机体防御机能是否有所增强,压力反应症状是否得以缓解等。

本章小结

本章介绍了三位国外护理专家研究的护理理论及模式。奥瑞姆的自理理论包括自我护理、自我护理缺陷、护理系统理论;罗伊的适应模式通过刺激、适应水平、应对机制、效应器、适应反应五个概念,说明适应的模式;纽曼的健康保健系统模式通过描述人的基本结构、抵抗线、正常防御线、弹性防御线、压力源、压力反应、预防,提出一级预防、二级预防、三级预防的概念。三种护理理论及模式能指导临床护理实践,提升护理服务质量,提高护理工作水平。

本章关键词:自我护理;刺激和效应器;健康保健系统模式

课后思考

1. 糖尿病病人怎样用奥瑞姆的自理理论进行护理?
2. 罗伊的适应模式对维持人的健康有何启示?
3. 如何在护理实践中应用纽曼的健康保健系统模式?

(王雪琴)

第八章

护理程序

案例

患儿王某,女,10岁,小学3年级。经诊断为1型糖尿病收治入院。生命体征正常,体重22 kg,患儿明显消瘦,精神萎靡,两颊潮红,恶心、呕吐。实验室检查:血糖16.8 mmol/L,尿糖(+++),尿酮(+++)。医嘱给予禁食,持续补液并予胰岛素和抗生素治疗。过去的1年中,尿频,经常口渴,体重开始下降。家族史:舅舅有糖尿病。

王某的责任护士小张认为自己的工作主要是:按医嘱和疾病护理常规护理好王某,使其病情平稳出院。

问题:
1. 张护士的工作方法对吗?为什么?
2. 怎样运用护理程序的工作方法来护理该病人?

本章学习目标

1. 掌握护理程序的概念及步骤,护理诊断的概念、分类及陈述,制定护理计划的过程。
2. 熟悉资料的分类及收集的方法,护理诊断与医疗诊断、合作性问题的区别,护理实施和评价的步骤与方法。
3. 了解护理程序的发展史和理论基础。
4. 正确认识专业价值观,在科学的思维方法指导下运用专业的工作方式开展护理工作。

护理程序是现代护理学发展到一定阶段,在多学科理论基础上构建的一种系统地解决问题的工作方法,体现了护理工作的科学性、专业性和独立性。护理程序在护理实践中的运用推动了护理专业的发展。护士的工作方式不再是被动地执行医嘱和进行各项护理技术操作,而是运用科学的思维,以严谨的护理专业理论为依据,全面系统地为护理对象进行身心高质量的护理。

第一节 概述

一、护理程序的发展历史

1955年美国护理学者赫尔(Lydia Hall)首次提出护理是"按程序进行的工作"。1961年奥兰多(Orland IJ)在《护士与病人的关系》一书中第一次使用了"护理程序"一词,并提出了三个步骤:病人的行为、护士的反应、护理活动。1967年尤拉(Yura H)和沃斯(Walsh)编著了第一本全面阐述护理程序的书,确定护理程序有四个步骤:评估、计划、实施和评价,护理诊断作为评估步骤的逻辑结果。1973年北美护理诊断协会(North American Nursing Diagnosis Association,简称NANDA)成立,许多护理专家提出应将护理诊断作为护理程序一个独立的步骤。第一次会议之后,编辑出版了《护理实践的标准》一书。自此,护理程序成为目前的五个步骤:即评估、诊断、计划、实施、评价。1977年美国护理学会规定了护理程序是衡量护理实践的标准。

二、护理程序的概念

护理程序(nursing process)是以增进和恢复护理对象的健康为目标所进行的一系列有目的、有计划的护理步骤或行动,是一种科学的确认问题、解决问题的工作方法和思想方法,对护理对象进行主动、全面的整体护理,使其达到最佳健康状态。

护理程序是一个综合的、动态的、具有决策和反馈功能的过程。所谓综合的是指要运用自然科学、社会科学、人文科学等多学科知识解决护理对象对健康行为反应的问题。所谓动态的是指护理对象的健康状况和需求始终处于一个动态变化的过程中,护理程序需要根据其健康状况和需求的变化,及时做出评价并采取相应的措施。所谓决策是指护理计划、护理措施是护士针对护理对象现存的或潜在的健康问题做出的护理决策。所谓反馈是指采取措施以后的结果又影响和决定下一步的决策。

三、护理程序的理论基础

护理程序是在吸收多学科理论的基础上构建而成,是系统地、动态地、有计划地安排护理活动的科学工作程序。护理程序中不仅体现了现代护理学的理论观点,也涉及系统理论、人类需要层次理论、应激与适应理论、沟通理论等。系统论构成了护理程序的框架;人类基本需要层次论为评估护理对象的健康状况、预见其健康需求提供了理论依据;信息论提供护士与护理对象交流能力和技巧的理论知识,确保护患沟通的效果;解决问题论为确认护理对象的健康问题,寻求解决问题的最佳方案奠定了基础。这些理论相互关联,在护理程序实践过程的不同阶段、不同方面发挥独特的指导作用,共同为护理程序提供理论上的支持。

第二节 护理程序的步骤

护理程序由护理评估、护理诊断、护理计划、护理实施、护理评价五个步骤组成,这五个步骤相互联系、相互依赖、相互影响、因果转化,形成了持续循环的动态过程。

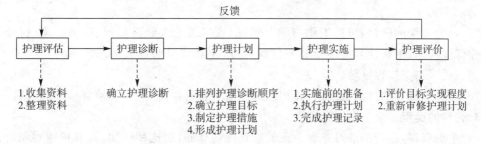

图 8-1 护理程序的步骤及各步骤之间关系

以上内容初步解答了案例中的问题。

一、护理评估

护理评估(nursing assessment)是系统地、动态地、连续地收集有关护理对象健康相关的资料,为护理活动提供可靠依据的过程。护理评估是护理程序的第一步,是整个护理程序的基础和关键步骤,直接影响护理诊断的准确性、护理计划的有效性,影响护理目标的实现。护理评估是一个连续、动态的过程,在护理程序实施过程中,还应对护理对象进行随时评估,以便及时收集有关护理对象的健康动态资料,指导护理计划的修改和补充。护理评估包括收集资料和整理资料。

(一)收集资料

1. 收集资料的目的

(1)为确立正确的护理诊断提供依据。

(2)为制定合理的护理计划提供依据。

(3)为评价护理效果提供依据。

(4)为护理科研积累资料。

2. 资料的范围与内容

护士应收集与护理对象健康状况及护理活动有关的资料,内容涉及护理对象的生理、心理、社会、文化、发展、精神等各方面的资料。具体包括:

(1)一般资料:包括姓名、性别、年龄、职业、民族、宗教信仰、婚姻状况、文化程度、住址、医疗费用支付形式等。

(2)现在健康状况:包括主诉、现病史、入院方式、医疗诊断、目前用药情况等。

(3)既往健康状况:包括既往疾病史、手术及外伤史、用药史、传染病史、家族史、过敏史等,女性病人还应了解月经史和婚育史。

(4)生活状况及自理程度:包括饮食、营养、睡眠、休息、排泄、清洁卫生、有无不良生活方式、烟酒嗜好、遵守医嘱的情况、自理能力、活动情况等。

(5)护理体检:通过护理体检收集生命体征、身高、体重、意识、瞳孔、皮肤、口腔黏膜、四肢活动度、营养状况,以及心、肺、肝、肾等的主要体征等资料。

(6)心理状态:包括人格特征,病后精神、行为及情绪的变化,对疾病的认识和态度,康复的信心、近期生活中的应激事件、应对能力、应对方式、应对效果、人生观、价值观和宗教信仰等。

(7) 社会方面的资料：包括工作与学习情况、家庭及个人经济状况、生活环境、目前享受的医疗保健待遇、主要社会关系及相互依赖程度、家庭成员对病人的态度和对疾病的了解、社会组织关系与支持程度等。

(8) 实验室及其他检查结果：查阅护理对象最近各种检查报告、实验室检查的数据。

3. 资料的类型

(1) 主观资料：是指护理对象对自己健康状况的认知，而这种认知，只有护理对象自己才能感受到并描述出来。例如："我的头很疼"、"我的伤口处很痒"、"我心情很差"。

(2) 客观资料：是指需要通过他人观察，或借助仪器检出的体征。例如："坐立不安"、"哭泣"、"血压下降"、"皮肤发绀"。客观资料可以作为支持主观资料的依据，例如：护理对象诉说心情很差，经过护士的观察，发现护理对象哭泣、少言、少食等现象，就有一定的客观资料作为依据判断护理对象心情很差。

4. 资料的来源

(1) 护理对象：护理对象本人提供的直接资料，是收集资料的主要来源。只要护理对象意识清楚、沟通无障碍、健康状况允许，就应成为资料的主要来源。

(2) 护理对象的亲属及有关人员：包括亲属、朋友、同事、保姆等与护理对象关系密切的人，他们提供的间接资料能补充或证实护理对象提供的直接资料。尤其是在护理对象本人不能提供资料时，如婴幼儿、智力不全、病情危重、意识障碍的情况下，与护理对象关系密切的人员将成为资料的主要来源。

(3) 其他医务人员：护理对象在寻求健康帮助时会与各类医务人员接触，如医生、护士、化验师、药剂师、理疗师、营养师、心理治疗师、社区卫生服务工作人员等。

(4) 护理对象的病历和记录：包括目前及既往的病历、既往健康检查记录、各种实验室检查和仪器检查的报告、儿童预防接种记录以及社区的卫生记录等，能够及时提供护理对象现在的和既往的健康状况的资料。

(5) 医疗、护理的有关文献记录。

5. 收集资料的方法

收集资料的方法主要有四种，包括交谈、观察、护理体检、查阅。

(1) 交谈：护理程序中的交谈是有目的的计划性沟通，其主要目的是有助于护士获得与护理对象健康有关的资料；了解护理对象获得有关病情、检查、治疗、康复的信息以及心理支持；并能促进良好护患关系的建立。

临床上，交谈可分为正式交谈和非正式交谈两种。正式交谈是指事先通知护理对象的有计划的有明确目的的交谈，如采集新入院护理对象的病史。非正式交谈是指护士在日常工作中与护理对象进行的随意而自然的交谈，这样的交谈往往使护理对象及家属感到亲切、放松而愿意说出内心的真实想法和感受。交谈时护士应注意使用沟通的技巧，确保交谈的正面效果。交谈时应注意安排合适的环境，向护理对象说明交谈的目的和所需要的时间。事先准备交谈提纲，先从主诉、一般资料开始，再转向过去健康状况及心理、社会情况等，按顺序引导对方交谈，注意倾听，有意识地引导护理对象抓住交谈的主题，以及注意沟通的技巧。

(2)观察:是指护士运用感官或借助简单诊疗器具,系统地、有目的地收集护理对象的健康资料的方法。观察时应注意护理对象的症状、体征、精神状态、心理状态,还有护理对象所处环境的信息及其家属的相关情况。护士通过观察收集资料时不仅仅是"看",而是用所有的感官观看、察觉、感知,形成概念和判断。因此,观察能力的强弱与护士的理论知识和临床经验密切相关,并将直接影响到能否收集到有效、准确、全面的资料。

(3)护理体检:是指护士系统运用视、触、叩、听等体格检查技术对护理对象的生命体征和各系统功能状况进行检查而收集资料的方法。护理体检的目的主要是为了收集与护理对象有关的生理资料,护士进行护理体格检查时关注的是护理对象的功能状况,以护理为重点,而医生的体检则是为了识别病理改变及其原因。

(4)查阅:包括查阅护理对象的各种病历、护理记录、实验室及其他检查结果、既往健康记录以及有关文献等。

(二)整理资料

整理资料是指将所收集到的资料进行核实、归类分析和记录的过程。

1. 资料的核实

为保证所收集到的资料是真实的、准确的,需要对资料进行核实。

(1)核实主观资料:主观资料是护理对象对自己健康状况的认知,而由于护理对象的感知有时可能出现偏差,因而需要比较主观资料和客观资料、过去健康状况有关的资料和现在发生的有关状况,互相证实资料的准确性。

(2)澄清含糊的资料:对于不够明确的信息,需要进一步收集资料。如护理对象主诉"胃经常疼痛",护士需要进一步确定胃痛的性质、部位、持续的时间、发作的时间、可能的诱发因素和缓解的方式。

2. 资料的归类

护士收集到的有关护理对象的资料设计各个方面,应按一定的模式系统简洁地加以归类整理,以便于护士有效迅速地找到护理对象的健康问题,并且可以避免资料的遗漏。

(1)按马斯洛的基本需要层次论分类:按照马斯洛的基本需要层次论(参见第六章第二节),收集到的护理对象健康相关的资料可分为五个不同层次。

1)生理需要:生命体征、饮食与营养、睡眠、休息与活动、疼痛、排泄、呼吸、循环、消化、神经系统、感知觉、性生殖等。

2)安全需要:环境对护理对象有无安全威胁,护理对象患病后对生命的危机感,对治疗、手术、医护人员的信心等。

3)爱与归属的需要:希望得到家庭、单位、社会的关心和爱,害怕孤独,想念家人,希望有人陪伴及探望等。

4)尊重的需要:包括自尊与他尊两个方面。希望周围人包括医护人员能对自己予以重视和尊重,以及由于形体或生理功能的改变或丧失而感到自卑等。

5)自我实现的需要:如担心因住院会影响工作或学习,由于形体或生理功能改变或丧失影响不能实现自己的理想等。

(2)按北美护理诊断协会(NANDA)的分类法Ⅱ(2000年)分类:NANDA 在 2000 年第 14 次会议上通过了在戈登(Gordon M)的功能性健康型态分类法的基础上进一步修订而成的分类法Ⅱ(多轴系健康型态框架),应用于指导护士收集、分析和整理资料,以进一步确定护理诊断。分类法Ⅱ由 13 个领域组成,具体如下:

1)健康促进:健康意识和健康管理。
2)营养:摄入、消化、吸收、代谢、水和电解质。
3)排泄:泌尿系统、胃肠系统、皮肤系统、呼吸系统的排泄能力。
4)活动/休息:睡眠/休息、活动/锻炼、能量平衡、心血管/呼吸反应。
5)感知/认知:注意、定向力、感觉/感知、认知、沟通。
6)自我感知:自我概念、自尊、身体意象。
7)角色关系:照顾角色、家庭关系、角色表现。
8)性:性别认同、性功能、生育。
9)应对/应激耐受性:创伤后反应、应对反应、神经行为应激。
10)生活准则:价值、信念、价值/信仰/行动的一致性。
11)安全/防御:感染、身体损伤、暴力、环境危害、防御过程、体温调节。
12)舒适:身体舒适、环境舒适、社会舒适。
13)成长/发展:成长、发展。

3. 记录资料

目前,各医疗机构通常使用"入院护理评估单"记录病人入院时综合评估所得的资料,使用"住院评估表"记录日常评估病人的资料。资料的记录格式并无统一格式,各医疗机构多按指导资料整理归类的一些分类法,结合各自的特点而自行设计表格记录。例如附录一的入院护理评估表,此评估表是以 Gordon 的功能性健康型态为分类依据,有组织地按照一定的顺序编排,以便护士有效、系统地收集资料,既节约时间,又避免资料遗漏。但无论以何种格式记录,均应达到全面、客观、准确、及时。

二、护理诊断

护理诊断是护理程序的第二步,是根据收集到的资料分析和判断护理对象健康问题的过程。护理诊断为护理计划的制定提供了依据,为护理活动的实施和评价奠定了基础。

(一)护理诊断的定义

1990 年在 NANDA 第 9 次会议上,护理诊断(nursing diagnosis)被正式定义为"是关于个人、家庭或社区对现存的或潜在的健康问题或生命过程问题所产生的反应的一种临床判断,护理诊断为选择护理措施以达到预期结果提供了基础,这些预期结果应是由护士负责的"。

(二)护理诊断的组成

NANDA 出版的护理诊断手册中,护理诊断由名称、定义、诊断依据和相关因素四部分组成。

1. 名称

是对护理对象针对现存的或潜在的健康问题或生命过程问题所产生的反应的概括性描述。诊断名称中通常会使用"缺乏、紊乱、受损、有效、障碍、无能力"等修饰词对护理诊断做限定或具体说明,如:睡眠型态紊乱、口腔黏膜受损。应尽量使用 NANDA 认可的护理诊断统一的分类系统和术语,以利于护士之间的交流沟通和护理教学的规范。NANDA 每两年召开一次会议,修订和增补一系列护理诊断。目前使用的 NANDA 护理诊断的名称一览表见附录二。

2. 定义

是对护理诊断名称内涵的清晰、精确的描述和阐明。明确的定义有助于护士有据可依地确立某一个护理诊断,还有助于与相似的护理诊断相鉴别。如"活动无耐力"的定义是个体处在生理上或心理上都无足够的能量来耐受或完成必需的或希望进行的日常活动的状态。而"疲乏"的定义是一种无法抵御的持续的精疲力竭感,以及在正常水平下体力及脑力的下降。

3. 诊断依据

是作出护理诊断的判断标准。诊断依据可以是护理对象所具有的一组症状、体征以及相关病史,也可以是危险因素。诊断依据可分为:①必要依据:是确立某一护理诊断所必须具备的依据;②主要依据:即作出某一护理诊断时,通常需具备的诊断依据;③次要依据:是指对作出某一护理诊断有支持作用,但每次不一定必须存在的依据。

4. 相关因素

是指导致和影响个体健康状况的情况或处境。相关因素常来自以下方面:①病理生理方面的因素,如"疼痛:胸痛"的相关因素可能是心肌缺血缺氧;②与治疗有关的因素,如"躯体活动障碍"可能与骨折牵引固定的治疗有关;③心理方面的因素,如"腹泻"的相关因素可能是高度应激和焦虑;④情境方面的因素,涉及环境、支持系统、生活经历、生活习惯、角色等方面,如"睡眠型态紊乱"可能与环境中光线过强有关,又如"无望感"可能与被家人遗弃有关;⑤年龄因素,涉及与年龄相关的各方面,包括认知、生理、心理、社会、情感的发展状况等,如老年女性发生"压力性尿失禁"可能与随年龄增长而引起的骨盆肌肉和支持结果的退行性变有关。

(三)护理诊断的类型

护理诊断的类型可分为以下三类:

1. 现存的护理诊断(actual nursing diagnosis)

是对护理对象已存在的健康问题的描述,基于已存在的相关症状或体征。如:"皮肤完整性受损"、"活动无耐力"等。

2. 危险的护理诊断(risk nursing diagnosis)

是对护理对象目前尚未发生的,但存在危险因素,若不采取护理措施,将可能发生的健康问题反应的描述。如:"有皮肤完整性受损的危险"、"有孤独的危险"。

3. 健康的护理诊断(wellness nursing diagnosis)

是个人、家庭、社区从特定的健康水平向更高的健康水平发展潜能的描述,是护士在为健康人群提供护理时可以用到的护理诊断。如:"母乳喂养有效"、"寻求健康行为"。此类护理诊断1994年才被NANDA认可,对其应用目前仍在探索中。

(四)护理诊断的陈述

1. 护理诊断的陈述方式

护理诊断的陈述通常包括三个要素:问题(problem,P),即护理诊断的名称;症状和体征(symptoms and signs,S);原因(etiology,E),即相关因素,简称PES公式。陈述方式常有以下三种:

(1)三段式陈述:即PES方式,常用于现存的护理诊断。如:口腔黏膜受损(P);口腔黏膜发生溃疡(S);与维生素缺乏有关(E)。

(2)两段式陈述:即PE方式,常用于危险的护理诊断或三段式陈述方式的简化。如:有摔倒的危险(P);与年龄过高有关(E)。

(3)一段式陈述:即P方式,常用于健康的护理诊断,因不存在相关因素,陈述时只将问题列出即可。如:执行治疗方案有效(P)。

2. 书写护理诊断的注意事项

(1)护理诊断所列问题应简明、准确、陈述规范,推荐使用NANDA统一的护理诊断名称。

(2)一个护理诊断只针对一个护理问题。

(3)相关因素应使用"与……有关"的方式陈述,同时要避免将相关因素与该诊断的症状、体征相混淆。

(4)知识缺乏的护理诊断的陈述方式应为"知识缺乏:缺乏××(方面的)知识",如"知识缺乏:缺乏胰岛素注射方法的知识"。

(5)避免与护理目标、护理措施、医疗诊断相混淆。

(6)所列护理诊断应是护理职责范畴内能够予以解决或部分解决的。

(7)避免使用可能引起法律纠纷的语句。

(五)合作性问题——潜在并发症

1. 合作性问题的概念

合作性问题(collaborative problem),即"潜在并发症"(Potential Complication,PC)是指由于各种原因造成的或可能造成的生理上的并发症,需要护士和医生共同合作才能解决的问题。对于合作性问题,护士应将监测病情作为护理的重点,及时发现其身体并发症的发生和情况的变化,并与其他医务人员共同合作解决。

2. 合作性问题的陈述

1990年NANDA建议统一采用"潜在并发症"这一术语来描述合作性问题。在陈述时,常冠以"潜在并发症"或"PC"。例如:潜在并发症:产后出血或PC:产后出血。

3. 护理诊断与合作性问题的区别

临床上出现的并发症很多,但并非所有的并发症都属于合作性问题。如果护士能够独立提供护理措施,并能预防其发生的并发症则属于护理诊断。只有那些护士不能预防和独立处理的并发症才是合作性问题。如,护理对象因留置导尿管而导致的"有感染的危险"可通过护理措施来预防或处理,即为护理诊断;而对于一位白血病进行化疗的病人,因化疗药物造成骨髓抑制,导致白细胞减少,个体的抵抗力极其低下容易发生感染,仅通过护理措施是无法预防的,则这一问题属于合作性问题(PC:感染)。护士的任务是监测呼吸道、泌尿道、口腔等有无感染的发生,并与其他医务人员共同合作预防控制感染。合作性问题与护理诊断的区别见图8-2。

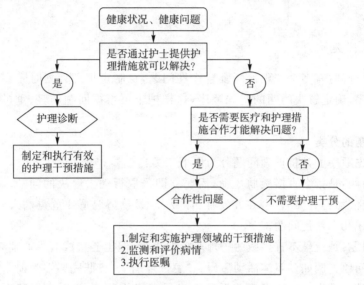

图8-2 合作性问题与护理诊断的区别

(六)护理诊断与医疗诊断的区别

明确护理诊断与医疗诊断的区别,关系到如何区分护理和医疗两个专业,关系到如何确定各自的工作范畴和应负的法律责任。

这两种诊断的区别见表8-1:

表8-1 护理诊断与医疗诊断的区别

比较项目	护理诊断	医疗诊断
研究对象	个人、家庭、社区对于现存的或潜在的健康问题或生命过程的反应的一种临床判断	对个体病理生理变化的一种临床判断
侧重点	个体或人群对健康问题的反应,包括生理、心理、社会等方面反应	疾病的本质
诊断数目	可有多个,随着护理对象健康问题及其反应的变化而变化	较少,在疾病发展过程中相对稳定
决策者	护士	医生
职责范围	在护理职责范围内进行	在医疗职责范围内进行
举例	"营养失调:低于机体需要量"、"急性疼痛"、"焦虑"、"知识缺乏"	胃溃疡

三、护理计划

护理计划(nursing planning)是为解决护理对象现存的和潜在的健康问题而设计的护理方案,同时也是以评估收集的资料和护理诊断为依据,系统地确认护理对象的护理重点,制定护理目标和护理措施,提供护理评价标准的临床护理决策过程。护理计划是下一步护理实施的行动指南。制定护理计划的步骤包括:设定优先次序、设定预期目标、制定护理措施、护理计划成文。

(一)设定优先次序

护理对象可同时有多个护理诊断及合作性问题,在制定护理计划时需要按其重要性和紧迫性进行排序,确定解决问题的优先顺序,这样护士可根据问题的轻、重、缓、急有计划地安排护理工作。

1. 护理问题的分类

一般在优先顺序上常将护理问题分为以下三类:

(1)首优问题:是指会直接威胁生命,需要立即采取行动去解决的问题。例如:"清理呼吸道无效:与痰液黏稠有关";"潜在并发症:休克"。紧急情况下或危重病人救治中,护理对象可能同时存在几个首优问题。

(2)中优问题:是指虽不直接威胁护理对象的生命,但也会造成其身心痛苦,严重影响护理对象健康的问题。例如:"躯体活动障碍"、"急性疼痛"、"皮肤完整性受损"、"焦虑"等。

(3)次优问题:是指与此次发病关系不大或无直接关系,在应对发展和生活中的变化所产生的问题。这些问题在安排护理工作时可以放在稍后考虑。例如:"自我认同紊乱"、"营养失调"、"缺乏娱乐活动"、"父母不称职"等。

2. 排序原则

(1)优先解决直接威胁护理对象生命的问题。

(2)依据马斯洛基本需要层次论是一种常用排序方法。将健康问题及需求归入五个需要层次中,先解决低层次问题,后解决高层次问题,必要时适当调整。

(3)排列首优问题时,不要忽略潜在的护理诊断和合作性问题。

(4)排序时应考虑到护理对象的需求,在与治疗、护理原则无冲突的情况下,可考虑优先解决护理对象认为最为迫切的问题。

(5)护理问题的先后顺序不是固定不变的,随着疾病的进展、病情及护理对象的反应的变化而发生变化。

(二)设定预期目标

预期目标是针对护理诊断提出的护理措施所要达到的目标,是指期望护理对象在接受护理照顾后的功能、认知、行为及情感/感觉等方面的改变。预期目标不是护理措施,而是护理工作的方向,是护理效果评价的标准。

1. 预期目标的陈述方式

目标的陈述一般为时间状语+主语+条件状语+谓语+行为标准。

(1)主语:护理对象或护理对象机体的一部分,如体温、皮肤等。有时在主语是护理对象时,目标陈述中可省略主语。

(2)谓语:护理对象将要完成的行为动作。

(3)行为标准:护理对象完成该行为所要达到的程度或水平。

(4)条件状语:护理对象在完成该行为时所处的条件状况,即在何种情况下完成该行动。并非所有目标陈述都需要有此项。

(5)时间状语:即评价时间,指护理对象达到该目标所需的时间限定。

举例:以下面几个例子分析预期目标陈述的各个成分。

例 1	2 天内	病人	借助双拐	能行走	10 米
	时间状语	主语	条件状语	谓语	行为标准
例 2	卧床期间	皮肤	保持	完整无破损	
	时间状语	主语	谓语	行为标准	

2. 预期目标的种类

预期目标根据实现所需时间可分为短期目标和长期目标两类。

(1)短期目标:是指在相对较短的时间内(一般指一周内)能够达到的目标。例如:1 天内病人能说出该疾病的基本知识。

(2)长期目标:也称远期目标,是指需要相对较长的时间(一般超过一周)才能够达到的目标。长期目标常需通过一系列的短期目标才能逐步实现。

3. 设定预期目标的注意事项

(1)目标应以护理对象为中心:目标是护理对象在接受护理照顾后的变化,而不是护理活动本身。目标的主语一定是护理对象,而不是护士。如,"每天病人进行两次雾化吸入"就误将护理措施作为预期目标。再如,"出院前教会病人自行皮下注射胰岛素"应改为"出院前病人学会自行皮下注射胰岛素"。

(2)目标应有明确的针对性:一个护理诊断可同时存在包括功能、认知、行为及情感多个目标,每个预期目标只能明确针对一个护理诊断而设定,而且一个预期目标中只能出现一个行为动作,便于正确评价护理措施的效果。如"5 天内病人能说出低血糖反应的表现和防治方法,并能给自己注射胰岛素"。这一预期目标就存在多个行为标准的情况,应该改为分开设定目标,保证目标可被评价。

(3)目标应切实可行:目标应是护理对象可以达到的,是在护理职责范畴内的,并也得到护理对象的认同和接受。

(4)目标应是可测量的和可观察的:目标中的行为标准应尽量具体,避免使用含糊的词句,如适量、好转、增强、减轻等。不同的护士对这些含糊的语句理解可能有所不同,导致效果评价不一致。

(5)目标应有时间限定:预期目标应注明完成时间,如 5 天内、住院期间、出院时等,为进行护理评价提供依据。

(6)目标应注重协调性:预期目标的制定应与医疗工作相协调一致,以免与其他医务专业人员的治疗目标冲突。同时应让护理对象参与一些目标的制定,尤其是一些与健康管理、自尊、家庭和沟通有关的目标,这样有利于促进护理对象的合作意识和主观能动性。

(7)关于合作性问题的目标:合作性问题是需要护士与医生共同合作解决的,不是护士能预防和独立处理的问题。对于这类问题的目标制定的重点应放在护理对象的问题及反应是否被及时监测,并得到及时处理。

(三)制定护理措施

护理措施是护士为帮助护理对象实现预期目标而采取的护理活动和具体实施方法。

1. 护理措施的内容

主要包括病情观察、基础护理、症状护理、执行医嘱、各种检查及手术前后护理、心理护理、功能锻炼、健康教育等。

2. 护理措施的类型

(1)独立性护理措施:是指不依赖医生的医嘱,护士能够独立提出并完成的措施,也可称为护嘱。一般包括:

1)帮助护理对象完成日常生活活动,如协助进食、活动、洗漱、如厕等。

2)治疗性的护理措施,如预防压疮护理措施、清理呼吸道分泌物相关措施、肠造口护理、协助护理对象进行关节活动范围练习、各种引流管的护理、预防安全问题的相关措施等。

3)病情的监测与观察,如生命体征测量、心电监护等。

4)提供健康教育和咨询,如向糖尿病病人提供糖尿病基础知识、糖尿病食谱的制定、运动方案的选择、自我监测尿糖血糖的方法、药物疗效及副作用的观察、自我注射胰岛素的方法等知识和技能。

5)提供心理支持,如心理状况的评测、生活质量评价、评估社会支持系统的支持强度,针对焦虑、恐惧、自我认同紊乱、无能为力感等护理问题提供相应的心理干预措施。

(2)依赖性护理措施:是护士遵照医嘱或特定治疗方案实施的护理措施。如遵医嘱给药、遵医嘱灌肠等。

(3)合作性措施:又称相互依赖性护理措施,是需要护士与其他医务人员相互合作实施的护理措施。如针对一脑梗塞后偏瘫的病人,护士与康复理疗师共同制定和实施促进患侧肢体运动能力恢复的康复计划。

3. 制定护理措施的注意事项

(1)护理措施应具有针对性:护理措施应针对所需要解决的健康问题,达到预期目标而制定。

(2)护理措施应具有可行性:制定护理措施时需考虑以下问题确保其切实可行:①护理对象的病情、年龄、认知情况、社会支持系统、个人意愿等;②护士自身的理论知识和技术水平、护士的数量、医院的条件设施等。

(3)护理措施应具体明确:护理措施要明确时间、做什么、如何做、谁来做,具体明确的护理措施利于护士以及护理对象清楚准确地实施。

(4)护理措施应个体化:应根据护理对象的具体情况制定个体化的护理方案,护理措施应符合护理对象的年龄、体力、病情、认知及其态度愿望等情况。例如,为两位都存在"知识缺乏:缺乏糖尿病饮食治疗的知识"的糖尿病病人制定护理措施时,对于有阅读能力的病人可以采取指导阅读科普手册,必要时加以解释的方法;而对于不识字的病人则可以选择交谈、放电教片等方法。

(5)护理措施应以科学的理论为依据:护士要遵循科学的原则和依据,按照循证护理的思维与方法,选择并制定恰当的护理措施,不能单凭临床经验或不完善的理论知识处理问题。

(6)护理措施应与其他医疗措施一致:护理措施应与其他医疗工作一致,若不统一应与相应的医务人员一起讨论,相互配合。

(7)护理措施应鼓励护理对象参与:护理对象参与护理措施的制定过程,会促进他们理解护理措施的内容和意义,积极地接受、配合治疗护理工作,获得护理措施的最佳效果。

(四)护理计划成文

护理计划成文是将护理诊断/合作性问题、预期目标、护理措施等信息按一定格式记录下来,用以指导和评价护理活动。护理计划是医护人员相互沟通的书面工具,是护理对象健康状况变化信息的记录,是诊断和处理护理对象健康问题的反应的书面依据。

从推广整体护理、运用护理程序工作方法以来,护理计划的书写格式进行了一些变革。从最初的手写的个体化护理计划,到后来的标准化护理计划和计算机化护理计划,各有利弊。目前,护理计划的书写没有固定的格式。各医疗机构的书写格式都不尽相同,一般来说护理计划都包括护理诊断/问题、预期目标、护理措施等栏目(见表8-2)。有的医疗机构在护理诊断/问题栏前增加评估资料栏目。此外,护理教师或教学医院往往在护理措施栏目后增加措施依据一栏,以培养学生在制定护理措施时的科学性和严谨性。

表8-2 护理计划单

姓名:		入院日期:		科室:		床号:		住院号:	
开始时间	护理诊断/问题		预期目标		护理措施		评价	停止时间	签名

四、护理实施

护理实施是为达到预期目标而将护理计划中内容付诸行动的过程。一般情况下,实施是在护理计划制定和书写之后进行,但在紧急情况下,如遇到急诊病人或病情突变者,护士往往在脑中迅速形成初步护理计划,立即采取护理措施解决问题,然后再补充书写护理计划。

(一)实施的方法

1.直接提供护理

分管护士按护理计划内容对所负责护理对象直接执行护理活动。

2. 合作实施护理

分管护士将护理计划中的部分护理活动分配给其他护士,通过分工和协作的方式提供24小时连续的、整体的护理,并检查评价完成情况。

3. 共同参与护理

对于需要护患双方密切配合的护理计划,指导与教育护理对象及家属主动参与一些护理活动,发挥其积极性,促进预期目标的实现,同时也能达到其自我维持健康的目的。

(二)实施的步骤

包括实施前准备、实施和实施后记录三个步骤。

1. 实施前准备

实施阶段的第一步是要求护士对即将进行的针对性护理措施做好准备,包括以下几方面准备工作:

(1)再次评估护理对象:护理评估是动态、持续的过程,贯穿在整个护理过程中。护理对象的情况是不断变化的,在实施过程中仍需再评估护理对象。护理实施前的再评估主要是针对与将要实施的措施有关的部分进行评估,其目的是收集影响实施的资料。

(2)审阅修改计划:经再次评估发现计划不适合护理对象的实际情况,应及时予以修改。

(3)分析和准备实施计划所需知识和技能:确定所要实施的措施后,必须分析实施这些措施所需要的护理专业知识和相关技能。如存在欠缺,则应及时查阅资料、请教专家或请求协助。

(4)预见和预防并发症:护士需根据专业知识和临床实践经验,充分考虑护理计划实施过程中可能发生的并发症,采取必要的预防措施,保证护理对象的安全。

(5)合理安排实施计划的资源:护士应在实施措施前让护理对象知晓该护理措施的目的和结果、可能发生的情况、配合方法等,使其积极参与到实施过程中。此外,护士需要根据护理计划,合理安排完成计划所需要的设备、物品、人力、环境、时间等。

2. 实施

护理计划实施的过程是护士运用科学思维、专业知识和技术、观察能力、沟通能力、合作能力、统筹和组织能力、应变能力等执行护理措施的过程。护士应熟练运用各项护理技能实施计划内的护理措施,密切观察实施后护理对象的身心反应及效果,根据变化正确、迅速处理新出现的健康问题。执行护理计划过程中,护理活动应与医疗工作保持协调一致,与其他医护人员密切配合;要取得护理对象及家属的合作与支持,发挥其积极主动性;并在实施中进行健康教育,指导他们共同参与护理计划的实施。

3. 实施后的记录

护士要把实施各项护理措施的内容、时间、结果及护理对象的反应及时进行完整、准确的记录,又称护理病程记录或护理记录。护理记录可描述护理对象接受护理期间的情况变化;有利于其他医护人员了解该护理对象的健康问题及进展情况;同时可作为重要资料来评价护理工作质量和效果,并为以后的护理工作提供资料和经验。

(1)护理记录的内容:主要包括护理对象的健康问题及所采取的护理措施;实施护理措施后护理对象及其家属的反应及护士观察到的效果;护理对象出现的新的健康问题与病情

变化;所采取的临时性治疗、护理措施;护理对象的身心需要及其满足情况;各种症状、体征、器官功能的评价;护理对象的心理状态等。

(2)护理记录的格式:护理记录的格式通常有两大类:叙述式和以问题为导向式。

1)叙述式即采用文字描述进行记录的方式,书写形式类似医生的病程记录。根据所记载事情发生的时间,按照顺序直接记录。

2)以问题为导向式的记录方式常用的有PIO格式(见表8-3)、SOAPIE格式(主观资料、客观资料、评估、计划、干预、评价)。这些方式与护理程序各步骤相对应,且记录着眼于护理对象的各个健康问题,体现了各健康问题的进展变化情况,便于进行护理评价、比较。

PIO格式是较为常用的方式,其中P(problem)代表问题,I(intervention)代表措施,O(outcome)代表结果。

表8-3 护理记录单(PIO格式)

姓名:李某 性别:男 年龄:68 入院日期:2011.2.20 科室:呼吸内科 床号:10 住院号:123456

日期	时间	护理记录(PIO)	签名
2011.2.20	9am	P1:清理呼吸道无效:与痰多且黏稠、咳嗽无力有关	
		I1:①指导并鼓励病人有效咳嗽,必要时吸痰	
		②遵医嘱进行雾化吸入每日两次	
		P2:体温过高(39.5℃):与肺部感染有关	
		I2:①给予乙醇擦浴、冰袋等物理降温方法	
		②每4h测量1次体温	
		③遵医嘱给抗生素、退热剂	袁××
	4pm	O2:体温37.8℃	李××
2.22	9am	O1:病人已能有效咳出痰液,痰液量少,不黏稠	袁××

(3)护理记录的要求

1)护理记录要求客观、真实、准确,不要带有护士的主观判断和结论。

2)及时、全面系统地反映护理对象的健康状况,体现动态性和连续性。

3)描述简明扼要、重点突出,使用专业术语,字迹规整、清晰。

五、护理评价

护理评价是指实施护理计划后,将护理对象的健康状况与预定的护理目标进行有计划的、系统的比较过程,也是对执行护理程序的效果、质量作出评定的过程。评价虽然是护理程序的最后步骤,但并不是只有到最后阶段才能评价,事实上评价贯穿于整个护理活动的始终。

(一)评价的步骤

1. 收集资料

根据评价标准和评价内容收集相关的主、客观资料,简明、准确地记录资料,以备与预期目标进行比较。

2. 判断效果

对照各项评价标准,评价预期目标实现程度以及护理程序各环节工作达标情况。护士应记录预期目标实现程度的评价结论。目标实现程度大致可分为三种水平:①目标完全实现;②目标部分实现;③目标未实现。例:预期目标为病人三周后能自行从床旁走到病房门口返回,无不适感。三周后评价时病人能自行从床旁走到病房门口并返回,无不舒适感,则达到目标完全实现的水平。若评价时病人能自行从床旁走到病房门口,因心慌气短不能返回,由护士搀扶回到床旁,则可评价为目标部分实现。若评价时病人下床即感心慌,无法行走,则可评价为目标未实现。

3. 分析原因

对预期目标部分实现及未实现的工作内容进行分析,以发现导致目标未实现的原因。预期目标未实现的原因一般有以下几种情况:①收集的资料不真实、全面、准确;②护理诊断/问题错误;③预期目标不切实际,或无针对性;④护理措施针对性差,或有效性差,实施过程中出现偏差;⑤病情发生变化,护理措施已不恰当;⑥护理对象不合作,护患关系不协调。

4. 修订计划

根据分析的结果和护理对象现在的健康状态,对护理计划做及时的调整修订。护理计划的调整通常有以下方式:

(1)停止:问题已经解决,相应的护理措施可以停止。

(2)继续:问题仍然存在,预期目标与护理措施恰当,继续执行计划。

(3)修订:对目标未实现的情况,应重新收集资料,分析影响因素,对护理诊断、预期目标、护理措施中不当之处予以修改完善。

(4)增加:在评价过程中发现护理对象出现了新问题,应将这一护理诊断/问题及其预期目标和护理措施加入到护理计划中。

(二)评价的内容

护理评价根据不同的目的和形式,分为效果评价、过程评价。这两方面的评价均很重要,效果评价能客观地反映护理质量与效果。过程评价是评价护士在实施护理程序每一步骤中行为的正确性,有利于护理取得最好的效果,因此,它们之间是相互影响、相辅相成的。

1. 效果评价

是评价中最重要的组成部分,评价的重点是实施护理措施后,护理对象的行为和身心健康情况是否达到了预期目标。

2. 过程评价

是评价护士进行护理活动的行为过程是否符合护理程序的标准,是对护理评估、护理诊断、护理计划、实施等各个护理环节均进行的评价。在实施护理程序中的每一步骤时,护士一直是在进行及时评价和再评估的过程。通过评价能及时发现护理中的不足或存在问题,及时修正,以便真正达到为护理对象解决健康问题的目标。

以上内容为进一步解决案例中的问题提供了科学的工作思维与方法。

第三节 护理工作中的思维与方法

护理程序是一种科学地确认问题、解决问题的工作程序。护士在临床护理实践中使用护理程序这一工作程序时，还需要运用一些科学的思维和相关的工作方法指导，如整体护理、批判性思维、循证护理等。护士使用护理程序的过程中应充分运用这些护理工作中的思维和方法，方能为护理对象提供高质量的护理。

一、整体护理

（一）整体护理的概念

整体护理（holistic nursing care）是一种护理行为的指导思想或护理观念，是以人为中心，以现代护理观为指导，以护理程序为基本框架，把护理程序系统化地运用到临床护理和护理管理中去。整体护理的目标是根据人的生理、心理、社会、文化、精神等多方面的需要，提供适合人的最佳护理。整体护理的开展，促进了护士的护理观从简单的疾病护理提升到了以人为中心、对护理对象进行全面的、整体的护理阶段，扩大了护理专业的自主权和独立权，为护理领域带来了一场重大的变革。

（二）整体护理的思想内涵

1. 强调人的整体性

（1）整体护理以人为中心，把人看做一个整体，视人为生理、心理、社会、文化、精神等多方面构成的开放性有机整体，并按护理程序解决这些方面的问题，提供适合护理对象需要的最佳护理。

（2）护理服务的范围是人生命的全过程，即从出生到衰老，直至临终各个阶段。护理应服务于人类生命的全过程，针对个体所处的不同生命阶段，给予相应的照顾和健康指导。

（3）护理服务的对象从病人扩大到健康人，应关注健康—疾病的全过程并提供护理服务，把护理对象从入院到出院乃至出院后视为一个连续的整体，从而满足人群健康促进、健康维护、疾病预防以及康复的健康需求，提高人群的整体健康水平。

2. 强调护理的整体性

对护理对象的护理是系统的、连续的，要保证护理对象从入院到出院的护理不间断；对护理对象的护理是主动的、积极的，按照护理程序有计划进行，做到防患于未然；对护理对象的护理是全面的、整体的，既包括身心两方面，也包括疾病的预防、保健、康复指导等方面的内容。

3. 强调护理专业的整体性

随着护理学的发展，护理专业逐步建立了相对稳定的理论知识体系，应系统、全面地认识护理专业。整体护理体现了将临床护理、护理管理、护理教育、护理研究等方面整合与一体的护理思想，以最大限度地体现护理专业的价值，发挥护理工作的作用。在护理实践中，由于护士工作性质、职能范围等方面的特点，需要与各种护理对象包括健康人、病人、家属，以及医疗保健机构的其他医务人员建立各种和谐的人际关系,并协调发展,从而使护理专业真正纳入系统化、科学化的轨道,为全人类的健康而服务。

(三)整体护理的实践特征

1. 以现代护理观为指导

现代护理观是建立在现代医学模式基础之上的,强调护理是以人的健康为中心,护理对象不仅是病人,还包括健康人;现代医学模式下健康的内涵不仅是躯体没有疾病,还要有完整的生理、心理状况和良好的社会适应能力。因此,护理着重点不仅在病人某一生物学意义的疾病上,而是视人为生理、心理、社会、文化、精神等多方面构成的开放性有机整体,根据病人身心、社会、文化需求,提供适合于个人的最佳的整体化护理。护理工作涉及人的生命过程,护理服务范畴不仅在医院,而且还要深入到家庭和社区;护理工作者应具备适应多方位专业角色的基本素质,集多方位角色一体,才能担当起维护人类健康的重任。

2. 以护理程序为基本框架

整体护理以护理程序作为工作框架,将现代护理观融入具体的护理工作中,从而实现整体护理所制定的优质护理目标。护理程序是解决问题学说在护理专业的具体实践,是护士科学地解决护理对象健康问题的工作程序和方法。护士在临床护理工作中以整体护理为指导思想,以护理程序为工作程序,将会极大地促进护理质量的提高和护理专业的发展。

3. 实施主动的计划性护理

在以疾病护理为中心的护理阶段,护士工作的主要内容是执行医嘱和各项护理技术操作,被看做是医生的助手。随着医学模式的转变,现代护理观的提出,整体护理的开展,护士工作的思维方式发生了改变。护士不再只是医生的助手,而是与其他医疗保健人员共同合作解决护理对象的健康问题,满足其健康需求。护理不再仅是医嘱加常规的工作局面,而是应用科学的思维方式和工作模式实施主动的计划性护理,逐步显示了护理专业的独立性和护士的自身价值。

二、批判性思维

(一)批判性思维的概念

批判性思维(critical thinking),又称评判性思维,是指个体在复杂的情景中,能灵活地应用已有的知识和经验,对问题的解决方法进行选择,在反思的基础上加以分析、推理,作出合理判断和正确取舍的高级思维方式。护理学科中的批判性思维是对解决护理问题的方法的反思和推理过程,其中包括护士的态度、技能、专业知识、经验及标准五个部分。

在护理学界中,批判性思维能力亦被认为是当今护士应具备的核心能力之一。1986年,美国高等护理教育学会制定了"护理专业高等教育标准",规定高等医学院校护理毕业生应具备的核心能力包括批判性思维、评估、沟通和技能。

(二)批判性思维应具备的态度及认知技能

1. 应具备的态度

批判性思维者在解决问题和进行思考时需要具有好奇心、追求真理、开放心灵、独立思考、系统思考、自信心、审慎、理性、公正、诚实的态度。

2. 认知技能

批判性思维认知技能的关键是批判性分析与综合、批判性归纳与演绎。此外,护士在解决问题时还应具备以下认知技能:作出有效推论、鉴别不同观点的事实依据、评价信息来源的可靠性、澄清概念、假设检验与再认识等。

(三)批判性思维与护理程序

批判性思维与护理程序相互关联,相互依赖,均包含了处理问题、决策和进行创造性思考这三种内心活动,但两者又不尽同。护理程序是一种解决问题的方法和程序,护士在运用护理程序解决问题的每个阶段都需用到批判性思维的态度和技巧。

1. 护理评估阶段

护士需要进行周密细致的观察、分析、收集资料,并进行核实、整理和组织,根据相关原则进行正确合理的分类,这些活动需要科学理性的思维指导。护士运用批判性思维进行主动、独立的思考,准确评估,作出科学的判断,这将为发现护理对象的健康问题并进行恰当的护理奠定良好的基础。

2. 护理诊断阶段

确定护理诊断需要对收集的资料进行综合分析,从而对护理对象的健康问题作出推论。护士运用批判性思维,判断资料的可信性,看其事实是否如此,依据是否充分,能否进行合理解释,分析是否合理等等。经过这种反思、评判、分析,才能对护理对象的健康问题作出合理、正确的推论。

3. 护理计划阶段

计划阶段是确定预期目标、选择护理措施的阶段。这是一个作出决策的阶段,同样需要批判性思维的参与来作出决定。护士作为批判性思维者在决策时是谨慎的,这就是为什么护士也会做出"可能的"或"有危险性的"护理诊断。并且合理地选择排列优先次序,为护理对象制定预期目标,即评价护理效果的标准,分析判断相关因素,根据相关因素制定护理措施,这也是一个批判性思维的过程。

4. 护理实施阶段

护士运用护理和相关学科的知识和原理为护理对象解决问题,这种"运用"并非简单的"记忆"知识和原理的思维过程,也是批判性思维过程。

5. 护理评价阶段

护士通过观察等方法收集资料,并将所收集的资料与评价标准相比较,以判断预期目标是否达到。此阶段的活动是以目标做引导的思维,是一个全方位、多视角的审视,是采用批判性思维,进行具体分析、作出判断的过程。

三、循证护理

(一)循证护理的概念

循证护理(evidence-based nursing,EBN)又称实证护理,其定义为:"慎重、准确、明智地运用当前所获得的最好的研究依据,并根据护士的个人技能和临床经验,考虑病人的价值、愿望和实际情况,三者结合,制定出完整的护理方案。"其核心思想是运用现有最佳的证据在护理实践中为病人实施最佳护理。它包含三个要素:①慎重、准确、明智地运用当前所获得的最好的护理研究依据;②护士的专业知识和技能以及临床经验;③考虑病人的实际情况、价值观和愿望。

(二)循证护理的实践程序和步骤

在满足临床决策三个要素的基础上,循证护理的实践包括四个阶段,即循证问题、循证支持、循证观察、应用循证。

1. 循证问题

在循证护理的实践中,需要首先确定待解决的问题是什么。在寻找临床问题的方法上要掌握:①提出的问题一定是与病人的诊治护理和病人的健康恢复最相关的;②提出的问题一定是与提高医疗护理水平最为相关的;③提出的问题一定是临床最感兴趣、最有用的;④提出的问题一定是循证实践中最常见的、最有可能解决的。

2. 循证支持

根据第一步提出的问题进行实证文献检索。可作为实证的有:循证医疗中心和权威组织提供的文献系统评价、一般的系统评价、国家护理临床指南、仪器制造商的建议、护理专家的意见等,其中来自于严谨的随机对照试验的系统评价的可信度级别最高,而专家的经验意见级别最低。应用流行病学等科学系统的评价方法分析收集到的有关实证文献,对文献的质量评价重点从其研究对象、研究过程、研究结果、统计分析等方面进行分析,从而对证据的真实性、可靠性及临床实用性等作出评价,分析结果后得出确切的结论以指导临床决策。目前世界上常用的文献评价方法是系统综述,是全面收集所有相关临床研究并逐个进行严格评价和分析,必要时进行统计学处理,得出综合结论的过程。

3. 循证观察

经过对证据的严格评价,选择最佳证据,提出相应的实践模式。设计合适的观察方法并在小范围内实施试图改变的实践模式,如临床研究、特殊人群的试验性调查、模式改变后的影响和稳定性的调查,护理新产品的评估、成本效益分析、病人或工作人员问卷调查等。从而对所要改变的护理干预或行为进行批判性的分析,如"是否是最佳的护理行为方式?它基于什么证据?"

4. 应用实证

在循证支持和循证观察所获得的信息基础上,通过各种途径和媒介,将所获得的证据推荐给临床实践机构和专业人员。临床护士根据临床决策的三个要素,针对临床具体的问题,采用最佳研究证据,结合自己的专业知识和技能以及多年的临床经验,同时考虑病人的意愿和实际情况,制定护理措施。这一阶段,应将结果及时在医院内部或国家和地区间交流,也可以出版相关文献的方式进行交流与推广。

本章小结

护理程序是现代护理学发展到一定阶段,在多学科理论基础上构建的一种系统地解决问题的工作方法,是一个综合的、动态的、具有决策和反馈功能的过程。护理程序由护理评估、护理诊断、护理计划、护理实施、护理评价五个步骤组成,这五个步骤是相互联系、相互依赖、相互影响的循环过程。护士在临床护理实践中使用护理程序这一工作程序时,还需要运用一些科学的思维和相关的工作方法指导,如整体护理、批判性思维、循证护理等。护士使用护理程序的过程中充分运用这些护理工作中的思维和方法,为护理对象提供高质量的护理。

本章关键词:护理程序;护理诊断;护理计划;整体护理;批判性思维;循证护理

课后思考

1. 护理程序的应用对于护理专业的发展有何意义?

2. 与护理对象进行有目的的交谈,完成护理评估,找出其主要存在或潜在的健康问题,即列出护理诊断。根据护理对象具体情况,制定一份个体化的护理计划。并按有关标准,评价所书写护理病历的质量。

3. 李先生,42岁,因腹部不适,黑便2天,呕血1天入急诊观察室。李先生2天前解黑便2次,未予重视。1天前解暗红色血便多次,不成形,量无法估计,今晨呕咖啡色血性液体约1000ml,自感头昏、四肢无力、心慌、冷汗、恶心,家人发现后送至本院急诊。查体:T 37.0℃,P 106次/min,R 24次/min,BP 80/50mmHg。诊为"十二指肠球部溃疡伴出血,并发失血性休克"。李先生爱人近日因病手术,儿子临近高考。李先生要求出院回家照顾妻儿。

根据所收集的李先生的相关资料,列出两个护理诊断,并根据此诊断作出护理计划。

(赵 梅)

第九章 护理与法律

案例

病人,男,28岁,技术员。在某厂医院被确认患有乙型肝炎,他要求医护人员不要将诊断结果告诉别人。因为他怕隔离治疗后被同事疏远和歧视,更担心相识不久的女朋友会因此与他中断恋爱关系。医护人员答应病人暂不向他人透露,但要求病人抓紧治疗,注意休养。

问题:
请问医护人员的做法正确吗?

本章学习目标

1. 掌握护理违法的种类;举证倒置与护士的法律责任;护理工作中常见法律问题的应对。
2. 熟悉与护士注册有关的法律法规;医疗事故处理条例;护理违法的责任。
3. 了解法律的概念、分类、特征、作用;卫生法律法规的概念特点;护理立法的概况、分类、程序、意义。
4. 树立依法行护的意识,在工作中能运用法律保护自己和病人的权益。

依法办事是每一个公民的责任和义务。改革开放以来,我国卫生事业取得了空前发展,随着公民法律观念和法律意识的增强,出现在医疗护理工作中的法律问题日益增多。这些问题不仅受到医疗机构的高度重视,同时也受到社会各界的高度重视。完善医疗卫生管理的法律法规,重视法律法规对医务人员行为的规范和监督,是保证我国卫生事业健康发展的关键。护理职业活动与人的健康息息相关,护士在工作中应明确应承担的义务和享有的权利,自觉做到依法医疗,依法护理,运用法律保护病人和自己,避免法律纠纷,从而保障医疗和护理的安全。

第九章 护理与法律

第一节 护理立法

一、法律概述

广义的法律(Law)是指国家制定或认可并由国家强制保证实施,在主要其统辖范围内对所有社会成员具有普遍约束力的行为规范的总称。我国现在的法律包括宪法、全国人大及其常委会制定的法律、国务院制定的行政法规、地方国家机关制定的地方法规等。狭义法律是指由国家立法机关制定的规范性文件,如全国人大及其常委会制定的法律。

(一)法律的特征

法律相对于道德、宗教、政策等事物而言,有以下特征:

1. 社会共同性

法由国家制定或认可,使其具有"国家意志"的形式,法律的规范效力在其统辖范围内对所有公民具有普遍约束力。法律在体现统治阶级意志的同时应该反映大多数公民的共同意志。

2. 强制性

任何社会的法律都不可能指望全体社会成员会自觉遵守,因此法律是强迫性实施的,而不是倡议性实施的。强制力是以整个司法系统、武装力量为后盾,借助一定的社会力量强迫公民遵守,对权利加以维护,对违法行为加以追究或制裁。

3. 公正性

法律面前人人平等是执法机关一贯遵守的准则。执法机关在执行中以事实为依据,以法律为准绳。所有的法律一经制定后,都应向社会公布。

4. 稳定性

法律的时间效力自生效起至被废止、修正或替代前一直有效。新制定的低级规范不具有变更或废止高级规范的效力。非法律规范不具有变更或废止法律规范的效力。

(二)法律的作用

法律的作用是指法律对人们及社会的影响。法律的作用在我们生活中无处不在,从国际关系、国家治理到企业、个人的行为都会受到法律的影响和制约。法律的作用可分为法律的规范作用和法律的社会作用。

1. 规范作用

是指法律作为行为准则直接作用于人的行为所产生的影响。也可称为"法的功能"。其主要内容包括:

(1)指引作用:法律的指引作用是指法通过授权性行为模式(权利)和义务性行为模式(禁止性行为和命令性行为)的规定,指引人们作出一定行为或不做出一定行为。指引作用的对象是每个人自己的行为。它不同于个别指引,是一种规范指引,具有连续性、稳定性和高效率的优势,是建立社会秩序必不可少的条件和手段。

(2)评价作用:法律的评价作用是指法作为一种行为标准和尺度,对他人行为进行评价所起到的作用。评价作用的对象是他人的行为。法律评价不同于道德评价、政治评价等一般社会评价,法律的评价是用法的规范性、统一性、普遍性、强制性等标准来评价人们的行为,这是由法律的评价标准和评价重点决定的。

(3)预测作用:法律的预测作用是指人们根据法可以预先估计相互间的行为方式以及行为的后果等,从而对自己的行为作出合理的安排。预测作用的对象是人们的相互行为。法的规范性、确定性的特点告知人们如何行为,使人们可以进行相互行为的预测。加之法的内容的明确性,并在一定时期内保持稳定性,就给人们进行行为预测提供了可能。

(4)警示作用:法律的警示作用是指法以其所包含的强制性、责任性的信息给人以启示(如威慑)和教育,从而提高人们的法治观念和责任意识,达到预防违法和犯罪的目的。警示作用的对象是人们今后的行为。法律一经颁布就会产生警示作用,它无需通过法的实际运行。这种作用主要通过禁止性规范和法律后果(特别是罚则部分)而形成的,它实际上已经包含了规范教育和规范强制的意义。

2. 社会作用

是指维护特定人群的社会关系和社会秩序。法律的社会作用包括法律的政治作用及法律的社会作用两个方面。政治作用指法律在调整各种政治关系、维护社会政治统治程序方面所起的作用。社会公共作用指法律在社会公共事务管理方面如维护人类社会基本生活条件、有关生产力和科学技术、有关技术规范等方面所起的作用。

执行社会公共活动的法律大体上有以下几种:

(1)为维护人类社会基本生活条件的法律:如有关自然资源、医疗卫生、环境保护、交通通讯以及基本社会秩序的法律。

(2)有关生产力和科学技术的法律。

(3)有关技术规范的法律:即使用设备工序、执行工艺过程和对产品、劳动、服务质量要求的法律。

(4)有关一般文化事物的法律。

(三)法律与道德的关系

道德与法律是社会规范最主要的两种存在形式,是既有区别又有联系的两个范畴。

1. 法律与道德的区别

(1)产生的条件不同。原始社会没有现代意义上的法律,只有道德规范或宗教禁忌,或者说氏族习惯。法律是在原始社会末期,随着氏族制度的解体以及私有制、阶级和国家的出现,同时产生。而道德的产生则与人类社会的形成同步,道德是维系一个社会的最基本的规范体系,没有道德规范,整个社会就会分崩离析。

(2)表现形式不同。法律是国家制定或认可的一种行为规范,它具有明确的内容,通常要以各种法律条文的形式表现出来,如国家制定法、习惯法、判例法等。而道德规范的内容存在于人们的意识之中,并通过人们的言行表现出来。它一般不诉诸文字,内容比较抽象、模糊。

(3)调整范围不尽相同。从深度上看,道德不仅调整人们的外部行为,还调整人们的动机和内心活动,它要求人们根据高尚的意图而行为,要求人们为了善而去追求善。法律尽管也考虑人们的主观过错,但如果没有违法行为存在,法律并不惩罚主观过错本身,即不存在"思想犯";从广度上看,由法律调整的,一般也由道德调整。当然,也有些由法律调整的领域几乎不包括任何道德判断,如专门的程序规则、票据的流通规则、政府的组织规则等。在这些领域,法律的指导观念是便利与效率,而非道德。

(4)作用机制不同。法律是靠国家强制力保障实施的,而道德主要靠社会舆论和传统的力量以及人们的自律来维持。

(5)内容不同。法律是以权利义务为内容的,一般要求权利义务对等,没有无权利的义务,也没有无义务的权利。而道德一般只规定了义务,并不要求对等的权利。例如,面对一个落水者,道德要求你有救人的义务,却未赋予你向其索要报酬的权利,向被救起的落水者索要报酬往往被视为不道德。

2. 法律与道德的联系

(1)法律是传播道德的有效手段。法律的实施,本身就是一个惩恶扬善的过程,不但有助于人们法律意识的形成,还有助于人们道德的培养。因为法律作为一种国家评价,对于提倡什么、反对什么,会有一个统一的标准;而法律所包含的评价标准与大多数公民最基本的道德信念是一致或接近的,故法律的实施对社会道德的形成和普及起了重大作用。

(2)道德是法律的评价标准和推动力量。首先,法律应包含最低限度的道德。没有道德基础的法律,是一种"恶法",是无法获得人们的尊重和自觉遵守的。其次,道德对法的实施有保障作用。执法者的职业道德的提高,守法者的法律意识、道德观念的加强,都对法的实施起着积极的作用。最后,道德对法律有补充作用。有些不宜由法律调整的,或本应由法律调整但因立法的滞后而尚无法可依的,道德调整就起了补充作用。

(3)道德和法律在某些情况下会相互转化。一些道德,随社会的发展,逐渐凸现出来,被认为对社会是非常重要的并有被经常违反的危险,立法者就有可能将之纳入法律的范畴。反之,某些过去曾被视为不道德,需用法律加以禁止的行为,则有可能退出法律领域而转为道德调整。

历史经验表明,任何一个国家,为了维护社会秩序,都是既严明法制,同时也崇尚道德。国家法律的严明与松弛,直接影响到社会道德水平的提高与下降。古代中国曾出现过诸如"文景之治"、"贞观之治"这样的太平盛世,而盛世的出现与"法治"与"德治"并用的治国方针是密切联系的。在中国现阶段,法律与道德仍然是两种最重要的调节社会生活的行为规范。法律具有强制性和权威性,凭借禁止和惩罚方式,实现对社会生活的干预;道德具有感召力和引导力,通过教化、劝阻和示范方式,诉诸良心与舆论,进而调节人们的行为。要治理国家,没有法律规范不行,社会将会因此而失去效率;没有道德也不行,社会将因此失去凝聚力。

因此,法律与道德是相互区别的,不能相互替代、混为一谈,也不可偏废,所以单一的法治模式或单一的德治模式都不免有缺陷;同时,法律与道德又是相互联系的,在功能上是互补的,都是社会调控的重要手段,这就使得德法并治模式有了可能。

二、卫生法律法规

(一)卫生法的内容

卫生法(Law of health)主要包括《中华人民共和国食品安全法》《中华人民共和国传染病防治法》《中华人民共和国国境卫生检疫法》《中华人民共和国执业医师法》《中华人民共和国药品管理法》《护士条例》《医疗事故处理条例》《医疗器械监督管理条例》《医疗机构管理条例》《乡村医生从业管理条例》《突发性公共卫生事件应急条例》等,以及与上述法律法规相应的一系列配套规定。

(二)卫生法的作用

1. 通过卫生立法确保国家卫生政策的有效实施和卫生事业的发展

我国卫生法的建立、健全和发展,也是首先依靠国家制定政策,在政策运行一段时间后、在实际需要和条件成熟时,才在政策的基础上制定的。目前,我国已经制定了一系列的有关医疗卫生、医药、卫生检疫等方面的法律法规,保证了我国卫生事业运行、发展的需要。

2. 卫生立法实现卫生行政管理的有序化、科学化

卫生行政立法在卫生行政管理方面的作用,主要表现在它规定了卫生行政机关管理卫生、医疗、医药、卫生检疫等方面的义务或职责,以及与其职责相适应的职权。以保证卫生行政管理做到依法履行(义务)职责、行使职权,实现管理的有序化、科学化。任何国家要对卫生事业进行有效的服务与管理,就必须把国家的卫生行政管理置于牢固的法制化的基础上,使卫生行政机关转变职能、发挥作用。

3. 国家通过卫生立法,可以为实现和谐社会提供部分法律依据

众所周知,医疗卫生事业关系到社会的方方面面,吃药看病是人人都免不了的事情。所以,关于医院的设立、医护人员的准入制度、医药价格的高低、医护人员的道德品质、医学教育的质量、计划生育政策等等,都是人们普遍关心的问题。而这其中的一些问题,单靠政策是解决不了的,必须依靠法律法规来调整。

4. 国家通过卫生立法,构建支撑卫生事业发展的卫生法律体系

在法制社会,任何事业的发展都要靠法律来"保驾护航",卫生事业当然也不例外。一方面,国家必须加强立法活动,这是我国加入WTO后保证卫生行政行为符合WTO规则的需要,同时也是我国适应国际形势、与国际接轨的需要。另一方面,国家通过卫生立法,可以建立起以卫生法律法规为龙头、以部门规章为必要补充、以政策为临时调整的卫生法律体系,从而保障我国卫生事业健康有序地发展。

三、护理法的概念和分类

(一)护理法的概念

护理法是指由国家制定的,用以规范护理活动(如护理教育、护士注册和护理服务)及调整这些活动而产生的法律规范的总称。护理法的制定受国家宪法制约,是关于护理教育和护理服务的法律,包括国家立法机关颁布的护理法规和地方政府的有关法令。

护理立法始于20世纪初。1919年,英国率先颁布了本国的护理法。1921年,荷兰颁布了护理法。1947年,国际护士委员会发表了一系列有关护理立法的专著。1953年,世界卫生组织发表了第一份有关护理立法的研究报告。1968年,国际护士委员会特别成立了一个专家委员会,制定了护理立法的参考指导大纲,为各国护理法的制定提供了权威性的指导。

(二)护理法的分类

广义的护理法包括护理专业法和护理相关法。我国现行的护理法规,大致可以分为以下几大类:

1. 医疗卫生法

医疗卫生法是指由全国人民代表大会及其常务委员会制定颁布的法律文件,主要包括《中华人民共和国执业医师法》、《中华人民共和国传染病防治法》、《中华人民共和国职业病防治法》、《中华人民共和国母婴保健法》、《中华人民共和国药品管理法》等。这些都是与护理专业相关的卫生法律,目前这一层次的护理专业法律还是空白。

2. 行政法规

行政法规是指由国家最高行政机关即国务院制定颁布的规范性文件。行政法规是以国务院的名义直接发布的,包括《护士条例》、《医疗事故处理条例》、《医疗机构管理条例》、《医院感染管理办法》、《血液制品管理条例》、《麻醉药品和精神药品管理条例》等。除《护士条例》外,以上行政法规的某些条款都涉及护理专业,因此护士也需要熟悉并遵照执行。

3. 部门规章制度

部门规章制度是指由卫生制定颁布或卫生部与有关部委、办、局联合制定发布的具有法律效力的规范性文件。这些文件都是在全国范围内有效的,但效力低于法律法规,如《中华人民共和国护士管理办法》、《医院工作制度和工作人员职责》、《医疗机构管理条例实施细则》、《消毒隔离技术规范》、《全国医院工作条例》等。

4. 诊疗护理规范、常规

广义的诊疗护理常规、规范是指卫生行政部门以及全国性行业协(学)会针对本行业的特点,制定的各种标准、规程、规范、制度的总称。狭义的诊疗护理规范、常规是指当地医疗机构制定的本机构医务人员进行医疗、护理、医技诊断治疗及医用物品供应等各项工作应遵循的方法、步骤。随着条例的实施,全国性的诊疗护理规范、常规应当会逐步制定、修订、公布、实施。我国凡是教科书中的护理操作规程、疾病护理常规、分级护理制度等都具有法律的效力。

除上述四类外,如劳动法、教育法乃至医院本身所制定的规章制度,对护理实践也有指导意义。

四、护理立法的意义及基本原则

(一)护理立法的意义

1. 使护理管理进一步法制化

护理法的实施,保证了上岗护士的基本素质,使一切护理活动及行为均以法律为准绳,做到有法可依、违法必究,将护理管理纳入到法制化的轨道,从而保证了护理质量的提高和病人的安全。

2. 为护士提供最大限度的保护和支持

通过护理立法,使护士的地位、作用和职责范围有了法律依据,护士在行使护理工作的权利、义务、职责时,可最大限度地受到法律的保护、国家的支持和人民的尊重,任何人都不可随意侵犯和剥夺。

3. 引导护理教育和护理服务逐步规范化、专业化及现代化

护理法集中了最先进的法律思想和护理观,为护理人才的培养和护理活动的展开制定了一系列基本标准。这些标准的颁布和实施,使繁杂的各种制度、松紧不一的评价方法都统一在这具有权威性的指导纲领之下,使护理教育与护理服务逐步纳入标准化、科学化的轨道,使护理质量得到可靠的保证。

4. 维护了护理对象的正当权益

护理法向护士及公众展示了它的各项法律条款,包括护士的准入标准、护士的义务和违法时应承担的法律责任。它规定了护士作为一名专业人员应履行的职责,为护理对象提供规范的服务。对于护士违反护理准则的行为,护理对象有权依据这些法规追究护士的法律责任,从而最大限度地保护了护理对象的合法权益。

5. 促进护士接受继续教育

护理法规中的护理资格认可条例、护理行为规范等都是不可变更的。它是一个标杆,每个护士都要经常地反复对照,如不达"标",则被淘汰。英国的护理法明确规定:国家认可的合格护士执业执照,有效期仅为一年,护士必须每年接受一定的继续教育课程,参加国家资格考试,更换一次新的执照;同时也规定护士必须不断更新知识和技能。我国 2008 年颁布的《护士条例》中规定,凡护士取得中华人民共和国护士执业证书后,每五年必须按规定条款进行注册,还规定每年必须取得一定的继续教育学分才给予连续注册;中断注册五年以上者,必须按规定参加临床实践三个月,并向注册机关提交有关证明方可再次注册。这就从法律、制度上保证了护士接受继续教育的权力与义务,使其在知识和技能上能够持续不断地获得提高,对于保证护理质量、促进护理专业的发展有深远意义。

(二) 护理法的内容

护理法的内容,主要包括总纲、护理教育、护士注册、护理服务等四大部分。

1. 总纲

阐明护理法的法律地位、护理立法的基本目标、立法程序的规定,护理的定义、护理工作的宗旨与人类健康的关系及其社会价值等。

2. 护理教育

包括教育种类、教育宗旨、专业设置、编制标准、审批程序、注册和取消注册的标准和程序等,也包括对要求入学的护生的条件、护校学制、课程设置乃至课时安排计划、考试程序以及护校一整套科学评估的规定等。

3. 护士注册

包括有关注册种类、注册机构、本国或非本国护士申请注册的标准和程序,授予从事护理服务的资格或准许注册的标准等详细规定。

4. 护理服务

包括护士的分类命名,各类护士的职责范围、权利义务、管理系统以及各项专业工作规范、各类护士应达标准的专业能力、护理服务的伦理学问题等,还包括对违反这些规定的护士进行处理的程序和标准等。

(三)护理立法的基本原则

1. 宪法是护理立法的最高守则

宪法是国家的根本大法,在法律方面,它有至高无上的权威,护理法的制定必须在国家宪法的总则下进行,不允许有任何与其相抵触之处。护理法规不能与国家已经颁布的其他任何法律条款有任何冲突。

2. 护理立法必须符合本国护理专业的实际情况

护理法的制定,一方面要借鉴和吸收发达国家的护理立法经验,确立一些先进目标;另一方面,也要从从本国的文化背景、经济水平和政治制度出发,兼顾全国不同地区发展水平和护理教育、护理服务的实际状况,确立更加切实可行的条款。假若脱离本国实际,势必难以实施,不仅失去其先进性和科学性,且无生命力。

3. 护理立法要反映科学的现代护理观

近几年来,护理学从护理教育到护理服务,从护理道德到护理行为,从护理诊断到护理计划的实施、评估乃至护理咨询、护理管理等已形成了较为完整的理论体系。护理法应能体现出护理专业的理论体系及护理理念,以增强护士的责任感,提高社会效益的合法性。

4. 护理法条款要显示法律特征

护理法与其他法律一样,应具有权威性、强制性,故制定的条款措辞必须准确、精辟、科学而又通俗易懂。

5. 护理立法要注意国际化趋势

当今世界,科学、文化、经济的飞速发展势必导致法制上的共性,所以制定护理法必须站在世界法治文明的高峰,注意国际化趋势,使各条款尽量同国际上的要求相适应。如随着护理服务范围的扩大,社区初期卫生保健护士日益增多,需对护士的种类、职责范围赋予新的规定。另外,随着科学技术的飞速发展,出现了许多与护理相关的潜在性法律问题,也需要从护理法中找到解决的依据。

第二节 护理相关法律法规

随着我国法律制度的健全,人们的法制观念日益增强,加上新的《医疗事故处理条例》实行举证责任倒置,使医疗护理工作中的法律问题越来越多。护士在护理服务工作中应该面对现状,正确认识和及时发现工作中现存的和潜在的法律问题,规范自身行为,依法维护自己和病人的权益。

一、与护士注册有关的法律法规

注册是指由官方或法律权威团体授予执照,来从事未取得执照的人不能从事的工作。

在很多行业,注册都是从事某领域工作的基本要求。世界上许多国家都先后对护士注册进行了规范。新西兰在1901年9月12日颁布了《护士注册条例》,1902年英国实施护士注册制度,美国北卡罗来纳州于1903年在美国第一个通过《护士注册法》。第一次世界大战对护理法的制定起到了巨大的推动作用,因为护士在战争中作出了特殊贡献。此后在各个国家的护理法中,都有关于护士注册的规定。

中华人民共和国卫生部于1993年起草、1994年颁布了《中华人民共和国护士管理办法》,首次实施注册制度。中华人民共和国国务院2008年1月公布、同年5月12日实施的《护士条例》对护士注册进行了新的规定。中华人民共和国卫生部以《护士条例》为依据,制定了《护士注册管理办法》,于2008年5月12日起施行。《护士条例》第7条中明确规定:护士执业,应当经执业注册取得护士执业证书。这说明护士经执业注册后取得的护士执业证书,是护士从事护理活动的唯一合法的法律文书。未经执业注册取得护士执业证书者,不得从事护理活动。本条对申请护士注册应具备的条件进行了规定,同时明确了护士首次执业注册、变更执业注册、延续执业注册以及注销执业注册的工作程序。

(一)护士执业注册应当具备的条件

根据《护士条例》(附录三)、《护士执业注册管理办法》(附录四)、《护士执业资格考试办法》(附录五)的规定,申请护士执业注册,应当同时具备下列四项条件。

1. 具有完全民事行为能力

根据《民法通则》,民事行为能力是指法律确认的公民通过自己的行为从事民事活动,参加民事法律关系,取得民事权利和承担民事义务的能力。民事行为能力包括完全民事行为能力、限制民事行为能力和无民事行为能力三种类型。完全民事行为能力人,包括18周岁以上的公民成年人,和或16周岁以上不满18周岁的公民,以自己的劳动收入作为主要生活来源的。

2. 完成系统专业教育

在中等职业学校、高等学校完成教育部主管部门和国务院卫生主管部门规定的普通全日制3年以上的护理、助产专业课程学习,包括在教学、综合医院完成8个月以上的护理临床实习,并取得相应学历证书。

普通全日制是指完全脱产在校学习,不包括半脱产或是在职的学历。通过自学考试、广播电视大学和函授教育、网络教育等形式取得的护理专业学历,不能作为参加国家护士执业考试的依据。未经省级以上教育行政主管部门认可的高等院校招收的护理专业毕业生以及高等医学院校计划招收的护理专业毕业生,也不能参加护士执业考试。

教学医院,是指承担中等职业学校、高等学校护理临床实习任务,并能按照护理临床实习教学计划完成教学任务的医院;综合医院,是指依照《医疗机构管理条例》《医疗机构基本标准》的规定,符合综合医院标准的医院。

3. 通过卫生部组织的护士执业考试

护理专业学生毕业当年可以参加护士执业考试,考试成绩合格是申请护士执业注册取得护士执业证书的必要条件之一。目前,我国的护士执业考试实行全国统一组织,统一大纲,统一试题,统一评分标准,每年举办一次,采取纸笔作答的方式。该考试由国家医学考试中心具体组织实施,地、市以上卫生行政部门的医政部门承担不同地区的考试实施工作。

4. 符合《护士执业注册管理办法》规定的健康标准

即无精神病史;无色盲、色弱、双耳听力障碍;无影响履行护理职责的疾病、残疾或者功能障碍。

(二)护士执业中的医疗卫生机构的职责

医疗机构是依照法定程序设立的从事对人的疾病进行诊断、治疗、预防、保健活动的社会性组织,其任务是救死扶伤、防病治病,为公民提供健康服务。在我国,护士是在一定的医疗卫生机构中执业,护士义务的履行需要医疗卫生机构直接进行监督,护士权利的实现有赖于医疗卫生机构提供保障。《护士条例》中规定了医疗卫生机构三方面的职责:

1. 按照卫生部要求配备护士

护士的数量配备是否合理,直接关系到护理质量、病人安全和医疗质量,因此条例要求,医疗卫生机构配备护士的数量不得低于卫生部规定的护士配备标准。尚未达到护士配备标准的医疗卫生机构,应当按照卫生部规定的实施步骤,自条例施行起3年内达到护士配备标准。

2. 保障护士合法权益

(1)应当为护士提供卫生防护用品,并采取有效卫生防护措施和医疗保健措施。

(2)应当执行国家有关工资、福利待遇等规定,按照国家有关规定为在本机构从事护理工作的护士足额缴纳社会保险费用。

(3)对在艰苦边远地区工作,或者从事直接接触有毒有害物质、有感染传染病危险工作的护士,所在医疗卫生机构应当按照国家有关规定给予津贴。

(4)应当制定、实施本机构护士在职培训计划,保证护士接受培训;根据临床专科护理发展的专科护理岗位的需要,开展对护士的专科护理培训。

3. 加强护士管理

(1)应当按照卫生部的规定,设置专门机构或者配备专(兼)职人员负责护理管理工作;不得允许未取得护士执业证书的人员、未按照条例规定办理执业地点变更手续的护士以及护士执业注册有效期届满未延续执业注册的护士在本机构从事诊疗技术规范规定的护理活动;在教学、综合医院进行护理临床实习的人员应当在护士指导下开展有关工作。

(2)应当建立护士岗位责任制并进行监督检查。护士因不履行职责或者违反职业道德受到投诉的,其所在医疗卫生机构应当进行调查;经查证属实的,医疗卫生机构应当对护士作出处理,并将调查处理情况告知投诉人。

(三)护士的执业注册申请与管理

1. 护士首次执业注册申请

(1)申请程序:护士执业注册申请,应当自通过护士执业考试之日起3年内提出;逾期提出申请的,除满足以上条件外,还应当在符合国务院卫生主管部门规定条件的医疗卫生机构接受3个月临床护理培训并考核合格。

(2)护士首次注册需提交的材料:根据《护士执业注册管理办法》第7条的规定,申请护士执业注册,应当提交下列材料:护士执业注册申请审核表;6个月内免冠正面两寸照片2张;申请人身份证明;申请人学历证书及专业学习中的临床实习证明;护士执业考试成绩合格证明;省、自治区、直辖市人民政府主管部门制定的医疗机构出具的申请人6个月内健康体检证明;医疗卫生机构拟聘用的相关材料。

(3)《护士执业证书》的内容:主要包括:护士本人基本情况,如姓名、性别、年龄、民族等;统一的护士注册证书编号;颁发护士注册证书的卫生行政主管部门以及签章;护士执业地点,如某医疗机构;护士执业的有效期;护士执业的情况,包括延续、变更执业注册的申请等。

(4)护士执业注册有效期是5年。

2. 护士变更执业注册

护士执业地点发生变化的,并办理执业注册变更。护士变更执业注册需要提交护士变更注册申请审核表和申请人的《护士执业证书》,收到报告的卫生主管部门应当自收到报告之日起7个工作日为期办理变更手续。护士跨省、自治区、直辖市变更执业地点的,收到报告的卫生主管部门还应当向其原执业地省、自治区、直辖市人民政府卫生主管部门通报。护士变更注册后其执业许可期限也是5年。承担卫生行政部门交办或者批准的任务以及履行医疗卫生机构职责的护理活动,包括经医疗卫生机构批准的进修、学术交流等,护士不需要办理并更手续。

3. 护士延续执业注册

护士的执业注册证书有效期到期后,如继续从事护理工作,需要向卫生行政部门提出延续申请。申请延续注册应当提交护士延续注册申请审核表和申请人的《护士执业证书》,以及制定医疗机构出具的申请人6个月内健康体检证明。《护士执业注册管理办法》规定,注册部门自受理延续注册申请之日起20日内进行审核。

4. 重新申请注册

对注册有效期届满未延续注册的、受吊销《护士执业证书》处罚,自吊销之日起满2年的护士,需要重新进行执业注册。所需材料同首次申请执业注册提交的材料。如果中断护理执业活动超过3年的,还应当提交所在省、自治区、直辖市卫生行政部门规定的教学、综合医院接受3个月临床护理培训并考核合格的证明。

5. 护士注销执业注册

注销护士执业注册时基于特定事实的出现,由卫生行政部门依照法定程序收回护士执业证书。该证书自注销决定生效之日起失去效力,护士不能继续执业,继续执业属于违法。注销护士执业注册的特定情形包括由于未申请延续护士执业注册、延续执业注册的申请未被批准而造成护士执业注册有效期届满未延续的;护士死亡或者因身体健康等原因丧失行为能力的;护士执业注册被依法撤销、撤回,或者依法被吊销的。

6. 护士执业记录制度

建立护士执业记录是进行护士执业注册变更、延续的依据,是卫生行政部门进行监督管理的反映,是医疗卫生机构评价护士成绩、晋升职称、进行奖惩的基础材料。有护士执业良好记录和护士执业不良记录。护士执业良好记录主要反映护士在执业活动中勤勉工作,规范服务,认真履行法定义务等情况。包括护士收到的奖励、表彰以及完成政府指令性任务的情况。护士执业不良记录主要反映护士在执业活动中不履行职责或者不正确履行职责的情况,护士因违反条例以及其他法律、法规、规章或者诊疗技术规范而收到行政处罚、处分的情况。

二、与护士临床工作相关的法律法规

(一)医疗事故处理条例

1. 医疗事故的概念

医疗事故(Medical accident)是医疗机构及其医务人员在医疗活动中,违反医疗卫生管理法律、行政法规、部门规章和诊疗护理规范、常规,过失造成病人人身损害的事故。医疗过失与医疗事故的特征基本相同,两者之者的唯一不同是损害后果程度上的差异。

医疗过失(Medical negligence)是指医疗机构及其医务人员在诊疗、预防、保健、计划生育技术服务等医疗活动过程中,在具体实施医疗行为时没有履行应尽的注意义务,表现为未能预见并避免损害结果的发生,从而导致病人人身或财产利益受损。衡量医疗过失的标准是医务人员是否违反注意义务,在医疗行为上可以具体表现为违反法律、法规、规章及医学技术操作规范、技术程序、处置原则等。

例如,某医生为一胸腔积液的病人施行胸腔闭式的引流术,术前未认真检查器械,结果术中将金属吸引器抽口掉入病人胸腔。后开胸取出抽口,病人恢复良好。本例手术医生疏忽大意,未检查器械,应认定为确有过失,但只是给病人造成了增加痛苦、延长治疗时间等后果,没有导致功能障碍以上的损害,不符合医疗事故的特征,仅构成了医疗过失。

2. 医疗事故的构成要素

(1)责任主体必须是经过考核及卫生行政部门批准或承认,取得相应资格的各级各类医务人员。

(2)医务人员在主观上必须有过失,行为人由于疏忽大意和过于自信而不负责任或违反操作规程等造成了病人人身损害。

(3)产生了严重的危害结果,包括病人死亡、残废、组织器官损伤导致功能障碍等。

(4)危害行为和危害结果之间必须有直接的因果关系。

《医疗事故处理条例》(附录六)第33条规定了不属于医疗事故的几种情形:在紧急情况下为抢救垂危病人的生命而采取紧急医学措施造成不良后果;在医疗活动中由于病人病情异常或体质特殊而发生医疗意外;在现有医学科学技术条件下,发生无法预料或者不能防范的不良后果;无过错输血感染造成不良后果;因患方原因延误诊疗导致不良后果;因不可抗力造成不良后果的。

3. 医疗事故的分级

(1)一级医疗事故:造成病人死亡、重度残废的属于一级医疗事故。重度残废指重要器官功能完全丧失,其他器官不能代偿,存在特殊医疗依赖,生活不能自理的情形。如植物人状态,临床判定不能恢复的昏迷。

(2)二级医疗事故:造成病人中度残废、器官组织损伤导致严重功能障碍的属于二级医疗事故。如病人器官缺失或功能丧失,其他器官不能代偿,可能存在特殊医疗依赖,生活能够自理或部分不能自理的情形等。

(3)三级医疗事故：造成病人轻度残废、器官组织损伤导致一般功能障碍的属于三级医疗事故。如存在器官缺失、大部分缺损、畸形情形之一，有较重功能障碍，可能存在一般医疗依赖，生活能自理等情形。

(4)四级医疗事故：造成病人明显人身损害的其他后果的属于四级医疗事故。如面部轻度色素沉着或脱失，产后胎盘残留引起大出血无其他并发症的情形等。

4. 医疗事故的预防和处置

医疗机构及其医务人员在医疗活动中，必须严格遵守医疗卫生管理法律、行政法规、部门规章和诊疗护理常规、规范，恪守医疗服务职业道德。条例强调了病历在诊疗重点重要性与病历书写的时效性，规定病历书写应当客观、真实、准确、及时、完整。要保持病历完整，病人有权复印或者复制其门诊病历、住院志、体温单、医嘱单、化验单、医学影像检查资料、特殊检查同意书、手术同意书、手术及麻醉记录单、病理资料、护理记录以及国务院卫生行政部门规定的其他病历资料。严禁涂改、伪造、隐匿、销毁或者抢夺病历资料。

关于医疗事故的预案及报告制度，条例规定医务人员在医疗活动中发生或者发现医疗事故、可能引起医疗事故的医疗过失行为或者发生医疗事故争议的，应当立即逐级上报，立即进行调查、核实，将有关情况如实向本医疗机构的负责人、所在地卫生行政部门报告，并向病人通报、解释。发生或者发现医疗过失行为，医疗机构及其医务人员应当立即采取有效措施，避免或者减轻对病人身体健康的损害，防止损害扩大。

5. 医疗事故的技术鉴定

根据《医疗事故技术鉴定暂行办法》及其他相关规定，委托鉴定的途径有以下三种：医患双方共同委托；行政委托；司法委托。医学会不接受医患任何单方的申请；不接受非法行医造成的人身损害，由医学会出具医疗事故技术鉴定书。鉴定意见主要是分析：医疗行为是否违反医疗卫生管理法律、行政法规、部门规章和诊疗护理规范、常规；医疗过失行为与人身损害后果之间是否存在因果关系。鉴定结果主要是分析：医疗事故等级；医疗过失行为在医疗事故损害后果中的责任程度；对医疗事故病人的医疗护理医学建议。

其中医疗事故中医疗过失行为责任程度分为：

(1)完全责任：指医疗事故损害后果完全由医疗过失行为造成。

(2)主要责任：指医疗事故损害后果主要由医疗过失行为造成，其他因素起次要作用。

(3)次要责任：指医疗事故损害后果主要由其他因素造成，医疗过失行为起次要作用。

(4)轻微责任：指医疗事故损害后果绝大部分由其他因素造成，医疗过失行为起轻微作用。

6. 罚则

医务人员由于严重不负责任，造成就诊人死亡或者严重损害就诊人身体健康的，处三年以下有期徒刑或者拘役。该条文的罪名为(重大)医疗事故罪。

(二)传染病防治法

《中华人民共和国传染病防治法》是在1989年9月起施行的传染病防治法的基础上，总结了传染病防治实践的经验与教训进行修订，由2004年8月28日第十届全国人民代表大会常务委员会第十一次会议通过，于2004年12月1日起施行。制定《传染病防治法》的目的是为了预防、控制和消除传染病的发生与流行,保障人体健康和公共卫生。《传染病防治法》共9章80条,包括总则、传染病预防、疫情报告、通报和公布、疫情控制、医疗救治、监督管理、保障措施、法律责任。

传染病护理除了普通病人的护理措施外,还涉及消毒隔离、预防交叉感染、疾病上报及对传染病病人隐私权保护等方面的工作。护士要了解相关法规,认真履行自己的职责,避免相关问题的发生。

修订后的传染病防治法列入的法定传染病共37种,其中甲类2种,乙类25种,丙类10种。传染性非典型肺炎和人感染高致病性禽流感被列入乙类传染病,但按照甲类传染病管理。新的防治法突出了对传染病的预防和预警,完善了传染病的疫情报告、通报、公布制度和传染病暴发、流行时控制措施,加强了传染病防治的保障制度建设。

（三）侵权责任法

《侵权责任法》自2010年7月1日起施行,共12章92条,前4章为一般侵权责任,其后的7章为特殊侵权责任,最后一章是附则。该法主要解决民事权益受到侵害时所引发的责任承担问题。第7章是医疗损害责任,对明确医疗损害责任,化解医患矛盾纠纷有着重要意义。

《侵权责任法》明确规定,在诊疗活动中受到损害,医疗机构及其医务人员有过错的,由医疗机构承担赔偿责任。医务人员在诊疗活动中应当向病人说明病情和医疗措施。需要实施手术、特殊检查、特殊治疗的,医务人员应当及时向病人说明医疗风险、替代医疗方案等情况,并取得其书面同意;不宜向病人说明的,应当向病人的近亲属说明,并取得其书面同意。因抢救生命垂危的病人等紧急情况,不能取得病人或者其近亲属意见的,经医疗机构负责人或者授权的负责人批准,可以立即实施相应的医疗措施。医务人员在诊疗活动中未尽到与当时的医疗水平相应的诊疗义务,造成病人损害的,医疗机构应当承担赔偿责任。

（四）献血法

为保证医疗临床用血需要和安全,保障献血者和用血者身体健康,发扬人道主义精神,促进社会主义物质文明和精神文明建设,国家制定《中华人民共和国献血法》,自1998年10月1日实施。

我国实行无偿献血制度,提倡18周岁至55周岁的健康公民自愿献血。血站是采集、提供临床用血的机构,是不以营利为目的的公益性组织。设立血站向公民采集血液,必须经国务院卫生行政部门或者省、自治区、直辖市人民政府卫生行政部门批准。血站应当为献血者提供各种安全、卫生、便利的条件。血站采集血液必须严格遵守有关操作规程和制度,采血必须由具有采血资格的医务人员进行,一次性采血器材用后必须销毁,确保献血者的身体健康。血站对采集的血液必须进行检测;未经检测或者检测不合格的血液,不得向医疗机构提供。

医疗机构的医务人员违反本规定,将不符合国家规定标准的血液用于病人的,由县级以上地方人民政府卫生行政部门责令改正;给病人健康造成损害的,应当依法赔偿,对直接负责的主管人员和其他直接责任人员,依法给予行政处分;构成犯罪的,依法追究刑事责任。

(五) 其他

1. 疫苗流通和预防接种管理条例

为了加强对疫苗流通和预防接种的管理，预防、控制传染病的发生、流行，保障人体健康和公共卫生，国务院2005年6月1日颁布实施了《疫苗流通和预防接种管理条例》。《条例》强调了国家对儿童实行预防接种制度。在儿童出生后一个月内，其监护人应当到儿童居住地承担预防接种工作的接种单位为其办理预防接种证。接种单位对儿童实施接种时，应当查验预防接种证，并做好记录。医疗卫生人员应当对符合接种条件的受种者实施接种，并依照国务院卫生主管部门的规定，填写并保存接种记录。对于因有接种禁忌而不能接种的受种者，医疗卫生人员应当对受种者或者其监护人提出医学建议。

2. 艾滋病防治条例

艾滋病是我国重点防治的重大传染病，目前我国艾滋病疫情呈上升趋势，局部地区和重点人群已经呈现高流行，疫情正在从高危人群向一般人群扩散。为预防控制艾滋病，2006年3月1日国务院颁布实施了《艾滋病防治条例》。条例强调了社会因素在艾滋病的传播中起着重要的作用；预防为主，宣传教育为主是我国艾滋病控制的工作方针；要严格控制医源性感染。条例明确规定了艾滋病病毒感染者、艾滋病病人及其家属的权利和义务，同时提出财政保障艾滋病防治费用，国家免费提供多种医疗救助。

3. 人体器官移植条例

2007年5月1日国务院颁布实施了《人体器官移植条例》，这标志着我国人体器官移植正式纳入法制化管理轨道。本条例强调了捐献人体器官要严格遵循自愿的原则，明确规定活体器官接受人必须与活体器官捐献人之间有特定的法律关系，即配偶关系、直系血亲或者三代以内的旁系血亲关系，或者有证据证明与活体器官捐献人之间存在因帮扶等形成了亲情关系。条例明确规定任何组织或者个人不得以任何形式买卖人体器官，不得从事与买卖人体器官有关的活动，同时对人体器官移植医疗服务规定了准入制度。

第三节 护理违法的种类及责任

一、护理违法的种类

(一) 侵权行为与犯罪

侵权是指对个体或群体的财产及人身权利不应有的侵犯。护理违法中侵权行为是指护士对病人的人身权利进行侵害导致病人利益受损的行为。侵权行为主要涉及侵犯自由权、生命健康权、隐私权。侵权行为是违反法律的行为，情节轻的可以通过民事方式，如调解、赔偿等方式来解决，情节严重者要承担刑事责任。犯罪则指一切触犯国家刑法的行为，必须承担刑事责任。犯罪分为故意犯罪和过失犯罪。故意犯罪是明知自己的行为会发生危害社会的结果并希望或放任这种结果的发生，因而构成犯罪。过失犯罪是应当预见自己的行为可能发生危害社会的结果，但因疏忽大意而没有预见、或已经预见而轻视，认为能够避免，以致不良后果的发生而构成犯罪。分清犯罪与侵权行为的关键是对护理行为的目的和后果的正确鉴定。

在诊疗护理活动中,医护人员应向病人简要说明病情和医疗护理措施;需要实施手术、特殊检查、特殊治疗时,医护人员应当及时向病人说明手术方式、检查及治疗目的、医疗护理风险等情况,并取得其书面同意;不宜向病人说明的,医护人员应当向病人的近亲说明,并取得其书面同意。若医护人员未尽到义务,造成病人损害的,则构成侵权,应当承担相应的责任。

《护士条例》第3章第18条规定:护士应当尊重、关心、爱护病人,保护病人的隐私。护士在按照护理程序对病人进行病情评估、实施护理计划的过程中,可获知病人的一些隐私和秘密,如未婚先孕、家庭或社会关系紧张;在护理危重及卧床病人时,可获知病人身体某部位的缺陷;有时护士受病人委托接听私人电话、收转阅读私人信件。护士应尽量使自己与病人的交往限于职业范围,并应恪守不能泄露所获病人的任何隐私资料或信息。如随意谈论、泄露他人隐私则构成侵权。在案例中,医护人员的做法是正确的,如若不然,则构成侵权。

《中华人民共和国传染病防治法》第6章第35条第一款规定:拒绝对传染病人的水、污,物、粪便进行消毒处理的承担法律责任。为了预防院内感染,在护理工作中对病人实施隔离措施、限制病人活动空间;为达到检查、确诊治疗的需要,在特定的时间范围内,限制饮食及饮水等不属于侵权,而是从有利于病人的角度出发,但护士必须向病人解释清楚。

(二)失职行为与渎职罪

失职行为是指不专心致志地履行职责,因一时粗心或遗忘而造成客观上的过失行为。护理活动中,由于查对不严格或查对错误,不遵守操作规程,以致打错针、发错药的行为;不认真执行消毒、隔离制度和无菌操作规程,使病人发生交叉感染的行为;不认真履行护理基本职责,护理文书书写不实事求是等都属于失职行为。失职行为可导致两种后果:疏忽大意的错误仅影响了被护理者的心理满足、生活利益或恢复健康的进程,则属于侵权行为;因失职而造成致残、致死则属于渎职罪。例如护士因疏忽大意而错给一位未做过青霉素皮试的病人注射了青霉素,若该病人幸好对青霉素不过敏,那么,该护士只是犯了失职过错,构成一般护理差错;假若该病人恰恰对青霉素过敏,引起过敏性休克致死,则需追究该护士法律责任,她可能被判渎职罪。

(三)收礼与受贿

病人在护士精心的护理下康复后,由于感激而向护士馈赠少量纪念性礼品,原则上不属于贿赂范畴,但如果护士主动向病人索要金钱、物品,则是犯了索贿、受贿罪。

二、护理违法的责任

法律责任是同违法行为联系在一起的。凡是实施某种违法行为的公民、公职人员或法人,都应当对国家及受害者承担相应的法律后果。在医疗护理活动中,病人和医疗机构之间实际上形成了一种医疗护理合作关系。因此,在因医疗护理事故发生损害而追究医疗机构的民事法律责任时,可以追究医疗机构的违约责任。同时,由于医疗护理事故损害的是公民的人身权,且医疗机构及医务人员对损害的发生存在过错,所以医疗护理事故构成侵权行为,故病人及其家属也可以要求医疗机构承担侵权责任。《护士条例》明确规定,护士在执业过程中造成医疗事故的,依照医疗事故处理的有关规定承担法律责任。护理事故的法律责任包括民事、刑事和行政三个方面的责任。

(一)民事责任

1. 民事责任的定义和形式

民事责任是指根据民法规定,民事主体侵犯他人的民事权利或违反自己所负有的民事义务时所应承担的法律后果。构成护理事故的绝大多数案例都属于民事案件。构成护理事故时,对病人承担民事法律后果。

民事责任的承担包括违约责任和侵权责任两种形式,这两种形式都统一规定在《中华人民共和国民法通则》第134条之中。根据《中华人民共和国民法通则》第134条规定,民事责任形式有以下10种:①停止侵害;②排除妨碍;③消除危险;④返还财产;⑤恢复原状;⑥修理更换、重作;⑦赔偿损失;⑧支付违约金;⑨消除影响、恢复名誉;⑩赔礼道歉。医疗事故中的民事责任以赔偿损失为主。

2. 医疗护理事故的赔偿

(1)确定赔偿数额依据:按《医疗事故处理条例》第49条规定,医疗护理事故赔偿,应考虑下列因素,确定具体赔偿数额:1.医疗护理事故等级;2.医疗护理过失行为在医疗事故损害后果中的责任程度;3.医疗护理事故损伤后果与病人原有疾病状况之间的关系。不属于医疗事故的,医疗机构不承担赔偿责任。

(2)赔偿项目与计算方法:《医疗事故处理条例》第50条规定,医疗护理事故赔偿主要包括以下项目:医疗费、误工费、住院伙食补助费、陪护费、残疾生活补助费、残疾用具费、丧葬费、被扶养人生活费、交通费、住宿费、精神损害抚慰金。

(二)行政责任

护理事故的行政责任是指在发生护理事故或处理护理事故的过程中,相关机构或人员违反卫生法律法规或护理操作规范,所应承担行政法律后果。它包括医疗机构及其医务人员的行政责任以及在处理护理事故过程中,可能出现的卫生行政部门及其工作人员、参加护理事故鉴定的工作人员、病人及其亲友等人的行政责任。

《护士条例》第31条规定,护士在执业活动中有下列情形之一的,由县级以上人民政府卫生主管部门依照职业分工责令改正,给予警告;情节严重的,暂停其6个月以上1年以下职业活动直至由原发政部门吊销其执业证书。

我国对护理事故的处理一般采取批评教育从严、惩罚处理从宽的原则,大多采用行政手段进行调解。如果调解失败,转由司法机构依法处理。我国《医疗事故处理条例》规定,对造成医疗护理责任事故的直接责任人员,医疗单位应当根据其事故等级、情节轻重、本人态度和一贯表现,分别给予不同行政处分。《医疗事故处理条例》还规定,对造成医疗护理技术事故的直接责任人员,医疗单位应责令其作出书面检查,吸取教训,一般可免于行政处分;对情节严重的,也应当酌情给予行政处分。护士由于违反医疗规范及技术规范的,由卫生行政部门给予警告、责令改正、记过、留职查看或开除等行政处分,还可以给予中止注册、取消注册处分。

根据《护士条例》,除依照前款处分外,卫生行政部门可责令暂停6个月以上1年以下执业活动;情节严重的,直至由原发政部门吊销其护士执业证书。

(三)刑事责任

1. 刑事责任的定义及形式

刑事责任是指行为人对违反刑事法律义务的行为所引起的刑事法律后果的一种应有的、体现国家对行为人否定的政治评价的承担。《中华人民共和国刑法》第33条、34条提出,刑法分为主刑和附加刑。主刑的种类包括管制、拘役、有期徒刑、无期徒刑和死刑;附加刑包括罚金、剥夺政治权利和没收财产。附加刑也可独立适用。

2. 护理刑事责任的相关规定

护理刑事责任是指护患双方或者相关人员在处理医疗事故争议中,违反刑事法律、法规、构成犯罪,所应承担的法律责任。护理事故主要犯罪一般包括护理事故罪、伪证罪和受贿罪等。

《护士条例》第27条规定,卫生主管部门的工作人员未依照本条例规定履行职责,在护士监督管理工作中滥用职权、徇私舞弊,或者有其他失职、渎职行为的,依法给予处分;构成犯罪的,依法追究刑事责任。

护理事故的刑事责任不同于民事责任和行政责任。从其概念上我们可以看出,护理事故的刑事责任是行为人在处理护理事故争议时,因违反刑法构成犯罪,才应当承担的刑事法律责任。如果行为人的行为危害不大,达不到构成犯罪的标准时,只能追究其行政责任。

《中华人民共和国刑法》第335条规定,医务人员由于严重不负责任,造成就诊人死亡或严重损害就诊人身体健康的,处3年以下有期徒刑或者拘役。根据本条例之规定,医疗护理责任事故罪是指医务人员由于严重不负责任,造成就诊人死亡或严重损害就诊人身体健康的行为。本罪的主体是医务人员。这里的医务人员是指《医疗机构执业许可证》的诊疗人员及护士。

三、医院护理质量缺陷及管理

(一)护理质量缺陷

护理质量缺陷是指在护理活动中,出现技术、服务、管理等方面的失误。一切不符合质量标准的现象都属于质量缺陷。护理质量缺陷表现为病人对护理的不满意、医疗事故、医疗纠纷,包括护理事故、护理差错、护理纠纷等。

《医疗事故处理条例》中明确对医疗事故这一概念进行了定义。医疗事故是指医疗机构及其医务人员在医疗活动中,违反医疗卫生管理法律、行政法规、部门规章和诊疗规范常规,过失造成病人人身损害的事故。可见,医疗事故已包含了护理事故。如果要对护理事故定义,可以推论,因护理原因导致的医疗事故就是护理事故。

护理差错是指在护理工作中,因护士责任心不强,粗枝大叶,不按规章制度办事,或因技术水平低而发生差错,对病人产生直接或间接影响,延长治疗时间,影响治疗效果,增加病人痛苦,浪费国家财产,但无严重不良后果者,为严重差错,无不良后果者为一般差错。

医疗纠纷是指医患双方对医疗后果及其原因认识不一致而发生的医患纠葛,向卫生行政部门或司法机关提出追究责任或赔偿损失的纠纷案件。护理纠纷是医疗纠纷的一个重要分支。护理纠纷是指在临床诊疗过程中,主要是护士与病人及家属之间发生的矛盾,由于病人或家属对护理过程不满,或是认为护士在护理过程中有失误,甚至对病人造成不良后果,要求赔偿或追究护士责任的纠纷。护理纠纷有着涉及面广、技术纠纷少、情绪因素多、可防范性大等特点。

(二)护理质量缺陷的预防和处理

护理质量缺陷的控制关键在于预防,预防为主的思想是整个质量管理的核心,运用风险管理的措施可有效降低护理缺陷的发生。

必须认真履行差错事故上报制度。发生护理事故后,当事人应立即报告科室护士长和科室领导,科室护士长应立即向护理部报告,护理部应随即报告给医务处或者相关负责人。发生严重差错或者事故的各种有关记录、检验报告及造成事故的可疑药品、器械等,不得擅自涂改销毁。应派专人妥善保管与事故有关的各原始资料和物品,必要时封存病历。立即进行调查核实和处理,并上报上级卫生管理部门。

发生护理差错后,当事人应立即报告护士长及科室相关领导,护士长应在24小时内填写报表上报护理部。科室应在一定时间内组织护士认真讨论发生差错的原因,分析、提出处理和整改措施。护理部应根据科室上报材料,深入临床进行核实调查,作出原因分析,帮助找出改进的方法和措施。科室及护理部应进行差错登记,定期对一定阶段内的差错进行统计学分析。

护理纠纷是护理工作中经常发生的问题,有着涉及面广、情绪因素多、技术性纠纷少及可防范性大等特点。在护理纠纷中,虽然也存在着病人方面的因素,但大多数纠纷中护士是主要责任者,而病人的责任多处于次要地位。只要按制度办事,严格遵守查对制度,对有疑问的遗嘱及时提出,就可以避免一些不必要的纠纷。至于有关服务态度方面的纠纷,只要护士树立正确的服务观念,培养良好的素质,逐步提高自己的服务能力和服务水平,就可以避免纠纷的发生。因此,护理纠纷经过努力是可以控制和预防的。

(三)护理质量缺陷的控制

1. 加强教育,增强各级护士的护理缺陷防范意识

时刻树立病人第一,安全第一的观念,让每个护士充分认识到质量和安全对于护理专业可持续发展的重要性。

2. 增强护士法制观念

用法制教育、案例分析来增强护士的法制意识和法制观念,自觉遵守法律法规,防范由于法制观念不强造成的护理质量缺陷。

3. 提高护士的专业技能和业务水平

护士专业素质过硬是护理安全的保障。应建立健全不同层次人员的在职教育,鼓励在职护士的深造学习,发展专科护士,提高护士学历层次,促进护士专业队伍建设。

4. 建立健全不同层次的护理质量控制系统

护理部设立安全管理小组,科室设安全监控小组,护理部、科护士长、护士长层层进行质量监督,特别是护士的自我监控。明确各自职责,定期分析判断,发现问题及时纠正,人人参与质量管理。

5. 建立健全护理安全管理制度及突发事件应急预案

各类安全管理制度是有效防范护理质量缺陷发生的重要措施。要经常组织护士学习、考核,并落实在工作中,要求护士严格遵守执行,使护理安全工作走向制度化、标准化、规范化。

6. 严格执行和落实护理差错事故上报处理制度

不隐报、瞒报,要认真对待已发生的问题,积极改进。要多做原因分析,要从个人原因和责任找问题,也要从护理组织管理指导和领导等多方面寻求原因,吸取经验教训。

第四节 护理工作常见的法律问题及应对

一、护理工作中常见的法律问题

(一)护理文件书写不规范

临床护理记录不仅是衡量护理质量的重要资料,也是医生观察诊疗效果、调整治疗方案的重要依据。客观、及时、准确、完整无缺的护理记录同时是举证的法律依据。从法律的角度看,护理文件记录具有多重属性,具体包括5个方面。①病历是物的一种,由于病历的纸张属于物质部分,为医疗机构所有,病历的病人资料记载属于信息部分,则为病人所有。但病历的物质和信息部分是合二为一的,所以医疗机构必须依照相关规定,保存病历;②病历是一种业务文书;③病历是一种保密文件;④病历是医务人员实施医疗护理行为时,必须制作的文件;⑤病历是一种证据文件。

虽然法律上对护理文件的书写作出了明确的规定,但在实际书写过程中,护士还是会出现各种问题。不正确的书写一方面可能是说明护理工作本身没做到位,另一方面是工作虽已做到位,但护理记录未能准确、客观、及时反映相关信息。这两种情况对作为法律文书的护理文件以及护理者和护士面临诉讼或纠纷时是非常不利的。

护理文件书写时存在的问题主要有医护记录不相符;护理记录与医嘱时间不相符;护理记录不完整,缺乏反馈;护理记录缺乏真实性,重点不突出;字迹不清晰、潦草、涂改;签名不规范等问题。

(二)给药中的法律问题

《护士条例》第16条规定,护士执业,应当受法律、法规、规章和诊疗技术规范的规定。《医疗事故处理条例》第五条规定,医疗机构及其医务人员在医疗活动中,必须严格遵守医疗卫生管理法规、行政法规、部门规章和诊疗护理规范、常规,恪守医疗服务职业道德。用药的技术规范应该首推查对制度,同时也包括注射原则及发药、注射及静脉输液操作规程。

药物广泛用于预防、诊断和治疗疾病。给药必须由医生开出医嘱,护士实施给药。正确地给药能促进病人康复,给药错误则会影响治疗效果,甚至给病人带来伤害,严重者致病人死亡。因此护士在实施药疗时应该具备一定药理知识,熟练掌握给药技术,严格遵守无菌原则和查对制度,妥善处理各种用物,并注意保重自身安全。但给药差错是目前护理纠纷和护理诉讼的一个重要原因,很多护士在给药的很多环节出现不同形式的错误,如病人错误,药物错误,途径错误,剂量错误,执行时间错误,未及时发现输液部位肿胀和输液管道脱落,未检查药物质量及未严格执行无菌操作等。

(三)执行医嘱的问题

医嘱通常是护士对病人施行诊断和治疗措施的依据。一般情况下,护士应一丝不苟地执行医嘱,随意篡改或无故不执行医嘱都属于违规行为。但如发现医嘱有明显的错误,护士有权拒绝执行,并向医生提出质疑和申辩;反之,若明知该医嘱可能会给病人造成损害,酿成严重后果,仍照旧执行,护士将与医生共同承担所引起的法律责任。

(四)麻醉药品与物品管理

麻醉药品主要指的是杜冷丁、吗啡类药物,临床上多用于晚期癌症或术后镇痛等。护士若利用自己的权力将这些药品提供给一些不法分子倒卖或吸毒者自用,则这些行为事实上已构成了参与贩毒、吸毒罪。因此,护理管理者应严格抓好这类药品管理制度的贯彻执行,并经常向有条件接触这类药品的护士进行法律教育。另外,护士还负责保管、使用各种贵重药品、医疗用品、办公用品等,绝不允许利用职务之便,将这些物品占为己有。如占为己,情节严重者,可被起诉犯盗窃公共财产罪。

(五)病人的知情同意权问题

在临床工作中一些检查和治疗往往会给病人带来一定程度的不适或痛苦以及经济负担,这就要求医护人员在实施检查和治疗前一定要向病人详细讲解清楚,如有实习生旁观也应解释清楚,征得病人同意后方可实施。这一点在我国《医疗机构管理条例》和《医疗事故处理条例》中都有明文规定。由此可见,病人知情同意是护理侵权行为免责的必要条件,是护理行为合法性的前提,也是法律赋予病人的权利。

(六)病人的隐私保密权问题

护士在采集病史时,如涉及病人的婚育史、月经史、既往史(特别是妇科疾病、传染性疾病)及个人史、家族史等隐私,甚至是未婚先孕、先天性生殖系统缺陷、性生活障碍等问题时,要充分尊重护理对象的隐私并给予必要的保护。所收集到的信息只限于医护之间治疗护理使用,护士不得在其他场合对其他人泄露病人的这些信息。另外,护士在护理操作中如需暴露病人的隐私部位,必须做到稳重端庄,充分尊重病人的隐私权,注意用屏风加以遮挡或关门窗,有男士陪伴时请其暂时回避。男护士在执行涉及女性隐私部位的护理操作时,必须有女家属或女医务人员在旁。

（七）见习期护士及护理专业学生的法律身份问题

见习期护士是指已在临床工作但还未通过护理执业注册的护理专业毕业生，她们和护理专业学生在临床护理活动中都不具备独立操作的资格，必须在执业护士的严密监督和指导下为病人实施护理操作，特别是侵入性操作。在执业护士的指导下，学生因操作不当给病人造成损害的，学生不负法律责任。但如果未经带教护士批准，擅自独立操作造成了病人的损害，那么学生同样也要承担法律责任，病人有权利要其做出经济赔偿。所以，护理专业学生进入临床实习前，应该让其明确自己法定的职责范围。护士长在排班时，不可只考虑人员的一时短缺而将护生当作执业护士使用。

二、举证倒置与护士的法律责任

（一）举证责任

举证责任（Burden of adducing evidence）是指诉讼当事人对其主张的事实，提供证据予以证明及证明不了时需要承担的一种法律责任。其内容包括两个方面：一方面是举证的行为责任，也就是谁来承担提供证据的义务；二是双方当事人均提不出证据的后果，也就是举证的后果责任，应该由负举证责任的一方当事人承担不利后果。

举证责任是关系到谁举证在先，且谁提出更多、更有价值的证据，以及在案件事实真伪不明确时，应该由谁承担败诉后果等许多问题。这些问题与当事人的实体权益有直接关系。我国《民事诉讼法》明确规定"当事人对自己提出的主张，有责任提供证据"。通常情况诉讼当事人应当证明其提出的诉讼请求所根据的事实，对方当事人对答辩所依据的事实负有举证责任。

（二）举证倒置

举证倒置是指诉讼当事人提出的主张，由对方当事人否定其主张而承担责任的一种举证分配形式。举证责任倒置其实是举证分配原则的反向，当在某一情形下，不应按举证责任分配原则时，而实施与该原则相反的分配方式，即将原来由当事人承担的责任予以免除，而针对该特征事实的反面事实，转为对方当事人负举证责任。举证责任倒置是以立法明确规定为前提进行的，在规定举证责任倒置时，应该考虑举证的难易程度和保护弱者两方面因素。根据最高人民法院《关于民事诉讼证据的若干规定》中指出：因医疗行为引起的侵权诉讼，由医疗机构就医疗行为和损害结果之间不存在因果关系及不存在医疗过错承担举证责任，即属于举证倒置。在医疗行为与损害结果的因果关系中，医疗机构及医务人员要通过举证来证明自己无医疗过错。警示在护理方面，护士要证明发生的护理行为一定要合法，规范的护理行为是非常重要的举证依据。

（三）举证倒置与护士的法律责任

举证倒置扩大了对病人的保护范围，但也存在因某些方面免除了病人的责任，而导致诉讼案例呈现上升趋势的可能。因为医学本身就是在探索中不断前进的，医疗机构对某些未知的疾病难以找到证据来免除自己责任的情况是存在的;还可能由于病人的不配合而导致难以取证等。这类问题当然也存在于护理工作中,护士该怎样应对举证倒置所带来的挑战,更好地维护病人及自身的合法权益呢?这就要求护士应当具备举证倒置的相关法律知识和法律意识,在日常医疗护理工作中,注意收集记录能够证明自己的医疗行为是合法的和必要的资料,以降低职业风险。

三、护理工作中常见法律问题的应对方法

(一)加强法律学习,提高护士的应对能力

1. 重视学习法律知识

长期以来,护理专业无论是在校还是继续教育,均未重视普法教育,所以造成护士普遍法律意识淡薄,这与当今社会人们日益增强的维权意识极不相称。要改变这一现状,护士应该注重相关法律法规知识的学习,特别是对《护士条例》、《医疗事故处理条例》等与护理工作关系密切的法律知识的学习,同时还要对其内容的广度和深度进一步加强。学习方式要多样化,如请法律专业人员授课,经常收看涉及医患纠纷的典型案例,组织讨论工作中潜在的法律问题及对策,开展法律知识竞赛等,成为一个学法、懂法、守法、用法的合格护士。

2. 规范护理文件书写管理

医疗机构应当加强管理,教育护士严格按照卫生部颁发的《病历书写基本规范(试行)》要求,全面、真实、客观、及时、准确地做好护理记录。

3. 合理调配人力资源

从重视护士身心健康着手,合理调配人才资源,避免使护士陷入超负荷状态,才能提高护理质量,减少护理缺陷。同时还应对护士实行人文关怀,强化服务意识,提高护士自身素质。

4. 履行告知义务

病人入院时告知病人病区环境及设施,有关的医护人员,医院与病人有关的规章制度和安全劝告等;治疗护理过程中告知病人治疗的目的、用药名称、注意事项、不良反应及承担的风险;特殊检查治疗前应征得病人同意,履行签字手续;对神志不清、昏迷、无行为能力病人,应对其家属履行告知义务;对危重病人应及时向病人家属告知病情,以取得家属的配合;病人出院时告知病人出院后的疾病康复。

(二)增强护士维护病人权益的意识

病人自入院付费就医开始,实际上就已经和医院建立了医疗服务合同关系。《消费者权益保护法》中明确规定:"消费者在接受服务时享有人身、财产安全不受损害的权利。"病人是特殊的消费"弱势"群体,其消费者身份容易被人忽视,很长一段时间内很多病人受到医务人员"话难听、脸难看"的不公正待遇。举证责任原则扩大了对病人的保护范围,尊重、维护病人的合法权益是每一个医务人员应尽的义务。护士是与病人接触时间最长、关系最密切的对象,因此护士增强维护病人权益的意识极其重要。要想维护病人的合法权益,应从树立以人为本的观念和严格遵守各项护理制度入手:以人为本的观念是整体护理模式的一种表现

形式,它能充分体现出护理的护理对象是"人";医院现行的护理制度和各级护士职责、各班职责、交接班制度、分级护理制度等,以法律的视角来看,他们既是保护病人权益的具体措施,也是提供护士义务的具体表现。

(三)增强护士维护自身权益的意识

目前世界上许多国家都立有护士法。能够很好地保障护士的权益不被侵犯。我国护理立法《护士条例》已被列入国家法律建设的重要内容,从颁布到实施经过了一个严肃的立法程序,分为依法建立起草委员会,确定护理法目标,起草法律文件,审议和通过,评价、修订与重建五个步骤进行。护士要时刻用护士法来约束自己的护理行为,使自己在为病人进行护理活动时,避免发生违背法律的行为,在让病人及家属满意的同时,注意准确及时地收集举证责任倒置的信息,增强维护自身权益的意识。

(四)注意提高自身的专业水平

护理工作中护士大都以自己的专业知识和专业技术来满足病人的需求,随着护理学科的不断发展和医疗设备的不断更新,护理新理论、新知识、新技术种类繁多、内容新颖,护士要想适应新形势的变化,避免法律纠纷问题,并且一旦遇到问题时能够进行举证倒置,实现以法律武器保护自己的目的,就一定要不断给自己充电,养成终身学习的习惯。

(五)职业保险与法律判决

职业保险是指从业者通过定期向保险公司交纳保险费,使其一旦在职业保险范围内突然发生责任事故时,由保险公司承担对受损害者的赔偿。目前世界上大多数国家的护士几乎都参加这种职业责任保险。职业保险内涵如下。

(1)保险公司可在政策范围内为其提供法定代理人,以避免其受法庭审判的影响或减轻法庭的判决。

(2)保险公司可在败诉以后为其支付巨额赔偿金,使其不致因此而造成经济上的损失。

(3)因受损者能得到及时合适的经济补偿,而减轻自己在道义上的负罪感,较快达到心理平衡。因此,参加职业保险可被认为是对护士自身利益的一种保护。这虽然并不能摆脱护士在护理纠纷或事故中的法律责任,但实际上却可在一定程度上抵消其为该责任所要付出的代价。同时,在职业范围内,护士对病人负有道义上的责任,决不能因护理的错误而造成病人经济上的损失。参加职业保险业可以为病人提供这样一种保护。

医院作为护士的法人代表,对护士所发生任何护理损害行为,也该负有赔偿责任。当病人控告护士,法庭作出判决时,若医院出面承受这个判决,则对护士的判决常常可以减轻甚至可以免除。因此,医院也应参加保险,可使护士的职业责任保险效能大为增强。

本章小结

法律是指国家制定或认可并由国家强制力保证实施,在其统辖范围内对所有社会成员具有普遍约束力的行为规范的总称。护理立法的意义在于有利于维护病人的正当权益,使护士的执业权益受到法律的保护和支持,使护理管理法制化,并确保护理安全,促使护理教育及护理学科规范化、标准化,促进护士不断学习和接受培训。

护理工作中常见的法律问题很多,面对诸多不可预测的法律问题,护士应准确记录举证责任倒置的材料,正确面对在护理活动中出现法律问题时应该承担的法律责任,并能积极采取应对方法。

本章关键词:护理;法律;违法;应对

课后思考

1. 护生在实习时的法律身份是什么?
2. 在护理工作中可能会涉及哪些法律问题?
3. 李某,男,8岁,麻痹性肠梗阻,收入院后给予插胃管和输液治疗。医嘱:见尿后,氯化钾10ml注入管内。护士见患儿有尿后,将10%氯化钾10ml由输液管注入,致患儿心搏骤停,死亡。

请讨论此案例中,护士的行为是否构成违法?若是违法,属于哪种性质的违法?

(邵芙蓉)

第十章

护理职业防护

案例

护士马某,28岁,工作五年后被安排到艾滋病病房。某日,她在操作后处理污物时,不慎被污物桶中裸露的注射针头刺破手指,出血不止。

问题:
1. 小马应立即采取怎样的紧急措施处理伤口?
2. 该情况是否需要报告医院相关部门?
3. 如何预防这类情况发生?

本章学习目标

1. 掌握职业暴露、护理职业防护、标准预防的概念。
2. 熟悉护理职业防护的原则;护理职业伤害的因素和防护措施。
3. 了解护理职业防护意义。
4. 充分认识护理职业防护的重要性,并能在临床工作中正确实施。

护士因工作性质、工作环境的特殊性,常常暴露于各种现存的或潜在的危险因素中,容易造成突发的或慢性的职业危害,加强护士的自我防护不仅可避免疾病侵袭,同时也避免了交叉感染的发生。

第一节 概 述

一、基本概念

劳动者在不同的工作环境中,可能会接触到不同的职业损伤因素。这种由于职业关系而暴露在危险因素中,从而有可能损害健康或危及生命的一种情况,称之为职业暴露(Professional exposure)。为避免或减少这些因素对健康的损害,提高劳动者的职业生命质量,最根本的方法是加强职业防护。职业防护(Occupational protection)是指针对职业损伤因素可能对机体造成的各种伤害,采取多种适宜的措施避免其发生,或将损伤程度降至最低。医院环境特殊,医务人员经常暴露于各种生物、物理、化学、社会心理、以及与工作性质有关的各种危险因素中。国内一项研究显示医务人员的职业暴露发生率从高到低依次为护士 52.73%、医生 35.45%、工人 6.36%,因此在护理工作中应采取多种有效措施,保护护士免受职业损伤因素的侵袭,或将其所受伤害降到最低,即做好护理职业防护(Nursing occupational protection)非常重要。

二、护理职业防护的意义

(一)提高护士职业生命质量

职业生命质量(Quality of working life)是指劳动者对工作的感受和职业对劳动者的身心效应,如职业满意度、身心健康和安全等。通过实施职业防护,不仅可以减少职业暴露对护士的机体损害,还可以减轻职业暴露造成的机体损害,还可以减轻职业暴露造成的心理精神损伤,提高护士的职业生命质量。

(二)科学规避护理职业风险

护士通过对职业防护知识的学习和技能的强化,可以提高护士职业防护的安全意识,使之严格遵守护理操作规程,自觉履行职业规范要求,有效控制职业危险因素,科学规避护理职业风险,减少护理差错、事故的发生,增加护理工作的安全感和成就感。

(三)营造轻松和谐工作氛围

随着社会的进步和人民生活水平的不断提高,人们对健康的关注日益增加,对护理服务的需求越来越高。护士不仅承担着繁重的工作,还承担着各种职业风险,严重影响护士身心健康。重视各种职业损伤因素,科学规避职业风险从而营造出轻松和谐工作氛围,是维护护士健康的主要措施。

三、护理职业防护的原则

(一)护理职业防护的基本原则

护理职业防护遵循的总原则是安全、有效。具体要求为:防护措施执行应做到方便、经济、科学、灵活;推广执行标准预防;防护用品按需要配备,分级防护;使用安全产品;加强职业防护的教育,建立公众意识;及时纠正任何违反职业防护的行为。

根据所在区域不同,进行医疗操作和接触污染物的危险程度不同以及为了严格预防交叉感染,制定分级防护标准。工作人员应根据分级防护的原则,正确穿戴防护物品和掌握防护物品的使用方法,保证防护效果。

(二)标准预防

"标准预防"是美国疾病控制中心 1995 年提出的医院感染预防策略,我国 1999 年引入,并在 2000 年编入卫生部颁发的《医院感染管理规范（试行）》中。标准预防（Standard precautions）认定病人血液、体液、分泌物、排泄物均具有传染性，必须进行隔离，无论是否有明显的血迹污染或是否接触非完整的皮肤与黏膜，接触上述物质者，必须采取防护措施。同时，还应根据疾病的传播途径采取空气、飞沫、接触隔离措施。正确的使用不仅保护了病人，更保护医护人员自己。

1. 标准预防的基本特点

第一强调双预防：既要防止血源性疾病的传播，也要防止非血源性疾病的传播。第二强调双向防护：既要防止疾病从病人传至医务人员，又要防止疾病从医务人员传给病人。第三主要传播途径：根据疾病采取相应的隔离措施，包括接触隔离、空气隔离和微粒（飞沫）隔离。

2. 标准预防操作原则

(1)标准预防针对所有为病人实施诊断、治疗、护理等操作的全过程。不论病人是否确诊或可疑感染传染病，都要采取标准预防。

(2)标准预防技术包括洗手、戴手套、穿隔离衣、戴防护眼镜和面罩等基本措施。

(3)医务人员进行有可能接触病人体液、血液的诊疗和护理操作时必须戴手套。操作完毕，脱去手套后应立即洗手，必要时进行手消毒。

(4)在诊疗、护理操作过程中，有可能发生血液、体液飞溅到医务人员的面部时，医务人员应当戴具有防渗透性的口罩、防护眼镜；有可能发生血液、体液大面积飞溅或者有可能污染医务人员身体时，医务人员还应当穿戴具有防渗透性的隔离衣或者围裙。

(5)医务人员手部皮肤发生损伤，在进行有可能接触病人血液、体液的诊疗和护理操作时必须戴双层手套。戴手套操作过程中，要避免已经污染的手套触摸清洁区域或物品。

(6)医务人员在进行侵袭性诊疗、护理操作过程中，要保证充足的光线，并特别注意防止被针头、缝合针、刀片等锐器刺伤、划伤。

(7)使用后的锐器应当直接放入耐刺、防渗漏的锐器盒，或者利用针头处理设备进行安全处置，也可以使用具有安全性能的注射器、输液器等医用锐器，以防刺伤。

(8)立即清洁污染的环境。

(9)禁止将使用后的一次性针头重新套上针头套。禁止用手直接接触使用后的针头、刀片等锐器。

(10)保证废弃物的正确处理。废弃物处理过程中必须注意以下几点：运输废弃物的人必须戴厚质乳胶清洁手套，处理体液废弃物必须戴防护眼镜。

第二节　护理职业伤害的因素及应对措施

护理职业伤害是护士从事护理工作中，由于接触各种有害化学物质、物理因素、生物因素等对护士的身心健康造成的伤害。护士的职业危害因素主要有生物、化学、物理、心理社会、运动功能及行为语言六个主要因素。

一、生物性因素及防护

生物性职业危害指的是护理工作中病原微生物对护士机体的伤害。医院是病原微生物相对集中的场所,护士接触病人血液、体液机会多,易发生生物性职业暴露。包括各种经血液传播的疾病,呼吸道传播的疾病,通过病人的排泄物、分泌物传播的疾病等。经血液传播疾病特别是乙型肝炎病毒(HBV)、丙型肝炎(HCV)和人类免疫缺陷病毒(HIV)是医务工作者生物性职业危害的主要种类。

(一)生物性职业危害发生后的危险性

大多数的职业暴露是不会引起感染的,引起感染的因素包括:病原体的种类、接触的方式、接触的体液量及体液中病原体的含量。针刺伤是否引起血源性传播疾病的感染还与针头种类及受伤时是否戴手套密切相关。同一直径的静脉穿刺针比缝合针携带更多的血液,针头越粗、刺入深度增加或直接刺入动静脉则感染的机会增加。

(二)生物性职业危害防护的基本措施

由于感染源及易感人群较难控制,因此,切断传染链、终止各环节的联系是防止职业性危害的最主要的手段。

1. 切断传播途径的防护措施

(1)洗手:护士的手经常直接或间接地与污染物品或病人接触,极易引起感染和交叉感染,因此,洗手是预防传染病传播的最重要措施之一。

(2)戴口罩及防护目镜:戴口罩及防护目镜可以阻止感染性血液、体液、碎屑等物质溅到医务人员眼睛、口腔及鼻腔黏膜。

(3)戴手套:戴手套进行相关的操作既可以保护病人免受感染,一旦针刺伤发生后也可以减少体液进入人体的量而减少职业感染的机会。

(4)穿、脱隔离衣:正确穿脱隔离衣既可以保护工作人员和病人,避免相互间的交叉感染,又可避免无菌物品或无菌区域被污染。

(5)其他防护工具的使用:例如可以选择面罩、防水围裙等防护工具,主要用于防止血液或其他传染性物质接触护士身体,减少护士通过破损皮肤和黏膜感染的危险性。

2. 控制感染源的防护措施

(1)隔离已感染的病人及病原携带者:对传染病人采取感染源隔离,其目的是控制感染源,切断传播途径,对易感人群实施保护性隔离。不同疾病的传播途径不同,所以其隔离措施也有所不同。

(2)按规定程序处理污染物及废弃物:所有医疗废物,各科病人用过的被服,医务人员的工作服等的处理均要遵循规定的程序。

(3)医院环境的防护:医院环境常被病人、隐性感染者排出的病原微生物所污染,成为感染的媒介。因此,医院环境的清洁和消毒是控制感染传播的基础。

3. 保护易感人群

护士与病人或病原携带者接触密切,极易受传染。影响人群的易感性的因素有身体免疫功能、营养状况、精神状态等多方面因素。因此,可以通过改善营养,提高人群的非特异性免疫;有计划地进行预防接种,提高人群主动和被动的特异性免疫力;加强个人防护和药物防护;减轻护士的工作压力,改善精神面貌等措施预防或减少被感染的几率。

（三）生物性职业暴露后的处理

1. 职业暴露后应遵循的处理原则

及时处理原则；及时报告原则；保密原则；知情同意原则。

2. HIV 职业暴露发生后的处理程序

（1）局部紧急处理：根据事故情况采取相应的处理方法。如案例中小马发生了针刺伤有出血，应立即脱去手套，对伤口轻轻挤压，由近心端向远心端不断挤出损伤处的血液，再用肥皂水清洗伤口并在流动水下冲洗5分钟。受伤部位用0.5%碘伏、2%碘酒、75%乙醇消毒并包扎伤口。同时尽快寻求专业人士帮助。若血液、体液等溅洒于皮肤表面，应立即用肥皂水和流动水清洗。如血液、体液溅入眼睛、口腔黏膜等处可用生理盐水反复冲洗。衣物污染时脱掉隔离衣，更换干净衣物。

（2）建立安全事故报告与登记：事故发生后事故单位或事故当事人要立即向当地疾病控制中心详细报告事故原因和处理过程。案例中的小马职业暴露情况属于重大事故（存在严重损伤或二级以上暴露），在紧急处理的同时要立即向主管领导及有关专家报告，主管领导及有关专家要立即到现场进行评估，确定是否采用暴露后药物预防；如果需要用药，向地区性抗HIV安全药品储备库报告，力争在暴露后最短时间内（24h内）开始预防性治疗。小型事故（存在任何一种小的损伤或一级暴露）可在紧急处理后立即将事故情况和处理方法一并报告主管领导和专家，便于及时发现纠正处理中的疏漏之处。

对安全事故的发生应建立意外事故登记簿，详细记录事故发生过程并保存。

（3）进行暴露的风险评估：暴露发生后应尽快由专业人员进行危险性评估，根据暴露级别和暴露源的病毒载量水平或危险程度，确定采用暴露后预防的建议方案。

（4）暴露后的预防：暴露后预防是指暴露于艾滋病病毒后，在对暴露程度和暴露源状态进行正确评估，决定是否进行抗逆转录病毒预防性用药和选择合适的用药方案。用药的时间愈早愈好，最好在暴露后24h内服药预防。

（5）暴露后随访：HIV职业暴露发生后，应立即抽取被暴露者的血样做HIV抗体本底检测，以排除是否有既往HIV感染。如本底检测结果阴性，不论经过危险性评估后是否采取预防性用药，均应在事故发生后随访。一般选择在事故发生后第6周、3个月、6个月和12个月时分别抽取血样检测HIV抗体，以明确是否发生感染。除监测HIV外，还应对暴露者的身体情况、用药情况等进行观察和记录。

（6）被暴露者在生活中的注意事项：从暴露发生起一年的时间内，应将被暴露者视为可能的HIV传染源加以预防。具体措施主要包括：被暴露者应在每次性生活时使用安全套；育龄妇女暂缓怀孕；孕妇要根据危险性评估的结果权衡利弊，决定是否终止妊娠；哺乳期女性应中断母乳喂养改用人工喂养；在生活中避免与他人有血样或感染性体液的接触或交换等。

3. HBV 或 HCV 职业暴露后的处理

发生HBV或HCV职业暴露后局部要紧急处理，处理方法同HIV职业暴露。发生意外伤害后，病人和伤者都应及时验血。病人检验乙型肝炎表面抗原（HBsAg），伤者则须同时检验乙型病毒性肝炎表面抗原和抗体（HBsAb），根据病人和伤者的健康状况采取不同的处理方案。

（1）如果伤者以前曾接受过乙型病毒性肝炎疫苗注射，并确定有足够的抗体；或以前曾受感染而已经有免疫力；或伤者本身是乙型病毒性肝炎或病毒携带者则无需进一步处理。

（2）病人不是乙型病毒性肝炎或病毒携带者，伤者以往接种过疫苗后未能产生抗体，则无需进一步处理；如果伤者以往未接种疫苗，应立即预防接种。

（3）病人是乙型病毒性肝炎或病毒携带者，如果伤者以往曾接种疫苗而未能产生抗体，应于24h内（最好不超过7d）接受注射一剂乙型病毒性肝炎免疫球蛋白（HBIG），并于1个月后注射第二剂；对于未曾注射疫苗的伤者，应注射一剂HBIG，接着再进行预防接种，这种补救治疗措施有效率可达75%。

伤者暴露于HCV感染的体液时，没有疫苗及免疫球蛋白等补救治疗措施可预防感染，因此只能通过加强局部伤口的处理，定期随访。接触后马上查HCV抗体，4～6周后复查，在接触后的4～6个月做HCVRNA来检测HCV感染的可能性，一旦出现肝炎症状，应马上治疗。

二、化学性因素及防护

化学性职业危害是指工作中所接触的有毒化学物质所致的危害。如消毒液的大量使用；某些医疗器械损害所致的毒物外漏，如体温表、水银血压计损坏时造成的汞外漏；执行化疗过程中化疗药物对机体的损伤等。

（一）化学治疗的职业防护

现阶段所使用的化疗药物大多数为细胞毒药物，对正常组织和肿瘤组织均有抑制作用，不但使化疗病人出现毒性反应，而且对于经常接触化疗药物的专业人员也会带来一定的潜在危害。因此，做好护士关于自我防护方面的健康教育，加强防护意识，要求其在接触化疗药物过程中必须遵守操作规程，正确采用安全防护措施十分重要。

1. 接触化疗药物的安全防护规则

化疗药物的危害性已引起广泛重视，为了减少护士备药及处理化疗物品过程中的接触剂量以达到防护目的，需要遵循两个原则：一是医院工作人员尽量减少不必要的与化疗药物的接触；二是尽量减少化疗药物对环境的污染。根据以上两个原则，国内外学者制定了护士职业防护的安全防护规则。

（1）加强护士职业防护教育，目的使护士全面掌握并规范化疗防护操作程序，并增强防护意识。

（2）在生物安全操作柜内配药，使用此操作柜配置化疗药物，可以防止含有药物微粒的气溶胶或气雾对操作者的危害，使之达到安全处理化疗药物的防护要求。

（3）改善医疗器具，完善防护设施：常用的防护器具有手套、工作服和面罩。提倡使用无排气管的软包装输液袋，化疗药物的产品包装尽量用瓶装，包装规格多样化，从而简化专业人员的配置过程。

（4）药物处理中心化：采用集中式管理，即由经过培训的专业人员在防护设备齐全的化疗配液室内负责所有化疗药物的配置及供应。

(5)其他:如妊娠期和哺乳期的女性要避免直接接触化疗药物。加强化疗废弃物的处理工作。

2. 接触化疗药物的操作规程

(1)配置药物前的准备:应在生物安全操作柜内配置化疗药物,配置前用流动水洗手,戴好一次性口罩、帽子、手套、面罩、工作服外套和一次性防渗透隔离衣。操作台面应覆以一次性防渗透性护垫。

(2)配置药物的注意事项:掰开粉剂安瓿溶解药物时,溶酶应沿瓶壁缓慢注入瓶底,等药粉浸透后再搅动,防止粉末溢出;瓶装药液稀释后立即抽出瓶内气体,以防瓶内压力过高药液从针眼处溢出;避免挤压、敲打针头和针筒,以防药物液滴的产生;配置好的药液放置于封闭的塑料袋中,并擦拭操作柜内部和操作台台面;配置过程中的废弃物需统一放于生物安全柜内的一次性防刺容器中,或污物专用袋中密封,集中处理;操作完毕,脱去手套用流动水和洗手液彻底洗手并沐浴,减轻药物毒性作用。

(3)静脉给药时的注意事项:静脉给药护士应戴一次性口罩、帽子、穿防护衣,洗手戴手套;应采用密闭式静脉输液法;操作时确保注射器及输液管接头处衔接紧密;排气或加药均需防止药液外渗;操作完毕需用洗手液及流动水彻底洗手。

3. 化疗药物污染处理防护措施

(1)操作者接触药物:立即脱去手套,用大量清水冲洗双手;眼睛溅入化疗药物后,用大量清水或生理盐水持续冲洗 5min。

(2)化疗药物溢出:立即用肥皂和清水清洗被污染的皮肤。处理者穿好制服,戴上两副无粉末的乳胶手套,戴上面罩、眼罩或者防溅眼镜;液体用吸收性的抹布吸取和擦去,粉状药物用湿布覆盖,将其完全清除干净;将所有被污染的物品放入细胞毒物专用垃圾袋中密封;药物完全去除后,用清水冲洗被污染的地方,再用清洁剂清洗三遍后用清水冲洗干净;用于清洁的物品放置于细胞毒药物专用垃圾袋中密封;将放置细胞毒药物污染物的垃圾袋封口,再放入另一个专用垃圾袋中,参与清除溢出物的人员防护服放于外层垃圾袋中;外层垃圾袋封口放于细胞毒废弃专用一次性防刺容器中;记录相关信息。

(二)化学消毒剂的职业防护

病区环境的消毒,仪器的保养、清洗,医疗垃圾的灭菌、处理等需用到各种化学消毒剂,其中大部分消毒剂对皮肤黏膜有不同程度的刺激作用,护士经常接触这些消毒剂会对身体产生一定的毒副作用,所以在使用时需做好个人防护,如应穿戴好手套、防护眼镜和口罩,尽量避免消毒液对眼睛、皮肤、黏膜的直接刺激,若不慎溅入,应立即用生理盐水彻底冲洗;遵守医院或部门关于剧毒、有害物质的保管规定;在冲配和溶解消毒剂时应避免消毒液外溢。同时还应注意保持良好的通风环境。物品的灭菌尽量采用物理方法,避免使用化学消毒剂。

三、物理性因素及防护

护理工作中常见的物理性职业危害包括锐器伤、电离性辐射、非电离性辐射、噪声等。

(一)锐器伤的职业防护

锐器伤是指一种由医疗利器,如注射针头、缝针、各种穿刺针、手术刀、剪刀、碎玻璃、安瓿等造成的意外伤害,造成皮肤深部的足以使受伤者出血的皮肤损伤。护士是发生锐器伤的高危人群,有研究报道国内护士锐器伤发生率达80.6%,被调查者年人均刺伤3.5次,其中74.5%为污染针头所刺伤。据美国疾病预防控制中心报道每年至少发生60~80万次意外锐器伤,其中有一半的锐器伤尚未报道。职业性锐器损伤是医务人员感染血源性疾病如乙型肝炎、丙型肝炎、艾滋病等的常见原因之一。锐器伤亦会对护士造成心理伤害,影响正常的工作和生活。重视和预防护士职业性锐器伤是维护护士健康的重要措施。

1. 锐器伤的防护措施

为防止案例中,小马发生的锐器伤,应做好防护工作,防护的关键点是:强化"标准预防"理念,提高自我防护意识,做好预防接种,使用安全工具,规范操作行为,加强锐器伤的监控管理。

(1)加强职业安全教育,提高职业防护意识:遵循"标准预防"原则是预防锐器伤的关键。作为医学院校和医院管理者,要重视职业防护知识的教育与培训,营造职业防护的氛围,增强护士对锐器伤的防护意识,提高护士有效处理锐器伤的能力。

(2)使用具有安全装置的医疗护理用具:新研发出来的安全护理产品,如可自动毁型的安全注射器、安全输液器、安全留置针等,可以大幅度降低针刺伤的发生率。

(3)规范操作行为:规范操作行为是确保护士职业安全的重要环节。与病人血液或体液接触的操作应戴手套;禁止双手回套针帽;掰安瓿时要用纱布包裹或戴防护手套;不要直接用手传递锐器物;操作时应带锐器盒到床边,操作完毕时将使用过的锐器立即放入锐器盒,锐器盒不能过满;给躁动病人操作时应有助手协助和必要的约束措施。

(4)建立预防锐器伤的管理组织与监控制度:建立护士档案,定期为护士进行体检,并接种相应疫苗。建立损伤后登记上报制度;建立医疗锐器伤处理流程;建立受伤工作人员监控体系,追踪伤者健康状况,降低感染发生率。

2. 锐器伤发生后处理

见生物性暴露后的处理。

(二)其他常见物理性损伤的职业防护

医学诊疗过程中使用仪器发出的电离辐射如X线摄片、造影检查、介入治疗、放射治疗等是常见的电离辐射的来源。大量电离辐射暴露可引起急慢性放射病,如造血障碍、出血综合征、神经衰弱综合征等。紫外线、激光、高频磁场等非电离辐射的暴露会造成皮肤黏膜的损伤,对神经系统、心血管系统及生殖系统亦会造成损害。高分贝的噪音不仅影响了医护人员和病人的情绪,而且会增加发生医疗事故的危险。研究发现,噪音会损害身体多个系统如神经系统、心血管系统和消化系统等的正常功能。

1. 电离辐射的防护措施

首先要严格遵守操作制度,工作人员上岗前必须经过培训,工作中严格遵守各项操作规程,定期检查仪器及防护设备。其次做好外照射和内照射的防护,如治疗室与控制室和候诊区分开,进行屏蔽防护;在保证效果的前提下,应尽可能远离辐射源;限定照射剂量,每年不超过0.05Sv(5rem);对于开放性放射场所,必须采取严密而有效的围封隔离措施并禁止一切能使放射性核素侵入人体的行为;操作者必须遵守安全操作规定,防止或减少污染物的发生,保持工作场所清洁卫生;工作人员应做好个人卫生防护;建立内照射监测系统。最后要妥善处理放射性废弃物并加强辐射监测和卫生保健工作。

2. 非电离辐射的防护措施

紫外线防护:使用紫外线消毒灯一定要掌握正确的使用方法,紫外线光源不得直接照射于人,在紫外线辐射区内工作时要戴防护眼镜,穿防护服;夏天外出时戴帽子、穿长袖衣服、涂防晒霜。激光的防护:做好激光器的安全防护措施;工作室维护结构应用吸光材料,色调易暗;室内不得有反射、折射光束的设备、用具和物品;保持室内空气清新;室外要有醒目禁戒标志;做好个人防护,严禁裸眼直视光束,戴防护镜、防护口罩、防护手套,穿防护服,并定期测试防护效果;使用医用激光器时,尽可能减少皮肤暴露,皮肤暴露处涂上防护软膏;制定安全操作流程并加强安全防护教育和培训。高频电磁场的防护:明确辐射场源,采用屏蔽、远距离和限时操作三原则;限制操作时间,适当增加休息次数;高频电磁场周围尽量少放置金属物品;对植有金属物件的工作人员,有幽闭恐惧症病人以及受到某些创伤的人员,不宜在该岗位工作。

3. 噪音的防护措施

噪音危害医院环境,在门、急诊等病人集聚的公共空间应采用能吸收噪音的装修材料,特殊科室如手术室、听力检查等,必要时建立隔音设施;手术中使用的仪器尽量降低音量,选择性能好、噪音低的仪器,停止使用时及时关闭或用钳子夹住;重症监护室内应控制呼吸机、监护仪、输液泵等仪器报警声的音量调节;对于使用中的各种设备要及时检修,避免设备老化造成的不必要噪音;护士要做到"四轻",即说话轻、走路轻、操作轻和关门轻;向病人及家属宣传,共同保持环境安静。

四、心理社会性因素及防护

护士主要压力源是专业及工作本身,如医疗服务的特殊性及高风险性,护理工作的高负荷和高责任,人际关系错综复杂及工作性质不稳定,工作环境及应对方式的匮乏等。上述这些因素均会导致护士产生工作疲溃感。明确认识护理职业中有害的心理社会因素及其造成的伤害,是护理职业防护中不可忽视的问题。

工作疲溃感(Job burn out)是指由于持续的工作压力引起"严重紧张"的反应所导致的一组综合征候群,包括情绪疲溃感、工作冷漠感和工作无成就感。预防和控制工作疲溃感的发生,需从压力源和应对两个方面进行,因此干预措施也应是综合性的。

(一)控制职业中的紧张因素

1. 提高护理社会地位

21世纪,护理"维护和促进人类健康"的学科目标必将使护士在卫生保健领域发挥更大的作用。为适应护理功能的转变,社会对护理工作的评价也需相应改善。提高护士的社会地位,创造一个尊重护士的社会环境,有助于实现护士的工作价值感,增强护士应对工作疲劳的动力。

2. 合理运用激励理论

护理工作和医疗工作的不同性质,使得二者在为健康服务的前提下,有着不同的分工。

不同的工作,需要用不同的尺度去衡量。因此,医院应合理运用激励理论,在评奖、晋升、继续教育等问题上,使用不同的标准,给予护士合理的期望,激发护士的工作热情。

3. 合理组织劳动时间

轮班工作不可避免,但合理的安排可以降低夜班带来的负面效应。管理者正确认识工作效率变化的规律,合理组织劳动时间,增加夜间值班人数,能避免轮班劳动引起的护理职业紧张。对于工作量时间变化较大的科室,可以安排机动人员或灵活安排工作时间。

4. 增加护理编制,合理安排各科室护士

医院应切实执行卫生部门关于护理编制的规定,增加临床护士,减少并逐步避免非护理性工作的干扰。

5. 努力创造利于护士成长的环境

在平时的工作中,实践"以人为本"的管理理念,根据不同学历、不同年龄、不同特征、爱好、困难所在等,在工作安排、责任分配等方面发挥各层次护士的特长,满足其实现自身价值的需要,形成浓郁的学术和科研气氛,创造一个留住人才、吸引人才的科室环境。

(二)减少个人因素带来的压力

1. 培养积极乐观的精神,合理疏导压力带来的影响

积极乐观的精神,是战胜疲劳的基础和关键。工作和生活中,很多压力不可避免,但调整心态,以积极乐观的态度对待,可以缓解压力引起的身心反应,甚至激发变压力为动力的信念,使压力成为个人发展的机遇。合理运用压力应对的技巧,疏导负面的躯体和心理反应,可以将紧张感减轻。如,培养轻松的业余爱好,养成锻炼身体的习惯等,都有助于摆脱烦恼,恢复体力和精力。

2. 正确认识护理职业

护理工作是一项庄严而神圣的职业,直接对人的生命负责,存在压力是必然的。轮班劳动、突发事件等也是由工作的性质决定的。选择护理职业,就意味着选择了奉献与谨慎。同时,我国的护理观念和护理实践处于迅速变化发展的时期,人们认识和接受新的护理模式需要一个过程。在这个过程中,护士应该用行动展现护理职业的全新意义,帮助改变社会对于传统护理观念的看法。

3. 提高自身素质

面对社会现实,护士首先要自立自强,用专业技术和知识提供优质的服务,才能最终赢得人们的信任和尊重。随着社会的进步、人们健康服务要求的提高、新技术新仪器的使用等,促使护理学科和护士的发展。正视挑战,提升自身素质,适应时代的要求,是克服疲溃感的根本所在。

4. 发展社会支持系统

护理队伍作为高压力群体,应该有意识地发展自己的社会支持系统。面对工作中的困难和委屈,孤立无援的感觉会将暂时的逆境扩大为无法逾越的障碍,而有效的社会支持则会增加人们战胜压力的信心和力量。

五、行为和语言因素及防护

近年来,关于医护人员在执业过程中遭遇辱骂甚至殴打的报道屡屡见诸报端,有些伤害后果严重,以至于危及生命安全。临床工作环境复杂、情况千变万化,相对于其他医务人员,护士与病人及家属接触更密切,遭遇行为及语言伤害的几率更高。不安全的工作环境,必然会影响护士的身心健康。伤害的来源包括护士、陪护人员、媒体、同事、上级主管部门等,其中以病人及家属最为主要,可以表现为辱骂、中伤、躯体伤害或工作骚扰等多种形式,且多是出于故意。行为及语言伤害的极端表现形式是暴力行为,可造成严重的后果甚至危及生命。行为及语言伤害发生的原因较为复杂,是社会生活领域的矛盾在卫生服务中的反映,体现在护士、病人及家属、其他医务人员及社会体制等几个方面。预防行为及语言伤害需要多方力量的共同参与。概括起来,要着重做好以下几方面工作:

(一)护士要从自身做起,减少发生行为及语言伤害的因素

1. 提高自身综合素质

部分病人与护士发生冲突,其中有客观因素、病人的主观因素,也有护士工作的原因。因此,预防职业中的行为及语言伤害,首先要从护士自身做起,提高服务质量。护士要加强心理知识的学习,努力掌握各种疾病引起的心理变化,并在实践中总结本科室病人心理变化的规律,减少工作中发生冲突的机会。同时,要正确运用整体护理观指导护理实践,将病人看作生理、心理、社会、精神、文化的共同体,了解可能影响病人疾病和健康的心理社会因素,将潜在的冲突因素化解于发生之前。

2. 提高自我防护的意识和能力

护士是护理职业防护工作的主体,理应发挥其核心作用。护理教育工作者应进一步重视职业健康,在各个教育层次都积极开设护理职业防护课程。

(二)充分发挥医院及卫生行政主管部门的作用

1. 医院医疗布局和设施要有利于减少暴力的发生

设置一间宽大、舒适的候诊大厅;在暴力高危区域如急诊,设置报警系统,如应急铃、手提电话报警;设置闭路电视监控;在走廊、交叉路口、僻静区安装反光镜;门窗玻璃应是防碎材料;无可以随意扔掷的设备;为情绪激动的病人或家属设一个"隔离区"或"休息室";治疗室设有两个出口;在工作区内外安装较强的照明灯等。

2. 医院的行政管理措施有利于预防暴力的发生

在暴力高危区域如急诊应建立一个与当地公安机关联系的网络,便于及时报告和备案;为护士开设应对暴力的培训班;高峰时段保证临床一线有足够的人力资源;为夜班人员提供保安服务;避免护士和其他工作人员单独对病人进行体检和治疗;确保工作人员不要单独出入急诊室区域和特殊诊室。

(三)发挥媒体的舆论宣传作用

联合报纸、网络、杂志等多种传媒的力量,宣传普及卫生常识,减少人们保健和就医过程中不必要的曲折,增加对医护人员的理解和尊重,减少由于误解和冲动等原因导致的行为及语言伤害。

(四)行为与语言伤害发生时的防范措施

保持自己的情绪稳定和平静;真诚地表现愿意倾听和平静地说话;不要争执、辩护、对质或批评;试着澄清误解;不要碰对方,与对方保持2m以外的距离;不要让对方误解你会随时侵犯他私人空间;对已表现出的暴力前期行为,应预告每一位将有可能接触他们的同事;一旦发生暴力攻击以逃离现场为上策,确定你有一个随时可逃离现场的线路,不要让对方夹在你和门之间,更不要背对着对方;脱离现场后迅速报告医院保安部门和部门的值班人员,并由医院相关处理部门出面处理。

六、运动功能性因素及防护

临床护理工作者由于工作性质的原因,常需做较大强度的体力劳动,且工作环境中存在较多易致运动功能性损伤的因素,最典型的运动功能性损伤是腰背痛,这种职业相关性疾病最基本的特点就是疼痛和运动功能障碍,许多国家把腰背痛列入职业病的榜首。除此之外,下肢静脉曲张、腰椎间盘突出症等也是护士常见的运动功能性损伤疾病。护士在日常工作和生活中,应做好预防工作,避免上述损伤的发生。

(一)加强锻炼,提高身体素质

临床护士在日常生活中,更应注意身体锻炼,增强体质,提高机体免疫力,多进行有氧运动锻炼,如太极拳、慢跑、五禽戏等运动,对预防腰肌劳损、增强机体免疫力极为有利。每日活动至少30min,且应注意运动的方式及程度要适当,尽量避免剧烈运动或可能对腰肌造成损伤的活动。身体锻炼贵在坚持,不可半途而废。

(二)保持身体正确的劳动姿势

1. 站立劳动姿势

髋、膝微屈,自然收腹,双侧臀肌向内侧收缩,使骨盆前旋,腰椎变直,腰骶角减少,脊柱支撑力增大,有利于减少身体重力对腰椎和腰骶关节的损伤。

2. 坐位劳动姿势

坐位时,调节座椅高度,以膝关节自由屈伸,双足自由着地为宜。腰椎基部离座椅靠背不宜超过5cm,且座椅应能完全承托住大腿。靠椅背部应与上腰椎贴近,保持脊柱伸直。

3. 半弯腰劳动的姿势

保持下腰部伸直、两足分开与肩平行,使重力落在髋关节和两足处,降低腰部负荷。

4. 弯腰搬重物的姿势

弯腰搬重物时,应先伸直腰部、再屈髋下蹲,后髋、膝关节用力,继之挺腰,将重物搬起。

5. 集体抬重物姿势

集体抬重物时,每位护士均要挺胸直腰,先屈髋下蹲,后同时抬起重物,注意重心平衡,起身一致,统一指挥,步法协调。

(三)避免长时间维持同一劳动姿势

护士应避免保持同一固定劳动姿势,否则容易引发腰背痛,下肢静脉曲张。护士应适当变换姿势,使疲劳腰肌得到休息,减轻脊柱负荷。在站立过程中,避免长时间保持同一姿势,适当、轻微的活动,有助于促进下肢血液循环,减轻下肢静脉瓣膜承受的压力。提倡在工作间歇期,做工作体操缓解腰背肌及腿部肌群的疲劳。护士在休息时可采取措施促进下肢血液回流,如抬高下肢,并配合自我按摩,睡前热水擦洗下肢等。

(四)加强局部锻炼

护士应采取适当锻炼方式,加强腰背肌及脊椎间韧带的锻炼和保护,加强腿部锻炼,尤其是要注意锻炼小腿肌肉,做血管保健操,增强血管张力,可有效地预防运动功能性损伤。

(五)加强自我保护,避免诱因

空气中的湿度过大,会刺激腰部肌肉。同时冬夏季,病房室内外温差较大对局部腰肌、脊柱产生较强刺激,影响局部组织新陈代谢,引发腰肌劳损,增大腰椎间盘突出症的发生率。腹腔内压升高可以影响下肢静脉回流,引起下肢静脉内压升高,增加患下肢静脉曲张的风险。因此,护士在日常工作和生活中,要做好自我保健,冬季离开病房时要注意保暖,夏季室内温度不宜过低,积极预防能够导致腹腔内压增高的慢性疾病,如慢性咳嗽、便秘等的发生。

护理是医疗卫生工作的重要组成部分,护士是国家医疗、卫生和保健工作的宝贵财富。护士的职业特点决定了工作的神圣性和职业的风险性。充分认识护理职业中现存及潜在的危害因素,科学地实施职业防护措施对降低职业危害、保障护士健康具有重要意义。

本章小结

护理工作特点决定了职业的风险性。护士应充分认识护理职业中现存及潜在的危害因素。在工作环境中常见的护理职业危害因素有生物因素、化学因素、物理因素、心理社会因素、运动功能因素及行为语言因素等。针对不同的职业危害因素应遵循安全、有效的总原则,实施相应的科学职业防护措施,保障护士的职业安全。

本章关键词:职业暴露;护理职业防护;标准预防

课后思考

1. 阐述标准预防的基本特点和操作原则。
2. 谈谈如何增强护理工作者的职业防护意识。
3. 请结合实例谈一下护士的职业安全。
4. 某院艾滋病门诊,有一位艾滋病病人在就诊中突然发生上消化道大出血,以大量呕血为主。刘护士在抢救过程中,突然有病人呕吐的血液喷射到了她的眼睛和脸上。她立即用清水洗脸,并用氯霉素眼药水滴眼。该护士的预防及处理措施是否正确?怎样改进?

(牛 霞)

中英文核心词汇对照索引

爱与归属的需要 love and belongingness needs
安全需要 safety needs
奥瑞姆自理理论 theory of self-care
本我 id
标准预防 Standard precautions
部分补偿护理系统 partly compensatory system
超我 superego
刺激 stimulus
促进康复者 rehabilitator
代言人及保护者 advocator and protector
抵抗线 lines of resistance
发展性的自理需要 developmental self-care requisites
个案护理 case nursing
工作疲溃感 Job burnout
功能制护理 functional nursing
沟通者 communicator
固有刺激 residual stimuli
管理者及协调者 manager and coordinator
合作性问题（collaborative problem）
护理 nursing
护理程序（nursing process）
护理计划（nursing planning）
护理技能操作用语 Nursing skill operation terminology
护理继续教育 CNE
护理评估（nursing assessment）
护理者 care giver
护理诊断（nursing diagnosis）
护理职业防护 Nursing occupational protection
护理专业 nursing profession
患者 patient
基本结构 basic structure

基本需要层次理论 hierarchy of needs theory
计划者 planner
健康的护理诊断（wellness nursing diagnosis）
健康—疾病连续相模式 health-illness continuum model
健康状况不佳时的自理需要 health deviation self-care requisites
角色 role
教育者及咨询者 teacher and counselor
局部适应证候群 local adaptation syndrome, LAS
举证责任 burden of adducing evidence
决策者 decision maker
PES 公式 问题（problem，P）；症状和体征（symptoms and signs，S）；原因（etiology，E）
PIO 格式 问题（problem，P），措施（intervention，I），结果（outcome，O）
批判性思维（critical thinking）
强化自我修养 Strengthens the self-tutelage
全补偿护理系统 wholly compensatory system
全身适应证候群 general adaptation syndrome, GAS
权威者 authority
认知调节 cognator
社区 Community
社区服务 Community service
社区护理 community health nursing
社区卫生服务 Community health service
生理调节 regulator
生理需要 physiological needs
适应反应 adaptation response
适应水平 adaptation level
素质 diathesis
弹性防线 flexible line of defense
推行素质教育 Education for all-around development
危险的护理诊断（risk nursing diagnosis）
卫生法 law of health
系统 system
现存的护理诊断（actual nursing diagnosis）
相关刺激 contextual stimuli
小组护理 team nursing
效应器 effectors
行为举止 Action courteous
循证护理（evidence-based nursing, EBN）

压力 stress
压力源 stressor
研究者及著作者 researcher and author
一般性的自理需要 universal self-care requisites
医疗过失 Medical negligence
医疗事故 medical accident; medical negligence
医疗卫生服务体系 Hygienic service system
医院 Hospital
应对机制 coping mechanisms
原欲 libido
责任制护理 primary nursing
整体护理(holistic nursing care)
正常防线 normal line of defense
支持—教育系统 supportive-educative system
职业暴露 Professional exposure
职业防护 Occupational protection
职业生命质量 Quality of working life
主要刺激 focal stimuli
专业 profession
专业能力 Specialized ability
专业态度 Specialized manner
专业知识 Specialized knowledge
自理能力 self-care agency
自理需要 self-care requisites
自理主体 self-care agent
自我 ego
自我概念 self concept
自我护理 self-care
自我实现的需要 needs for self-actualization
自尊的需要 self-esteem needs
综合护理 modular nursing
最佳健康模式 high-level wellness model

附 录

附录一　入院病人护理评估表

（依据 Marjory Gordon 的功能性健康型态模式而设计，供参考）

一、一般资料

姓名_____ 性别____ 年龄_____ 科别_____ 床号_____ 住院号_____
职业_____ 民族____ 籍贯_____ 婚姻_____ 文化程度_____ 信仰_____
医疗费负担形式：公费　大病统筹　医疗保险　自费　其他_____
家庭住址_____ 邮政编码_____ 电话_____
工作单位_____ 邮政编码_____ 电话_____
联系人_____ 联系人单位（住址）_____ 电话_____
入院时间_____ 年___月___日　入院方式：步行　扶行　轮椅　平车　其他
入院医疗诊断_____ 病史陈述者_____
可靠程度：可靠　基本可靠　不可靠
主管医师_____ 责任护士_____ 收集资料时间_____

二、简要病史

主诉（入院主要原因）：_____
目前健康状况（现病史）：_____
_____
既往健康状况：很好　较好　一般　不好　很差
既往病史、住院史、手术史及外伤史：_____
_____
过敏史：无　　有（药物_____ 食物_____ 其他_____）
用药史：_____
家族史：_____
_____

三、功能性健康型态

(一)健康认知——健康管理型态

吸烟史：无，有_____年，_____支/日，戒烟_____年；

饮酒史：无，有_____年，_____两/日，戒酒_____年；

定期体检：从不体检、不定期体检(说明_____)、定期体检(_____年/月一次)

寻求保健信息：从不、偶尔、经常；

寻求方式：读书、看电视、参加讲座、其他_____；

对既往健康状况的看法：很好、较好、一般、较差、很差_____；

对目前健康状况的看法：很好、较好、一般、较差、很差_____；

对自己目前的健康状况：十分了解、了解一些、不了解；

想了解的信息：无、疾病诊断、病因、病情进展、预后、诊疗方案、康复措施、其他_____
_____；

本次住院的期望：_____；

对于诊疗方案，希望：完全由医护人员决定、事先应予通知、共同讨论后由医护人员决定、共同讨论后由自己决定

(二)营养—代谢型态

基本膳食：普食、软食、半流质、流质、禁食、_____；_____餐/日，_____两/日；

膳食搭配：平衡膳食、高蛋白饮食、高糖饮食、高脂饮食、素食、其他_____

饮水：ml/日，以白开水、茶水(浓、淡)、咖啡、其他_____为主；

食欲：正常、增加、亢进_____天/周/月、下降/厌食_____天/周/月；

咀嚼困难：无　有_____；吞咽困难：无　有_____；

嗜好：面食、米、杂粮、肉食、鱼、蔬菜、咸、甜、辣、其他_____

近期体重变化：无　增加/下降_____kg/_____月　原因_____

(三)排泄型态

排便：____次/天　性状_____正常/便秘/腹泻/大便失禁　造瘘

应用缓泻剂：无、口服_____、灌肠_____、其他_____；

排尿：____次/天，夜尿_____次/夜；颜色____性状____尿量____ml/24h

排尿障碍：无、尿潴留、尿急、尿痛、尿失禁、其他_____

(四)活动—运动型态

锻炼：无、有_____；其他业余爱好：无、有_____；

精力：充沛、易疲乏、倦怠；身体活动能力：自如、受限_____

自理能力(1 完全自理、2 部分自理、3 完全不能自理)：

翻身____，坐起____，下床____，穿衣____，洗漱____，洗澡____，
进食____，行走____，如厕____，上下楼梯____，做饭____，购物____

辅助工具：无、轮椅、拐杖、假肢、其他_____。

步态：稳　不稳(原因_____)

(五)睡眠—休息型态

睡眠习惯：晚上____时入睡，早晨____时起床，午睡：无、有____小时；

睡眠障碍:无、失眠、入睡困难、易醒、早醒、多梦、噩梦、思睡、其他_____
辅助睡眠:无、进食、药物_____、催眠术、其他_____
休息后体力是否容易恢复:是　否(原因_____)
(六)认知—感知型态
疼痛:无、有、部位/性质/时间_____
视力:正常、远/近视、失明(左/右/双侧)、幻视　辅助设备:有/无　眼镜
听力:正常、耳鸣、幻听、耳聋(左/右/双侧)　辅助设备:有/无　助听器
触觉:正常　障碍(部位_____)
嗅觉:正常　减弱　缺失
感觉异常:无、感觉过敏、错觉、其他_____
思维过程:正常　注意力分散　记忆力下降　思维混乱
其他:_____
(七)自我感知—自我概念型态
目前对自己的看法是:_____;
目前对自己最关心的是:_____;
情绪状态:乐观、无所谓、紧张、焦虑、恐惧、愤怒、无能为力、无望、其他_____;
(八)角色—关系型态
角色问题:无、角色行为冲突、角色行为消退、角色行为缺如、角色行为强化、角色行为异常、其他_____;
语言沟通障碍:无、有_____;
家庭主要成员及其健康状况:_____;
家庭关系:和睦、紧张_____;最亲近的人是:_____;
患病和住院对家庭的影响:无、有_____;
家庭对病人的健康需要:忽视、不能满足、能适应;
与同事及领导的关系:融洽、一般、紧张;朋友:较少、一般、较多;
社交往来:较少、一般、较多;主要的社交活动:_____。
(九)性—生殖型态
月经:正常、周期紊乱、闭经、痛经、绝经、月经量过多_____
结婚年龄__岁;生育情况:孕____次、产__次、自然流产____次、人工流产____次;
夫妻关系:融洽、紧张、其他:_____;
性功能障碍:无、有_____
(十)应对—应激耐受型态
遇较大问题时,经常:独立面对、与_____商讨、向_____寻求帮助、其他_____;
最近1、2年经历的重大事件:无、有_____;
处理方式:_____;
效果:非常成功、有一定效果、完全无效_____;
医疗费的经济压力:无、有(看法与对策_____);
是否经常需要他人的帮助:否、是(需要_____的帮助;能否满足:能、不能)

住院对您的影响：无、生活规律被打乱、环境不熟悉、紧张、孤独、其他_____；
(十一)价值—信仰型态
对您来说，人生最重要的是_____；
对您来说，生存的意义是_____；
有无宗教信仰：无、有_____；
目前您的上述信念有无改变或矛盾：无、有_____。

四、体格检查

T____℃ P____次/分 R____次/分 BP____mmHg 身高____cm 体重____Kg

(一)神经系统

意识状态：清醒　意识模糊　嗜睡　谵妄　昏迷

语言表达：清楚　含糊　语言困难　失语

定向能力：准确　障碍(自我　时间　地点　人物)

(二)皮肤粘膜

皮肤颜色：正常　潮红　苍白　紫绀　黄染

皮肤弹性：良好　减退

皮肤温度：温　凉　热

皮肤湿度：正常　干燥　潮湿　多汗

完整性：完整　皮疹_____　出血点　水肿　其他_____

压疮：无　有(Ⅰ/Ⅱ/Ⅲ期)部位_____范围____cm

口腔粘膜：正常　充血　出血点　糜烂溃疡　疱疹　白斑

伤口外观：敷料　清洁干燥　渗出物　分泌物　红/肿　缝线反应_____

(三)呼吸系统

呼吸方式：自主呼吸　机械呼吸　简易呼吸器辅助呼吸

节律：规则　异常　频率____次/min　深浅度：正常　深　浅

呼吸困难：无　轻度　中度　重度　咳嗽：无　有　其他：_____

痰：无　容易咳出　不易咳出　痰(色___ 量___ 黏稠度_____)

(四)循环系统

心律：规则　心律不齐(性质_____)

水肿：无　有(部位/程度_____)

其他：_____

(五)消化系统

胃肠道症状：恶心　呕吐(颜色____ 性质____ 次数____ 总量____ml)

　　　　　　嗳气　反酸　烧灼感　腹胀　腹痛(部位/性质_____)

腹部：软　硬　压痛/反跳痛　肌紧张　可触及包块(部位/性质_____)

腹水(腹围：____cm)　其他：_____

五、专科护理评估

记录人签名＿＿＿＿＿＿＿＿

年　月　日

附录二 NANDA 护理诊断一览表
——2007~2008 年 NANDA 187 项护理诊断
（按 NANDA 分类法 Ⅱ 排列）

领域 1：健康促进（Health promotion）
  执行治疗方案有效（Therapeutic Regimen Management，Effective）
  执行治疗方案无效（Therapeutic Regimen Management，Ineffective）
  家庭执行治疗方案无效（Therapeutic Regimen Management：Family，Ineffective）
  社区执行治疗方案无效（Therapeutic Regimen Management：Community，Ineffective）
  有执行治疗方案有效的趋势（Therapeutic Regimen Management，Readiness for Enhanced）
  寻求健康行为（具体说明）（Health-Seeking Behaviors［Specify］）
  有危害健康行为的倾向（Health Behavior，Risk-Prone）
  保持健康无效（Health Maintenance，Ineffective）
  持家能力障碍（Home Maintenance，Impaired）

领域 2：营养（Nutrition）
  无效性婴儿喂养型态（Infant Feeding Pattern，Ineffective）
  吞咽障碍（Swallowing，Impaired）
  营养失调：低于机体需要量（Nutrition，Imbalanced：Less than Body Requirements）
  营养失调：高于机体需要量（Nutrition，Imbalanced：More than Body Requirements）
  有营养失调的危险：高于机体需要量（Nutrition，Imbalanced：More than Body Requirements，Risk for）
  有增强营养的趋势（Nutrition，Readiness for Enhanced）
  体液不足（Fluid Volume，Deficient）
  有体液不足的危险（Fluid Volume，Deficient，Risk for）
  体液过多（Fluid Volume，Excess）
  有体液失衡的危险（Fluid Volume，Imbalanced，Risk for）
  有体液平衡的趋势（Fluid Balance，Readiness for Enhanced）

领域 3：排泄（Elimination）
  排尿障碍（Urinary Elimination，Impaired）
  尿潴留（Urinary Retention）
  完全性尿失禁（Urinary Incontinence，Total）
  功能性尿失禁（Urinary Incontinence，Functional）
  压力性尿失禁（Urinary Incontinence，Stress）
  急迫性尿失禁（Urinary Incontinence，Urge）

反射性尿失禁(Urinary Incontinence,Reflex)

容量性尿失禁(Urinary Incontinence,Overflow)

有急迫性尿失禁的危险(Urinary Incontinence,Risk for Urge)

有排尿通畅的趋势(Urinary Elimination,Readiness for Enhanced)

排便失禁(Bowel Incontinence)

腹泻(Diarrhea)

便秘(Constipation)

有便秘的危险(Constipation,Risk for)

感知性便秘(Constipation,Perceived)

气体交换受损(Gas Exchange,Impaired)

领域 4:活动/休息(Activity/rest)

失眠(Insomnia)

睡眠剥夺(Sleep Deprivation)

有强化睡眠的趋势(Sleep,Readiness for Enhanced)

有废用综合征的危险(Disuse Syndrome,Risk for)

躯体活动障碍(Mobility:Physical,Impaired)

床上活动障碍(Mobility:Bed,Impaired)

借助轮椅活动障碍(Mobility:Wheelchair,Impaired)

转移能力障碍(Transfer Ability,Impaired)

行走障碍(Walking,Impaired)

缺乏娱乐活动(Diversional Activity,Deficient)

久坐不动的生活方式(Sedentary Lifestyle)

漫游状态(Wandering)

穿着/修饰自理缺陷(Self-Care Deficit:Dressing/Grooming)

沐浴/卫生自理缺陷(Self-Care Deficit:Bathing/Hygiene)

进食自理缺陷(Self-Care Deficit:Feeding)

如厕自理缺陷(Self-Care Deficit:Toileting)

有增强自理能力的趋势(Self-Care,Readiness for Enhanced)

术后康复迟缓(Surgical Recovery,Delayed)

能量场紊乱(Energy Field,Disturbed)

有增加能量的趋势(Power,Readiness for Enhanced)

疲乏(Fatigue)

心输出量减少(Cardiac Output,Decreased)

自主呼吸受损(Spontaneous Ventilation,Impaired)

低效性呼吸型态(Breathing Pattern,Ineffective)

活动无耐力(Activity Intolerance)

有活动无耐力的危险(Activity Intolerance,Risk for)

功能障碍性撤离呼吸机反应(Ventilatory Weaning Response, Dysfunctional)
组织灌注无效(具体说明类型:脑、心肺、胃肠道、肾脏)(Tissue Perfusion, Ineffective [Specify: Cerebral, Cardiopulmonary, Gastrointestinal, Renal])
外周组织灌注无效(Tissue Perfusion, Ineffective, Peripheral)

领域 5:感知/认知(Perception/cognition)
单侧性忽视(Unilateral Neglect)
认识环境障碍综合征(Environmental Interpretation Syndrome, Impaired)
感觉紊乱(具体说明:视觉、听觉、运动觉、味觉、触觉、嗅觉)(Sensory Perception, Disturbed [Specify: Visual, Auditory, Kinesthetic, Gustatory, Tactile, Olfactory])
知识缺乏(具体说明)(Knowledge, Deficient [Specify])
有增加知识的趋势(具体说明)(Knowledge [Specify], Readiness for Enhanced)
急性意识障碍(Confusion, Acute)
有急性意识障碍的危险(Confusion, Acute, Risk for)
慢性意识障碍(Confusion, Chronic)
记忆受损(Memory, Impaired)
思维过程紊乱(Thought Processes, Disturbed)
语言沟通障碍(Communication: Impaired, Verbal)
有增强沟通的趋势(Communication, Readiness for Enhanced)

领域 6:自我感知(Self-perception)
自我认同紊乱(Personal Identity, Disturbed)
无能为力感(Powerlessness)
有无能为力感的危险(Powerlessness, Risk for)
无望感(Hopelessness)
有增加希望的趋势(Hope, Readiness for Enhanced)
有孤独的危险(Loneliness, Risk for)
长期自尊低下(Self-Esteem, Chronic Low)
情景下自尊低下(Self-Esteem, Situational Low)
有情景下自尊低下的危险(Self-Esteem, Risk for Situational Low)
有丧失个人尊严的危险(Human Dignity, Risk for Compromised)
体像紊乱(Body Image, Disturbed)
有强化自我概念的趋势(Self-Concept, Readiness for Enhanced)

领域 7:角色关系(Role relationship)
照顾者角色紧张(Caregiver Role Strain)
有照顾者角色紧张的危险(Caregiver Role Strain, Risk for)
父母不称职(Parenting, Impaired)

有父母不称职的危险(Parenting, Risk for Impaired)
家庭运作中断(Family Processes, Interrupted)
家庭运作功能不全:酗酒(Family Processes, Dysfunctional: Alcoholism)
有增强家庭运作的趋势(Family Processes, Readiness for Enhanced)
有亲子依恋受损的危险(Attachment, Parent/Infant/Child, Risk for Impaired)
母乳喂养有效(Breastfeeding, Effective)
母乳喂养无效(Breastfeeding, Ineffective)
母乳喂养中断(Breastfeeding, Interrupted)
无效性角色行为(Role Performance, Ineffective)
父母角色冲突(Role Conflict, Parental)
社交障碍(Social Interaction, Impaired)
有改进教养方式的趋势(Parenting, Readiness for Enhanced)

领域 8:性(Sexuality)
性功能障碍(Sexual Dysfunction)
无效性性生活型态(Sexuality Pattern, Ineffective)

领域 9:应对/应激耐受性(Coping/stress syndrome)
迁居应激综合征(Relocation Stress Syndrome)
有迁居应激综合征的危险(Relocation Stress Syndrome, Risk for)
强暴创伤综合征(Rape-Trauma Syndrome)
强暴创伤综合征:隐匿性反应(Rape-Trauma Syndrome: Silent Reaction)
强暴创伤综合征:复合性反应(Rape-Trauma Syndrome: Compound Reaction)
创伤后反应(Post-Trauma Syndrome)
有创伤后反应的危险(Post-Trauma Syndrome, Risk for)
恐惧(Fear)
焦虑(Anxiety)
对死亡的焦虑(Anxiety, Death)
长期悲伤(Sorrow, Chronic)
无效性否认(Denial, Ineffective)
悲哀(Grieving)
复合性悲哀(Grieving, Complicated)
有复合性悲哀的危险(Grieving, Risk for Complicated)
应激超负荷(Stress, Overload)
应对无效(Coping, Ineffective)
无能性家庭应对(Coping: Family, Disabled)
妥协性家庭应对(Coping: Family, Compromised)
防卫性应对(Coping, Defensive)

社区应对无效(Coping：Community, Ineffective)
有增强个人应对的趋势(Coping (Individual), Readiness for Enhanced)
有增强家庭应对的趋势(Coping：Family, Readiness for Enhanced)
有增强社区应对的趋势(Coping：Community, Readiness for Enhanced)
自主性反射失调(Autonomic Dysreflexia)
有自主性反射失调的危险(Autonomic Dysreflexia, Risk for)
婴儿行为紊乱(Infant Behavior, Disorganized)
有婴儿行为紊乱的危险(Infant Behavior：Disorganized, Risk for)
有增强调节婴儿行为的趋势(Infant Behavior：Organized, Readiness for Enhanced)
颅内适应能力低下(Intracranial Adaptive Capacity, Decreased)

领域10：生活准则(Life principles)
有增强精神健康的趋势(Spiritual Well-Being, Readiness for Enhanced)
精神困扰(Spiritual Distress)
有精神困扰的危险(Spiritual Distress, Risk for)
抉择冲突(具体说明)(Decisional Conflict[Specify])
有增强决策的趋势(Decision Making, Readiness for Enhanced)
不依从行为(具体说明)(Noncompliance[Specify])
道德困扰(Moral Distress)
信仰受损(Religiosity, Impaired)
有增强信仰的趋势(Religiosity, Readiness for Enhanced)
有信仰受损的危险(Religiosity, Risk for Impaired)

领域11：安全/防御(Safety/protection)
有感染的危险(Infection, Risk for)
污染(Contamination)
有污染的危险(Contamination, Risk for)
口腔黏膜受损(Oral Mucous Membrane, Impaired)
有受伤的危险(Injury, Risk for)
有围手术期体位性损伤的危险(Perioperative Positioning Injury, Risk for)
有摔倒的危险(Falls, Risk for)
有外伤的危险(Trauma, Risk for)
皮肤完整性受损(Skin Integrity, Impaired)
有皮肤完整性受损的危险(Skin Integrity, Risk for Impaired)
组织完整性受损(Tissue Integrity, Impaired)
牙齿受损(Dentition, Impaired)
有窒息的危险(Suffocation, Risk for)
有误吸的危险(Aspiration, Risk for)

清理呼吸道无效(Airway Clearance, Ineffective)
有外周神经血管功能障碍的危险(Neurovascular Dysfunction: Peripheral, Risk for)
防护无效(Protection, Ineffective)
自伤(Self-Mutilation)
有自伤的危险(Self-Mutilation, Risk for)
有对他人施行暴力的危险(Violence: Other-Directed, Risk for)
有对自己施行暴力的危险(Violence: Self-Directed, Risk for)
有自杀的危险(Suicide, Risk for)
有中毒的危险(Poisoning, Risk for)
乳胶过敏反应(Latex Allergy Response)
有乳胶过敏反应的危险(Latex Allergy Response, Risk for)
有体温失调的危险(Body Temperature: Imbalanced, Risk for)
体温调节无效(Thermoregulation, Ineffective)
体温过低(Hypothermia)
体温过高(Hyperthermia)
有血糖不稳定的危险(Blood Glucose, Risk for Unstable)
有肝功能受损的危险(Liver Function, Impaired, Risk for)
有增强免疫水平的趋势(Immunization Status, Readiness for Enhanced)
有婴儿猝死综合征的危险(Sudden Infant Death Syndrome, Risk for)

领域 12：舒适(Comfort)

急性疼痛(Pain, Acute)
慢性疼痛(Pain, Chronic)
恶心(Nausea)
社交孤立(Social Isolation)
有增强舒适的趋势(Comfort, Readiness for Enhanced)

领域 13：成长/发展(Growth/development)

成长发展迟缓(Growth and Development, Delayed)
成人心身衰竭(Failure to Thrive, Adult)
有发展迟滞的危险(Development: Delayed, Risk for)
与成长比例失调的危险(Growth, Disproportionate, Risk for)

附录三 护士条例

中华人民共和国国务院令

第517号

《护士条例》已经2008年1月23日国务院第206次常务会议通过,现予公布,自2008年5月12日起施行。

总理 温家宝
二〇〇八年一月三十一日

第一章 总 则

第一条 为了维护护士的合法权益,规范护理行为,促进护理事业发展,保障医疗安全和人体健康,制定本条例。

第二条 本条例所称护士,是指经执业注册取得护士执业证书,依照本条例规定从事护理活动,履行保护生命、减轻痛苦、增进健康职责的卫生技术人员。

第三条 护士人格尊严、人身安全不受侵犯。护士依法履行职责,受法律保护。

全社会应当尊重护士。

第四条 国务院有关部门、县级以上地方人民政府及其有关部门以及乡(镇)人民政府应当采取措施,改善护士的工作条件,保障护士待遇,加强护士队伍建设,促进护理事业健康发展。

国务院有关部门和县级以上地方人民政府应当采取措施,鼓励护士到农村、基层医疗卫生机构工作。

第五条 国务院卫生主管部门负责全国的护士监督管理工作。

县级以上地方人民政府卫生主管部门负责本行政区域的护士监督管理工作。

第六条 国务院有关部门对在护理工作中做出杰出贡献的护士,应当授予全国卫生系统先进工作者荣誉称号或者颁发白求恩奖章,受到表彰、奖励的护士享受省部级劳动模范、先进工作者待遇;对长期从事护理工作的护士应当颁发荣誉证书。具体办法由国务院有关部门制定。

县级以上地方人民政府及其有关部门对本行政区域内做出突出贡献的护士,按照省、自治区、直辖市人民政府的有关规定给予表彰、奖励。

第二章 执业注册

第七条 护士执业,应当经执业注册取得护士执业证书。

申请护士执业注册,应当具备下列条件:

（一）具有完全民事行为能力；

（二）在中等职业学校、高等学校完成国务院教育主管部门和国务院卫生主管部门规定的普通全日制3年以上的护理、助产专业课程学习，包括在教学、综合医院完成8个月以上护理临床实习，并取得相应学历证书；

（三）通过国务院卫生主管部门组织的护士执业资格考试；

（四）符合国务院卫生主管部门规定的健康标准。

护士执业注册申请，应当自通过护士执业资格考试之日起3年内提出；逾期提出申请的，除应当具备前款第（一）项、第（二）项和第（四）项规定条件外，还应当在符合国务院卫生主管部门规定条件的医疗卫生机构接受3个月临床护理培训并考核合格。

护士执业资格考试办法由国务院卫生主管部门会同国务院人事部门制定。

第八条 申请护士执业注册的，应当向拟执业地省、自治区、直辖市人民政府卫生主管部门提出申请。收到申请的卫生主管部门应当自收到申请之日起20个工作日内做出决定，对具备本条例规定条件的，准予注册，并发给护士执业证书；对不具备本条例规定条件的，不予注册，并书面说明理由。

护士执业注册有效期为5年。

第九条 护士在其执业注册有效期内变更执业地点的，应当向拟执业地省、自治区、直辖市人民政府卫生主管部门报告。收到报告的卫生主管部门应当自收到报告之日起7个工作日内为其办理变更手续。护士跨省、自治区、直辖市变更执业地点的，收到报告的卫生主管部门还应当向其原执业地省、自治区、直辖市人民政府卫生主管部门通报。

第十条 护士执业注册有效期届满需要继续执业的，应当在护士执业注册有效期届满前30日向执业地省、自治区、直辖市人民政府卫生主管部门申请延续注册。收到申请的卫生主管部门对具备本条例规定条件的，准予延续，延续执业注册有效期为5年；对不具备本条例规定条件的，不予延续，并书面说明理由。

护士有行政许可法规定的应当予以注销执业注册情形的，原注册部门应当依照行政许可法的规定注销其执业注册。

第十一条 县级以上地方人民政府卫生主管部门应当建立本行政区域的护士执业良好记录和不良记录，并将该记录记入护士执业信息系统。

护士执业良好记录包括护士受到的表彰、奖励以及完成政府指令性任务的情况等内容。护士执业不良记录包括护士因违反本条例以及其他卫生管理法律、法规、规章或者诊疗技术规范的规定受到行政处罚、处分的情况等内容。

第三章 权利和义务

第十二条 护士执业，有按照国家有关规定获取工资报酬、享受福利待遇、参加社会保险的权利。任何单位或者个人不得克扣护士工资，降低或者取消护士福利等待遇。

第十三条 护士执业，有获得与其所从事的护理工作相适应的卫生防护、医疗保健服务的权利。从事直接接触有毒有害物质、有感染传染病危险工作的护士，有依照有关法律、行政法规的规定接受职业健康监护的权利；患职业病的，有依照有关法律、行政法规的规定获得赔偿的权利。

第十四条　护士有按照国家有关规定获得与本人业务能力和学术水平相应的专业技术职务、职称的权利；有参加专业培训、从事学术研究和交流、参加行业协会和专业学术团体的权利。

第十五条　护士有获得疾病诊疗、护理相关信息的权利和其他与履行护理职责相关的权利，可以对医疗卫生机构和卫生主管部门的工作提出意见和建议。

第十六条　护士执业，应当遵守法律、法规、规章和诊疗技术规范的规定。

第十七条　护士在执业活动中，发现病人病情危急，应当立即通知医师；在紧急情况下为抢救垂危病人生命，应当先行实施必要的紧急救护。

护士发现医嘱违反法律、法规、规章或者诊疗技术规范规定的，应当及时向开具医嘱的医师提出；必要时，应当向该医师所在科室的负责人或者医疗卫生机构负责医疗服务管理的人员报告。

第十八条　护士应当尊重、关心、爱护病人，保护病人的隐私。

第十九条　护士有义务参与公共卫生和疾病预防控制工作。发生自然灾害、公共卫生事件等严重威胁公众生命健康的突发事件，护士应当服从县级以上人民政府卫生主管部门或者所在医疗卫生机构的安排，参加医疗救护。

第四章　医疗卫生机构的职责

第二十条　医疗卫生机构配备护士的数量不得低于国务院卫生主管部门规定的护士配备标准。

第二十一条　医疗卫生机构不得允许下列人员在本机构从事诊疗技术规范规定的护理活动：

（一）未取得护士执业证书的人员；

（二）未依照本条例第九条的规定办理执业地点变更手续的护士；

（三）护士执业注册有效期届满未延续执业注册的护士。

在教学、综合医院进行护理临床实习的人员应当在护士指导下开展有关工作。

第二十二条　医疗卫生机构应当为护士提供卫生防护用品，并采取有效的卫生防护措施和医疗保健措施。

第二十三条　医疗卫生机构应当执行国家有关工资、福利待遇等规定，按照国家有关规定为在本机构从事护理工作的护士足额缴纳社会保险费用，保障护士的合法权益。

对在艰苦边远地区工作，或者从事直接接触有毒有害物质、有感染传染病危险工作的护士，所在医疗卫生机构应当按照国家有关规定给予津贴。

第二十四条　医疗卫生机构应当制定、实施本机构护士在职培训计划，并保证护士接受培训。

护士培训应当注重新知识、新技术的应用；根据临床专科护理发展和专科护理岗位的需要，开展对护士的专科护理培训。

第二十五条　医疗卫生机构应当按照国务院卫生主管部门的规定，设置专门机构或者配备专（兼）职人员负责护理管理工作。

第二十六条　医疗卫生机构应当建立护士岗位责任制并进行监督检查。

护士因不履行职责或者违反职业道德受到投诉的,其所在医疗卫生机构应当进行调查。经查证属实的,医疗卫生机构应当对护士做出处理,并将调查处理情况告知投诉人。

第五章　法律责任

第二十七条　卫生主管部门的工作人员未依照本条例规定履行职责,在护士监督管理工作中滥用职权、徇私舞弊,或者有其他失职、渎职行为的,依法给予处分;构成犯罪的,依法追究刑事责任。

第二十八条　医疗卫生机构有下列情形之一的,由县级以上地方人民政府卫生主管部门依据职责分工责令限期改正,给予警告;逾期不改正的,根据国务院卫生主管部门规定的护士配备标准和在医疗卫生机构合法执业的护士数量核减其诊疗科目,或者暂停其6个月以上1年以下执业活动;国家举办的医疗卫生机构有下列情形之一、情节严重的,还应当对负有责任的主管人员和其他直接责任人员依法给予处分:

(一)违反本条例规定,护士的配备数量低于国务院卫生主管部门规定的护士配备标准的;

(二)允许未取得护士执业证书的人员或者允许未依照本条例规定办理执业地点变更手续、延续执业注册有效期的护士在本机构从事诊疗技术规范规定的护理活动的。

第二十九条　医疗卫生机构有下列情形之一的,依照有关法律、行政法规的规定给予处罚;国家举办的医疗卫生机构有下列情形之一、情节严重的,还应当对负有责任的主管人员和其他直接责任人员依法给予处分:

(一)未执行国家有关工资、福利待遇等规定的;

(二)对在本机构从事护理工作的护士,未按照国家有关规定足额缴纳社会保险费用的;

(三)未为护士提供卫生防护用品,或者未采取有效的卫生防护措施、医疗保健措施的;

(四)对在艰苦边远地区工作,或者从事直接接触有毒有害物质、有感染传染病危险工作的护士,未按照国家有关规定给予津贴的。

第三十条　医疗卫生机构有下列情形之一的,由县级以上地方人民政府卫生主管部门依据职责分工责令限期改正,给予警告:

(一)未制定、实施本机构护士在职培训计划或者未保证护士接受培训的;

(二)未依照本条例规定履行护士管理职责的。

第三十一条　护士在执业活动中有下列情形之一的,由县级以上地方人民政府卫生主管部门依据职责分工责令改正,给予警告;情节严重的,暂停其6个月以上1年以下执业活动,直至由原发证部门吊销其护士执业证书:

(一)发现病人病情危急未立即通知医师的;

(二)发现医嘱违反法律、法规、规章或者诊疗技术规范的规定,未依照本条例第十七条的规定提出或者报告的;

(三)泄露病人隐私的;

(四)发生自然灾害、公共卫生事件等严重威胁公众生命健康的突发事件,不服从安排参加医疗救护的。

护士在执业活动中造成医疗事故的,依照医疗事故处理的有关规定承担法律责任。

第三十二条　护士被吊销执业证书的,自执业证书被吊销之日起2年内不得申请执业注册。

第三十三条　扰乱医疗秩序,阻碍护士依法开展执业活动,侮辱、威胁、殴打护士,或者有其他侵犯护士合法权益行为的,由公安机关依照治安管理处罚法的规定给予处罚;构成犯罪的,依法追究刑事责任。

第六章　附　　则

第三十四条　本条例施行前按照国家有关规定已经取得护士执业证书或者护理专业技术职称、从事护理活动的人员,经执业地省、自治区、直辖市人民政府卫生主管部门审核合格,换领护士执业证书。

本条例施行前,尚未达到护士配备标准的医疗卫生机构,应当按照国务院卫生主管部门规定的实施步骤,自本条例施行之日起3年内达到护士配备标准。

第三十五条　本条例自2008年5月12日起施行。

附录四 护士执业注册管理办法

中华人民共和国卫生部

第 59 号

《护士执业注册管理办法》已于2008年5月4日经卫生部部务会议讨论通过,现予以发布,自2008年5月12日起施行。

部长 陈竺

二〇〇八年五月六日

第一条 为了规范护士执业注册管理,根据《护士条例》,制定本办法。

第二条 护士经执业注册取得《护士执业证书》后,方可按照注册的执业地点从事护理工作。

未经执业注册取得《护士执业证书》者,不得从事诊疗技术规范规定的护理活动。

第三条 卫生部负责全国护士执业注册监督管理工作。

省、自治区、直辖市人民政府卫生行政部门是护士执业注册的主管部门,负责本行政区域的护士执业注册管理工作。

第四条 省、自治区、直辖市人民政府卫生行政部门结合本行政区域的实际情况,制定护士执业注册工作的具体办法,并报卫生部备案。

第五条 申请护士执业注册,应当具备下列条件:

(一)具有完全民事行为能力;

(二)在中等职业学校、高等学校完成教育部和卫生部规定的普通全日制3年以上的护理、助产专业课程学习,包括在教学、综合医院完成8个月以上护理临床实习,并取得相应学历证书;

(三)通过卫生部组织的护士执业资格考试;

(四)符合本办法第六条规定的健康标准。

第六条 申请护士执业注册,应当符合下列健康标准:

(一)无精神病史;

(二)无色盲、色弱、双耳听力障碍;

(三)无影响履行护理职责的疾病、残疾或者功能障碍。

第七条 申请护士执业注册,应当提交下列材料:

(一)护士执业注册申请审核表;

(二)申请人身份证明;

(三)申请人学历证书及专业学习中的临床实习证明;

(四)护士执业资格考试成绩合格证明;

（五）省、自治区、直辖市人民政府卫生行政部门指定的医疗机构出具的申请人6个月内健康体检证明；

（六）医疗卫生机构拟聘用的相关材料。

第八条 卫生行政部门应当自受理申请之日起20个工作日内，对申请人提交的材料进行审核。审核合格的，准予注册，发给《护士执业证书》；对不符合规定条件的，不予注册，并书面说明理由。

《护士执业证书》上应当注明护士的姓名、性别、出生日期等个人信息及证书编号、注册日期和执业地点。

《护士执业证书》由卫生部统一印制。

第九条 护士执业注册申请，应当自通过护士执业资格考试之日起3年内提出；逾期提出申请的，除本办法第七条规定的材料外，还应当提交在省、自治区、直辖市人民政府卫生行政部门规定的教学、综合医院接受3个月临床护理培训并考核合格的证明。

第十条 护士执业注册有效期为5年。护士执业注册有效期届满需要继续执业的，应当在有效期届满前30日，向原注册部门申请延续注册。

第十一条 护士申请延续注册，应当提交下列材料：

（一）护士延续注册申请审核表；

（二）申请人的《护士执业证书》；

（三）省、自治区、直辖市人民政府卫生行政部门指定的医疗机构出具的申请人6个月内健康体检证明。

第十二条 注册部门自受理延续注册申请之日起20日内进行审核。审核合格的，予以延续注册。

第十三条 有下列情形之一的，不予延续注册：

（一）不符合本办法第六条规定的健康标准的；

（二）被处暂停执业活动处罚期限未满的。

第十四条 医疗卫生机构可以为本机构聘用的护士集体申请办理护士执业注册和延续注册。

第十五条 有下列情形之一的，拟在医疗卫生机构执业时，应当重新申请注册：

（一）注册有效期届满未延续注册的；

（二）受吊销《护士执业证书》处罚，自吊销之日起满2年的。

重新申请注册的，按照本办法第七条的规定提交材料；中断护理执业活动超过3年的，还应当提交在省、自治区、直辖市人民政府卫生行政部门规定的教学、综合医院接受3个月临床护理培训并考核合格的证明。

第十六条 护士在其执业注册有效期内变更执业地点等注册项目，应当办理变更注册。但承担卫生行政部门交办或者批准的任务以及履行医疗卫生机构职责的护理活动，包括经医疗卫生机构批准的进修、学术交流等除外。

第十七条 护士在其执业注册有效期内变更执业地点的，应当向拟执业地注册主管部门报告，并提交下列材料：

（一）护士变更注册申请审核表；

(二)申请人的《护士执业证书》。

注册部门应当自受理之日起7个工作日内为其办理变更手续。

护士跨省、自治区、直辖市变更执业地点的,收到报告的注册部门还应当向其原执业地注册部门通报。

省、自治区、直辖市人民政府卫生行政部门应当通过护士执业注册信息系统,为护士变更注册提供便利。

第十八条 护士执业注册后有下列情形之一的,原注册部门办理注销执业注册:

(一)注册有效期届满未延续注册;

(二)受吊销《护士执业证书》处罚;

(三)护士死亡或者丧失民事行为能力。

第十九条 卫生行政部门实施护士执业注册,有下列情形之一的,由其上级卫生行政部门或者监察机关责令改正,对直接负责的主管人员或者其他直接责任人员依法给予行政处分:

(一)对不符合护士执业注册条件者准予护士执业注册的;

(二)对符合护士执业注册条件者不予护士执业注册的。

第二十条 护士执业注册申请人隐瞒有关情况或者提供虚假材料申请护士执业注册的,卫生行政部门不予受理或者不予护士执业注册,并给予警告;已经注册的,应当撤销注册。

第二十一条 在内地完成护理、助产专业学习的香港、澳门特别行政区及台湾地区人员,符合本办法第五条、第六条、第七条规定的,可以申请护士执业注册。

第二十二条 计划生育技术服务机构护士的执业注册管理适用本办法的规定。

第二十三条 本办法下列用语的含义:

教学医院,是指与中等职业学校、高等学校有承担护理临床实习任务的合同关系,并能够按照护理临床实习教学计划完成教学任务的医院。

综合医院,是指依照《医疗机构管理条例》、《医疗机构基本标准》的规定,符合综合医院基本标准的医院。

第二十四条 本办法自2008年5月12日起施行。

附录五 护士执业资格考试办法

卫生部 人力资源社会保障部令

第 74 号

《护士执业资格考试办法》已经卫生部部务会、人力资源社会保障部部务会审议通过,并已经国务院同意,现予发布,自 2010 年 7 月 1 日起施行。

卫生部部长　陈　竺
人力资源社会保障部部长　尹蔚民
二〇一〇年五月十日

第一条 为规范全国护士执业资格考试工作,加强护理专业队伍建设,根据《护士条例》第七条规定,制定本办法。

第二条 卫生部负责组织实施护士执业资格考试。国家护士执业资格考试是评价申请护士执业资格者是否具备执业所必须的护理专业知识与工作能力的考试。

考试成绩合格者,可申请护士执业注册。

具有护理、助产专业中专和大专学历的人员,参加护士执业资格考试并成绩合格,可取得护理初级(士)专业技术资格证书;护理初级(师)专业技术资格按照有关规定通过参加全国卫生专业技术资格考试取得。

具有护理、助产专业本科以上学历的人员,参加护士执业资格考试并成绩合格,可以取得护理初级(士)专业技术资格证书;在达到《卫生技术人员职务试行条例》规定的护师专业技术职务任职资格年限后,可直接聘任护师专业技术职务。

第三条 护士执业资格考试实行国家统一考试制度。统一考试大纲,统一命题,统一合格标准。

护士执业资格考试原则上每年举行一次,具体考试日期在举行考试 3 个月前向社会公布。

第四条 护士执业资格考试包括专业实务和实践能力两个科目。一次考试通过两个科目为考试成绩合格。

为加强对考生实践能力的考核,原则上采用"人机对话"考试方式进行。

第五条 护士执业资格考试遵循公平、公开、公正的原则。

第六条 卫生部和人力资源社会保障部成立全国护士执业资格考试委员会。主要职责是:

(一)对涉及护士执业资格考试的重大事项进行协调、决策;

(二)审定护士执业资格考试大纲、考试内容和方案;

(三)确定并公布护士执业资格考试成绩合格线；

(四)指导全国护士执业资格考试工作。

全国护士执业资格考试委员会下设办公室,办公室设在卫生部,负责具体工作。

第七条 护士执业资格考试考务管理实行承办考试机构、考区、考点三级责任制。

第八条 承办考试机构具体组织实施护士执业资格考试考务工作。主要职责是：

(一)组织制定护士执业资格考试考务管理规定,负责全国护士执业资格考试考务管理；

(二)组织专家拟定护士执业资格考试大纲和命题审卷的有关规定并承担具体工作；

(三)负责护士执业资格考试考生信息处理；

(四)组织评定考试成绩,提供考生成绩单和护士执业资格考试成绩合格证明；

(五)负责考试结果的统计分析和考试工作总结,并向护士执业资格考试委员会提交工作报告；

(六)负责建立护士执业资格考试命题专家库和考试题库；

(七)指导考区有关考试的业务工作。

第九条 各省、自治区、直辖市及新疆生产建设兵团设立考区。省、自治区、直辖市人民政府卫生行政部门及新疆生产建设兵团卫生局负责本辖区的考试工作。其主要职责是：

(一)负责本考区护士执业资格考试的考务管理；

(二)制定本考区护士执业资格考试考务管理具体措施；

(三)负责审定考生报名资格；

(四)负责指导考区内各考点的业务工作；

(五)负责处理、上报考试期间本考区发生的重大问题。

省、自治区、直辖市人民政府卫生行政部门及新疆生产建设兵团卫生局可根据实际情况,会同人力资源社会保障部门成立护士执业资格考试领导小组。

第十条 考区根据考生情况设置考点,报全国护士执业资格考试委员会备案。考点设在设区的市。考点的主要职责是：

(一)负责本考点护士执业资格考试的考务工作；

(二)执行本考点护士执业资格考试考务管理具体措施；

(三)受理考生报名,核实报名材料,初审考生报名资格；

(四)负责为不能自行上网打印准考证的考生打印准考证；

(五)处理、上报本考点考试期间发生的问题；

(六)发给考生成绩单和护士执业资格考试成绩合格证明。

第十一条 各级考试管理机构要有计划地培训考务工作人员和监考人员,提高考试管理水平。

第十二条 在中等职业学校、高等学校完成国务院教育主管部门和国务院卫生主管部门规定的普通全日制3年以上的护理、助产专业课程学习,包括在教学、综合医院完成8个月以上护理临床实习,并取得相应学历证书的,可以申请参加护士执业资格考试。

第十三条 申请参加护士执业资格考试的人员,应当在公告规定的期限内报名,并提交以下材料：

(一)护士执业资格考试报名申请表；

(二)本人身份证明;

(三)近6个月二寸免冠正面半身照片3张;

(四)本人毕业证书;

(五)报考所需的其他材料。

申请人为在校应届毕业生的,应当持有所在学校出具的应届毕业生毕业证明,到学校所在地的考点报名。学校可以为本校应届毕业生办理集体报名手续。

申请人为非应届毕业生的,可以选择到人事档案所在地报名。

第十四条 申请参加护士执业资格考试者,应当按国家价格主管部门确定的收费标准缴纳考试费。

第十五条 护士执业资格考试成绩于考试结束后45个工作日内公布。考生成绩单由报名考点发给考生。

第十六条 考试成绩合格者,取得考试成绩合格证明,作为申请护士执业注册的有效证明。

第十七条 考试考务管理工作要严格执行有关规章和纪律,切实做好试卷命制、印刷、发送和保管过程中的保密工作,严防泄密。

第十八条 护士执业资格考试实行回避制度。考试工作人员有下列情形之一的,应当回避:

(一)是考生近亲属的;

(二)与考生有其他利害关系,可能影响考试公正的。

第十九条 对违反考试纪律和有关规定的,按照《专业技术人员资格考试违纪违规行为处理规定》处理。

第二十条 军队有关部门负责军队人员参加全国护士执业资格考试的报名、成绩发布等工作。

第二十一条 香港特别行政区、澳门特别行政区和台湾地区居民符合本办法规定和《内地与香港关于建立更紧密经贸关系的安排》、《内地与澳门关于建立更紧密经贸关系的安排》或者内地有关主管部门规定的,可以申请参加护士执业资格考试。

第二十二条 本办法自2010年7月1日起施行。

附录六 医疗事故处理条例

第一章 总 则

第一条 为了正确处理医疗事故,保护病人和医疗机构及其医务人员的合法权益,维护医疗秩序,保障医疗安全,促进医学科学的发展,制定本条例。

第二条 本条例所称医疗事故,是指医疗机构及其医务人员在医疗活动中,违反医疗卫生管理法律、行政法规、部门规章和诊疗护理规范、常规,过失造成病人人身损害的事故。

第三条 处理医疗事故,应当遵循公开、公平、公正、及时、便民的原则,坚持实事求是的科学态度,做到事实清楚、定性准确、责任明确、处理恰当。

第四条 根据对病人人身造成的损害程度,医疗事故分为四级:

一级医疗事故:造成病人死亡、重度残疾的;

二级医疗事故:造成病人中度残疾、器官组织损伤导致严重功能障碍的;

三级医疗事故:造成病人轻度残疾、器官组织损伤导致一般功能障碍的;

四级医疗事故:造成病人明显人身损害的其他后果的。

具体分级标准由国务院卫生行政部门制定。

第二章 医疗事故的预防与处置

第五条 医疗机构及其医务人员在医疗活动中,必须严格遵守医疗卫生管理法律、行政法规、部门规章和诊疗护理规范、常规,恪守医疗服务职业道德。

第六条 医疗机构应当对其医务人员进行医疗卫生管理法律、行政法规、部门规章和诊疗护理规范、常规的培训和医疗服务职业道德教育。

第七条 医疗机构应当设置医疗服务质量监控部门或者配备专(兼)职人员,具体负责监督本医疗机构的医务人员的医疗服务工作,检查医务人员执业情况,接受病人对医疗服务的投诉,向其提供咨询服务。

第八条 医疗机构应当按照国务院卫生行政部门规定的要求,书写并妥善保管病历资料。

因抢救急危病人,未能及时书写病历的,有关医务人员应当在抢救结束后6小时内据实补记,并加以注明。

第九条 严禁涂改、伪造、隐匿、销毁或者抢夺病历资料。

第十条 病人有权复印或者复制其门诊病历、住院志、体温单、医嘱单、化验单(检验报告)、医学影像检查资料、特殊检查同意书、手术同意书、手术及麻醉记录单、病理资料、护理记录以及国务院卫生行政部门规定的其他病历资料。

病人依照前款规定要求复印或者复制病历资料的,医疗机构应当提供复印或者复制服务并在复印或者复制的病历资料上加盖证明印记。复印或者复制病历资料时,应当有病人在场。

医疗机构应病人的要求,为其复印或者复制病历资料,可以按照规定收取工本费。具体收费标准由省、自治区、直辖市人民政府价格主管部门会同同级卫生行政部门规定。

第十一条　在医疗活动中,医疗机构及其医务人员应当将病人的病情、医疗措施、医疗风险等如实告知病人,及时解答其咨询;但是,应当避免对病人产生不利后果。

第十二条　医疗机构应当制定防范、处理医疗事故的预案,预防医疗事故的发生,减轻医疗事故的损害。

第十三条　医务人员在医疗活动中发生或者发现医疗事故、可能引起医疗事故的医疗过失行为或者发生医疗事故争议的,应当立即向所在科室负责人报告,科室负责人应当及时向本医疗机构负责医疗服务质量监控的部门或者专(兼)职人员报告;负责医疗服务质量监控的部门或者专(兼)职人员接到报告后,应当立即进行调查、核实,将有关情况如实向本医疗机构的负责人报告,并向病人通报、解释。

第十四条　发生医疗事故的,医疗机构应当按照规定向所在地卫生行政部门报告。

发生下列重大医疗过失行为的,医疗机构应当在 12 小时内向所在地卫生行政部门报告:

(一)导致病人死亡或者可能为二级以上的医疗事故;

(二)导致 3 人以上人身损害后果;

(三)国务院卫生行政部门和省、自治区、直辖市人民政府卫生行政部门规定的其他情形。

第十五条　发生或者发现医疗过失行为,医疗机构及其医务人员应当立即采取有效措施,避免或者减轻对病人身体健康的损害,防止损害扩大。

第十六条　发生医疗事故争议时,死亡病例讨论记录、疑难病例讨论记录、上级医师查房记录、会诊意见、病程记录应当在医患双方在场的情况下封存和启封。封存的病历资料可以是复印件,由医疗机构保管。

第十七条　疑似输液、输血、注射、药物等引起不良后果的,医患双方应当共同对现场实物进行封存和启封,封存的现场实物由医疗机构保管;需要检验的,应当由双方共同指定的、依法具有检验资格的检验机构进行检验;双方无法共同指定时,由卫生行政部门指定。

疑似输血引起不良后果,需要对血液进行封存保留的,医疗机构应当通知提供该血液的采供血机构派员到场。

第十八条　病人死亡,医患双方当事人不能确定死因或者对死因有异议的,应当在病人死亡后 48 小时内进行尸检;具备尸体冻存条件的,可以延长至 7 日。尸检应当经死者近亲属同意并签字。

尸检应当由按照国家有关规定取得相应资格的机构和病理解剖专业技术人员进行。承担尸检任务的机构和病理解剖专业技术人员有进行尸检的义务。

医疗事故争议双方当事人可以请法医病理学人员参加尸检,也可以委派代表观察尸检过程。拒绝或者拖延尸检,超过规定时间,影响对死因判定的,由拒绝或者拖延的一方承担责任。

第十九条　病人在医疗机构内死亡的,尸体应当立即移放太平间。死者尸体存放时间一般不得超过 2 周。逾期不处理的尸体,经医疗机构所在地卫生行政部门批准,并报经同级公安部门备案后，由医疗机构按照规定进行处理。

第三章 医疗事故的技术鉴定

第二十条 卫生行政部门接到医疗机构关于重大医疗过失行为的报告或者医疗事故争议当事人要求处理医疗事故争议的申请后，对需要进行医疗事故技术鉴定的，应当交由负责医疗事故技术鉴定工作的医学会组织鉴定；医患双方协商解决医疗事故争议，需要进行医疗事故技术鉴定的，由双方当事人共同委托负责医疗事故技术鉴定工作的医学会组织鉴定。

第二十一条 设区的市级地方医学会和省、自治区、直辖市直接管辖的县（市）地方医学会负责组织首次医疗事故技术鉴定工作。省、自治区、直辖市地方医学会负责组织再次鉴定工作。

必要时，中华医学会可以组织疑难、复杂并在全国有重大影响的医疗事故争议的技术鉴定工作。

第二十二条 当事人对首次医疗事故技术鉴定结论不服的，可以自收到首次鉴定结论之日起 15 日内向医疗机构所在地卫生行政部门提出再次鉴定的申请。

第二十三条 负责组织医疗事故技术鉴定工作的医学会应当建立专家库。

专家库由具备下列条件的医疗卫生专业技术人员组成：

（一）有良好的业务素质和执业品德；

（二）受聘于医疗卫生机构或者医学教学、科研机构并担任相应专业高级技术职务 3 年以上。

符合前款第（一）项规定条件并具备高级技术任职资格的法医可以受聘进入专家库。

负责组织医疗事故技术鉴定工作的医学会依照本条例规定聘请医疗卫生专业技术人员和法医进入专家库，可以不受行政区域的限制。

第二十四条 医疗事故技术鉴定，由负责组织医疗事故技术鉴定工作的医学会组织专家鉴定组进行。

参加医疗事故技术鉴定的相关专业的专家，由医患双方在医学会主持下从专家库中随机抽取。在特殊情况下，医学会根据医疗事故技术鉴定工作的需要，可以组织医患双方在其他医学会建立的专家库中随机抽取相关专业的专家参加鉴定或者函件咨询。

符合本条例第二十三条规定条件的医疗卫生专业技术人员和法医有义务受聘进入专家库，并承担医疗事故技术鉴定工作。

第二十五条 专家鉴定组进行医疗事故技术鉴定，实行合议制。专家鉴定组人数为单数，涉及的主要学科的专家一般不得少于鉴定组成员的二分之一；涉及死因、伤残等级鉴定的，并应当从专家库中随机抽取法医参加专家鉴定组。

第二十六条 专家鉴定组成员有下列情形之一的，应当回避，当事人也可以以口头或者书面的方式申请其回避：

（一）是医疗事故争议当事人或者当事人的近亲属的；

（二）与医疗事故争议有利害关系的；

（三）与医疗事故争议当事人有其他关系，可能影响公正鉴定的。

第二十七条 专家鉴定组依照医疗卫生管理法律、行政法规、部门规章和诊疗护理规范、常规,运用医学科学原理和专业知识,独立进行医疗事故技术鉴定,对医疗事故进行鉴别和判定,为处理医疗事故争议提供医学依据。

任何单位或者个人不得干扰医疗事故技术鉴定工作,不得威胁、利诱、辱骂、殴打专家鉴定组成员。

专家鉴定组成员不得接受双方当事人的财物或者其他利益。

第二十八条 负责组织医疗事故技术鉴定工作的医学会应当自受理医疗事故技术鉴定之日起5日内通知医疗事故争议双方当事人提交进行医疗事故技术鉴定所需的材料。

当事人应当自收到医学会的通知之日起10日内提交有关医疗事故技术鉴定的材料、书面陈述及答辩。医疗机构提交的有关医疗事故技术鉴定的材料应当包括下列内容:

(一)住院病人的病程记录、死亡病例讨论记录、疑难病例讨论记录、会诊意见、上级医师查房记录等病历资料原件;

(二)住院病人的住院志、体温单、医嘱单、化验单(检验报告)、医学影像检查资料、特殊检查同意书、手术同意书、手术及麻醉记录单、病理资料、护理记录等病历资料原件;

(三)抢救急危病人,在规定时间内补记的病历资料原件;

(四)封存保留的输液、注射用物品和血液、药物等实物,或者依法具有检验资格的检验机构对这些物品、实物作出的检验报告;

(五)与医疗事故技术鉴定有关的其他材料。

在医疗机构建有病历档案的门诊、急诊病人,其病历资料由医疗机构提供;没有在医疗机构建立病历档案的,由病人提供。

医患双方应当依照本条例的规定提交相关材料。医疗机构无正当理由未依照本条例的规定如实提供相关材料,导致医疗事故技术鉴定不能进行的,应当承担责任。

第二十九条 负责组织医疗事故技术鉴定工作的医学会应当自接到当事人提交的有关医疗事故技术鉴定的材料、书面陈述及答辩之日起45日内组织鉴定并出具医疗事故技术鉴定书。

负责组织医疗事故技术鉴定工作的医学会可以向双方当事人调查取证。

第三十条 专家鉴定组应当认真审查双方当事人提交的材料,听取双方当事人的陈述及答辩并进行核实。

双方当事人应当按照本条例的规定如实提交进行医疗事故技术鉴定所需要的材料,并积极配合调查。当事人任何一方不予配合,影响医疗事故技术鉴定的,由不予配合的一方承担责任。

第三十一条 专家鉴定组应当在事实清楚、证据确凿的基础上,综合分析病人的病情和个体差异,作出鉴定结论,并制作医疗事故技术鉴定书。鉴定结论以专家鉴定组成员的过半数通过。鉴定过程应当如实记载。

医疗事故技术鉴定书应当包括下列主要内容:

(一)双方当事人的基本情况及要求;

(二)当事人提交的材料和负责组织医疗事故技术鉴定工作的医学会的调查材料;

(三)对鉴定过程的说明;

(四)医疗行为是否违反医疗卫生管理法律、行政法规、部门规章和诊疗护理规范、常规;

(五)医疗过失行为与人身损害后果之间是否存在因果关系；
(六)医疗过失行为在医疗事故损害后果中的责任程度；
(七)医疗事故等级；
(八)对医疗事故病人的医疗护理医学建议。

第三十二条 医疗事故技术鉴定办法由国务院卫生行政部门制定。

第三十三条 有下列情形之一的,不属于医疗事故：
(一)在紧急情况下为抢救垂危病人生命而采取紧急医学措施造成不良后果的；
(二)在医疗活动中由于病人病情异常或者病人体质特殊而发生医疗意外的；
(三)在现有医学科学技术条件下,发生无法预料或者不能防范的不良后果的；
(四)无过错输血感染造成不良后果的；
(五)因患方原因延误诊疗导致不良后果的；
(六)因不可抗力造成不良后果的。

第三十四条 医疗事故技术鉴定,可以收取鉴定费用。经鉴定,属于医疗事故的,鉴定费用由医疗机构支付；不属于医疗事故的,鉴定费用由提出医疗事故处理申请的一方支付。鉴定费用标准由省、自治区、直辖市人民政府价格主管部门会同同级财政部门、卫生行政部门规定。

第四章 医疗事故的行政处理与监督

第三十五条 卫生行政部门应当依照本条例和有关法律、行政法规、部门规章的规定,对发生医疗事故的医疗机构和医务人员作出行政处理。

第三十六条 卫生行政部门接到医疗机构关于重大医疗过失行为的报告后,除责令医疗机构及时采取必要的医疗救治措施,防止损害后果扩大外,应当组织调查,判定是否属于医疗事故；对不能判定是否属于医疗事故的,应当依照本条例的有关规定交由负责医疗事故技术鉴定工作的医学会组织鉴定。

第三十七条 发生医疗事故争议,当事人申请卫生行政部门处理的,应当提出书面申请。申请书应当载明申请人的基本情况、有关事实、具体请求及理由等。

当事人自知道或者应当知道其身体健康受到损害之日起1年内,可以向卫生行政部门提出医疗事故争议处理申请。

第三十八条 发生医疗事故争议,当事人申请卫生行政部门处理的,由医疗机构所在地的县级人民政府卫生行政部门受理。医疗机构所在地是直辖市的,由医疗机构所在地的区、县人民政府卫生行政部门受理。

有下列情形之一的,县级人民政府卫生行政部门应当自接到医疗机构的报告或者当事人提出医疗事故争议处理申请之日起7日内移送上一级人民政府卫生行政部门处理：
(一)病人死亡；
(二)可能为二级以上的医疗事故；
(三)国务院卫生行政部门和省、自治区、直辖市人民政府卫生行政部门规定的其他情形。

第三十九条 卫生行政部门应当自收到医疗事故争议处理申请之日起10日内进行审

查,作出是否受理的决定。对符合本条例规定,予以受理,需要进行医疗事故技术鉴定的,应当自作出受理决定之日起5日内将有关材料交由负责医疗事故技术鉴定工作的医学会组织鉴定并书面通知申请人;对不符合本条例规定,不予受理的,应当书面通知申请人并说明理由。

当事人对首次医疗事故技术鉴定结论有异议,申请再次鉴定的,卫生行政部门应当自收到申请之日起7日内交由省、自治区、直辖市地方医学会组织再次鉴定。

第四十条 当事人既向卫生行政部门提出医疗事故争议处理申请,又向人民法院提起诉讼的,卫生行政部门不予受理;卫生行政部门已经受理的,应当终止处理。

第四十一条 卫生行政部门收到负责组织医疗事故技术鉴定工作的医学会出具的医疗事故技术鉴定书后,应当对参加鉴定的人员资格和专业类别、鉴定程序进行审核;必要时,可以组织调查,听取医疗事故争议双方当事人的意见。

第四十二条 卫生行政部门经审核,对符合本条例规定作出的医疗事故技术鉴定结论,应当作为对发生医疗事故的医疗机构和医务人员作出行政处理以及进行医疗事故赔偿调解的依据;经审核,发现医疗事故技术鉴定不符合本条例规定的,应当要求重新鉴定。

第四十三条 医疗事故争议由双方当事人自行协商解决的,医疗机构应当自协商解决之日起7日内向所在地卫生行政部门作出书面报告,并附具协议书。

第四十四条 医疗事故争议经人民法院调解或者判决解决的,医疗机构应当自收到生效的人民法院的调解书或者判决书之日起7日内向所在地卫生行政部门作出书面报告,并附具调解书或者判决书。

第四十五条 县级以上地方人民政府卫生行政部门应当按照规定逐级将当地发生的医疗事故以及依法对发生医疗事故的医疗机构和医务人员作出行政处理的情况,上报国务院卫生行政部门。

第五章 医疗事故的赔偿

第四十六条 发生医疗事故的赔偿等民事责任争议,医患双方可以协商解决;不愿意协商或者协商不成的,当事人可以向卫生行政部门提出调解申请,也可以直接向人民法院提起民事诉讼。

第四十七条 双方当事人协商解决医疗事故的赔偿等民事责任争议的,应当制作协议书。协议书应当载明双方当事人的基本情况和医疗事故的原因、双方当事人共同认定的医疗事故等级以及协商确定的赔偿数额等,并由双方当事人在协议书上签名。

第四十八条 已确定为医疗事故的,卫生行政部门应医疗事故争议双方当事人请求,可以进行医疗事故赔偿调解。调解时,应当遵循当事人双方自愿原则,并应当依据本条例的规定计算赔偿数额。

经调解,双方当事人就赔偿数额达成协议的,制作调解书,双方当事人应当履行;调解不成或者经调解达成协议后一方反悔的,卫生行政部门不再调解。

第四十九条 医疗事故赔偿,应当考虑下列因素,确定具体赔偿数额:

(一)医疗事故等级;

(二)医疗过失行为在医疗事故损害后果中的责任程度;

(三)医疗事故损害后果与病人原有疾病状况之间的关系。

不属于医疗事故的,医疗机构不承担赔偿责任。

第五十条 医疗事故赔偿,按照下列项目和标准计算:

(一)医疗费:按照医疗事故对病人造成的人身损害进行治疗所发生的医疗费用计算,凭据支付,但不包括原发病医疗费用。结案后确实需要继续治疗的,按照基本医疗费用支付。

(二)误工费:病人有固定收入的,按照本人因误工减少的固定收入计算,对收入高于医疗事故发生地上一年度职工年平均工资3倍以上的,按照3倍计算;无固定收入的,按照医疗事故发生地上一年度职工年平均工资计算。

(三)住院伙食补助费:按照医疗事故发生地国家机关一般工作人员的出差伙食补助标准计算。

(四)陪护费:病人住院期间需要专人陪护的,按照医疗事故发生地上一年度职工年平均工资计算。

(五)残疾生活补助费:根据伤残等级,按照医疗事故发生地居民年平均生活费计算,自定残之月起最长赔偿30年;但是,60周岁以上的,不超过15年;70周岁以上的,不超过5年。

(六)残疾用具费:因残疾需要配置补偿功能器具的,凭医疗机构证明,按照普及型器具的费用计算。

(七)丧葬费:按照医疗事故发生地规定的丧葬费补助标准计算。

(八)被扶养人生活费:以死者生前或者残疾者丧失劳动能力前实际扶养且没有劳动能力的人为限,按照其户籍所在地或者居所地居民最低生活保障标准计算。对不满16周岁的,扶养到16周岁。对年满16周岁但无劳动能力的,扶养20年;但是,60周岁以上的,不超过15年;70周岁以上的,不超过5年。

(九)交通费:按照病人实际必需的交通费用计算,凭据支付。

(十)住宿费:按照医疗事故发生地国家机关一般工作人员的出差住宿补助标准计算,凭据支付。

(十一)精神损害抚慰金:按照医疗事故发生地居民年平均生活费计算。造成病人死亡的,赔偿年限最长不超过6年;造成病人残疾的,赔偿年限最长不超过3年。

第五十一条 参加医疗事故处理的病人近亲属所需交通费、误工费、住宿费,参照本条例第五十条的有关规定计算,计算费用的人数不超过2人。

医疗事故造成病人死亡的,参加丧葬活动的病人的配偶和直系亲属所需交通费、误工费、住宿费,参照本条例第五十条的有关规定计算,计算费用的人数不超过2人。

第五十二条 医疗事故赔偿费用,实行一次性结算,由承担医疗事故责任的医疗机构支付。

第六章 罚 则

第五十三条 卫生行政部门的工作人员在处理医疗事故过程中违反本条例的规定,利用职务上的便利收受他人财物或者其他利益,滥用职权,玩忽职守,或者发现违法行为不予查处,造成严重后果的,依照刑法关于受贿罪、滥用职权罪、玩忽职守罪或者其他有关罪的规定,依法追究刑事责任;尚不够刑事处罚的,依法给予降级或者撤职的行政处分。

第五十四条 卫生行政部门违反本条例的规定,有下列情形之一的,由上级卫生行政部门给予警告并责令限期改正;情节严重的,对负有责任的主管人员和其他直接责任人员依法给予行政处分:

(一)接到医疗机构关于重大医疗过失行为的报告后,未及时组织调查的;

(二)接到医疗事故争议处理申请后,未在规定时间内审查或者移送上一级人民政府卫生行政部门处理的;

(三)未将应当进行医疗事故技术鉴定的重大医疗过失行为或者医疗事故争议移交医学会组织鉴定的;

(四)未按照规定逐级将当地发生的医疗事故以及依法对发生医疗事故的医疗机构和医务人员的行政处理情况上报的;

(五)未依照本条例规定审核医疗事故技术鉴定书的。

第五十五条 医疗机构发生医疗事故的,由卫生行政部门根据医疗事故等级和情节,给予警告;情节严重的,责令限期停业整顿直至由原发证部门吊销执业许可证,对负有责任的医务人员依照刑法关于医疗事故罪的规定,依法追究刑事责任;尚不够刑事处罚的,依法给予行政处分或者纪律处分。

对发生医疗事故的有关医务人员,除依照前款处罚外,卫生行政部门并可以责令暂停6个月以上1年以下执业活动;情节严重的,吊销其执业证书。

第五十六条 医疗机构违反本条例的规定,有下列情形之一的,由卫生行政部门责令改正;情节严重的,对负有责任的主管人员和其他直接责任人员依法给予行政处分或者纪律处分:

(一)未如实告知病人病情、医疗措施和医疗风险的;

(二)没有正当理由,拒绝为病人提供复印或者复制病历资料服务的;

(三)未按照国务院卫生行政部门规定的要求书写和妥善保管病历资料的;

(四)未在规定时间内补记抢救工作病历内容的;

(五)未按照本条例的规定封存、保管和启封病历资料和实物的;

(六)未设置医疗服务质量监控部门或者配备专(兼)职人员的;

(七)未制定有关医疗事故防范和处理预案的;

(八)未在规定时间内向卫生行政部门报告重大医疗过失行为的;

(九)未按照本条例的规定向卫生行政部门报告医疗事故的;

(十)未按照规定进行尸检和保存、处理尸体的。

第五十七条 参加医疗事故技术鉴定工作的人员违反本条例的规定,接受申请鉴定双方或者一方当事人的财物或者其他利益,出具虚假医疗事故技术鉴定书,造成严重后果的,依照刑法关于受贿罪的规定,依法追究刑事责任;尚不够刑事处罚的,由原发证部门吊销其执业证书或者资格证书。

第五十八条 医疗机构或者其他有关机构违反本条例的规定,有下列情形之一的,由卫生行政部门责令改正,给予警告;对负有责任的主管人员和其他直接责任人员依法给予行政处分或者纪律处分;情节严重的,由原发证部门吊销其执业证书或者资格证书:

(一)承担尸检任务的机构没有正当理由,拒绝进行尸检的;

(二)涂改、伪造、隐匿、销毁病历资料的。

第五十九条 以医疗事故为由,寻衅滋事、抢夺病历资料,扰乱医疗机构正常医疗秩序和医疗事故技术鉴定工作,依照刑法关于扰乱社会秩序罪的规定,依法追究刑事责任;尚不够刑事处罚的,依法给予治安管理处罚。

第七章 附 则

第六十条 本条例所称医疗机构,是指依照《医疗机构管理条例》的规定取得《医疗机构执业许可证》的机构。

县级以上城市从事计划生育技术服务的机构依照《计划生育技术服务管理条例》的规定开展与计划生育有关的临床医疗服务,发生的计划生育技术服务事故,依照本条例的有关规定处理;但是,其中不属于医疗机构的县级以上城市从事计划生育技术服务的机构发生的计划生育技术服务事故,由计划生育行政部门行使依照本条例有关规定由卫生行政部门承担的受理、交由负责医疗事故技术鉴定工作的医学会组织鉴定和赔偿调解的职能;对发生计划生育技术服务事故的该机构及其有关责任人员,依法进行处理。

第六十一条 非法行医,造成病人人身损害,不属于医疗事故,触犯刑律的,依法追究刑事责任;有关赔偿,由受害人直接向人民法院提起诉讼。

第六十二条 军队医疗机构的医疗事故处理办法,由中国人民解放军卫生主管部门会同国务院卫生行政部门依据本条例制定。

第六十三条 本条例自 2002 年 9 月 1 日起施行。1987 年 6 月 29 日国务院发布的《医疗事故处理办法》同时废止。本条例施行前已经处理结案的医疗事故争议,不再重新处理。

参考文献

1. 潘孟昭.护理学导论.北京:人民卫生出版社,1999.
2. 姜安丽.新编护理学基础.北京:人民卫生出版社,2006.
3. 尤黎明.专科护理在护理专业的角色和地位[J].中华护理杂志,2002,37(2):85-88.
4. 冯先琼.护理学导论(第2版).北京:人民卫生出版社,2006.
5. 李小妹.护理学导论(第2版).北京:人民卫生出版社,2006.
6. 姜安丽.护理基础北京:人民卫生出版社,2005.
7. 李小寒,尚少梅.基础护理学(第4版).北京:人民卫生出版社,2006.
8. 丛亚丽.护理伦理学.北京:北京大学医学出版社,2006.
9. 彭幼清.护理学导论.北京:人民卫生出版社,2006.
10. 杨新月.护理学导论.北京:高等教育出版社,2009.
11. 余江萍.护理学导论.合肥:安徽科技出版社,2009.
12. 姜安丽,范秀珍.护理学导论.北京:人民军医出版社,2004.
13. 尹梅.护理伦理学.北京:人民卫生出版社,2009.
14. 全国护士执业资格考试用书编写委员会.2011年全国护士执业资格考试指导.北京:人民卫生出版社,2011.
15. 甘嗣玲.运用人类基本需要层次理论护理大面积烫伤老年患者.中国现代临床护理学杂志,2006,(01).
16. 殷磊.护理学基础(第3版).北京:人民出版社,2002.
17. 周郁秋.护理心理学(第2版).北京:人民卫生出版社,2009.
18. 崔炎.护理学基础.北京:人民出版社,2001.
19. 潘蕴倩,袁剑云.系统化整体护理临床应用.济南:山东科学技术出版社,1997.
20. 顾碧莉,奥瑞姆自护模式在1例糖尿病病人中的应用.家庭护士,2007(5).
21. 谢晖.护理管理学.合肥:安徽科技出版社,2010.
22. 刘义兰.护理法律与患者安全.北京:人民卫生出版社,2009.
23. 周春美.护理学基础.上海:上海科学技术出版社,2010.
24. 魏丽丽.护理职业防护管理.北京:军事医学科学出版社,2006.
25. 李如竹.护理学导论(第1版).北京:人民卫生出版社,2010.
26. 林岩,徐封琴,陈丽容等.医务人员职业暴露的危险因素分析与对策[J].中华医院感染学杂志,2007,17(8):985-987.
27. 李红,宋亦男,王小芳.护理职业风险评估工具的研制和评价[J].中华护理杂志,2008,43(7):651-654.

28. 方咏梅.护士职业暴露和职业防护的研究进展[J].中国实用护理杂志,2005,21(8):65—67.

29. 郑丽花,吴兰笛,陈沁等.护理人员职业安全防护的研究进展[J].中华护理教育,2009,6(4):168—170.

30. 徐文珍.临床护士锐器伤的分析与防护措施[J].中华医院感染学杂志,2008,18(7):1004—1006.